AF501503

LEÇONS

DE

CLINIQUE MÉDICALE,

FAITES A L'HÔTEL-DIEU DE PARIS

PAR LE PROFESSEUR **A. F. CHOMEL,**

RECUEILLIES ET PUBLIÉES SOUS SES YEUX

PAR J. L. GENEST, D. M. P.,

ANCIEN CHEF DE CLINIQUE MÉDICALE DE L'HÔTEL-DIEU DE PARIS, ETC.

(FIÈVRE TYPHOIDE).

PARIS.

GERMER BAILLIÈRE, LIBRAIRE,

RUE DE L'ÉCOLE DE MÉDECINE, N. 13 (BIS).

LONDRES. — J. B. BAILLIÈRE.

219, REGENT STREET.

BELGIQUE. — LES PRINCIPAUX LIBRAIRES.

1834

LEÇONS

DE

CLINIQUE MÉDICALE.

LEÇONS

DE

CLINIQUE MÉDICALE,

FAITES A L'HÔTEL-DIEU DE PARIS

PAR LE PROFESSEUR **A. F. CHOMEL,**

RECUEILLIES ET PUBLIÉES SOUS SES YEUX

PAR J. L. GENEST, D. M. P.,

ANCIEN CHEF DE CLINIQUE MÉDICALE DE L'HÔTEL-DIEU DE PARIS, etc.

(FIÈVRE TYPHOIDE).

PARIS.

GERMER BAILLIÈRE, LIBRAIRE,

RUE DE L'ÉCOLE DE MÉDECINE, N. 13 BIS).

LONDRES. — J. B. BAILLIÈRE.

219, REGENT STREET.

BELGIQUE. — LES PRINCIPAUX LIBRAIRES

1834

IMPRIMERIE DE E. DUVERGER
RUE DE VERNEUIL, N° 4.

LEÇONS

DE CLINIQUE MÉDICALE.

DE LA FIÈVRE TYPHOÏDE.

Les maladies décrites par les auteurs, celles dont nous avons nous-même tracé l'histoire dans notre *Traité des fièvres* sous le nom de fièvres continues graves, quelle que soit la forme sous laquelle elles se montrent, inflammatoire, bilieuse, muqueuse, adynamique, ataxique, lente nerveuse, ne sont toutes que des variétés d'une même affection qui a reçu diverses dénominations[1] : nous la désignerons préférablement par le nom de fièvre ou maladie typhoïde à raison de l'analogie qu'elle offre dans ses symptômes avec le typhus des camps. Les fièvres inflammatoires, bilieuses, muqueuses, adynamiques, ataxiques ne sont donc que des variétés de la même maladie. En effet, quelque dissemblables qu'elles puissent paraître dans leurs symptômes, elles offrent cependant des caractères communs qui ne permettent pas d'en faire des affections différentes,

(1) Fièvre entéro-mésentérique de MM. Petit et Serres, exanthême intestinal de M. Andral; dothinentérie ou dothinentérite de M. Bretonneau; iléo-ylidite de M. Bally; entérite folliculeuse de plusieurs pathologistes.

et sont spécialement liées entre elles par une série de lésions anatomiques qu'on ne rencontre dans aucune autre maladie, et qui se montrent à peu près constamment dans celle qui nous occupe, quelle que soit la forme qu'elle ait présentée.

La transformation si souvent observée des symptômes inflammatoires ou bilieux, en adynamiques ou en ataxiques; l'existence simultanée chez le même sujet des symptômes appartenant à plusieurs ordres des fièvres de Pinel, sont dès lors aussi faciles à concevoir qu'elles étaient précédemment inexplicables.

L'identité de la marche et de la durée des fièvres continues graves, l'analogie des conditions dans lesquelles elles se montrent, auraient dû faire pressentir cette vérité avant même que l'anatomie pathologique l'eût irrévocablement démontrée. Ces affections, si diverses dans leur apparence, nous dirions volontiers dans leur écorce, sont au fond et dans leur nature des maladies identiques; elles ne constituent qu'une seule affection se montrant, suivant les circonstances, sous des formes variées. L'affection typhoïde occupera donc en nosologie un rang d'une grande importance puisqu'elle remplace presque, à elle seule, une classe entière de maladies.

En exposant l'histoire de cette maladie sur laquelle les recherches de MM. Prost, Petit et Serres, Bretonneau et surtout le travail modèle de M. Louis, ont répandu un grand jour, nous suivrons l'ordre naturel des idées, commençant par les points les mieux connus, et passant successivement à ceux qui sont plus obscurs.

ARTICLE PREMIER.

SYMPTOMES ET MARCHE DE LA FIÈVRE TYPHOIDE.

Bien que la maladie typhoïde se présente sous des formes assez diverses pour qu'on ait pu longtemps regarder comme des affections tout-à-fait distinctes ce que nous considérons comme de simples variétés ; on doit cependant reconnaître qu'à l'aide d'une observation plus exacte on retrouve dans toutes une série de symptômes qui leur sont communs et offrent dans leur développement une analogie remarquable. Après avoir donné l'histoire générale de la maladie, nous présenterons le tableau rapide des formes diverses qu'elle peut offrir et dont l'étude est d'une grande importance sous le rapport du traitement.

SECTION PREMIÈRE.

Préludes et invasion de la fièvre typhoïde.

L'invasion de la fièvre typhoïde n'a pas constamment lieu de la même manière : dans un certain nombre de cas, les phénomènes propres au début sont précédés de préludes particuliers; mais le plus souvent l'invasion est soudaine ; elle a lieu inopinément au milieu des apparences de la plus belle santé, et sans qu'aucun symptôme précurseur l'ait annoncée.

Divers troubles des fonctions de relation et de nutrition précèdent quelquefois le début de la fièvre typhoïde; cependant ces troubles ne sont point particuliers aux préludes de cette affection; on les retrouve avant le début de plusieurs autres maladies graves et spécialement des affections éruptives.

On remarque quelquefois avant l'invasion un changement plus ou moins notable dans l'expression de la physionomie qui devient triste et comme abattue, et une diminution dans l'aptitude aux travaux intellectuels. Il y a pendant quelques semaines ou quelques jours seulement une diminution sensible des forces avec amaigrissement; le malade se fatigue beaucoup plus facilement qu'avant; tous ses sens ont perdu de leur finesse ou de leur étendue; il s'inquiète et sent qu'il est menacé d'une maladie grave; il éprouve des malaises généraux, des douleurs dans les membres, et en même temps une diminution considérable de l'appétit qu'il perd même quelquefois tout-à-fait; la bouche devient pâteuse; il y a dans quelques cas une diarrhée qui cesse au bout de peu de jours pour reparaître après l'invasion; l'urine est plus épaisse et offre une odeur assez fétide; quelquefois il y a des nausées et même des vomissemens. Chez un jeune homme admis en 1833 à la clinique, l'invasion eut lieu par une espèce d'accès épileptiforme, lequel n'avait été précédé d'aucun phénomène qui annonçât le prochain développement d'une maladie grave.

Voici la proportion dans laquelle les préludes ont été observés sur 112 malades reçus dans les salles de la clinique depuis 5 ans et sur lesquels des notes exactes ont été prises à cet égard :

Chez 73 malades l'invasion fut subite;
Chez 39 elle fut précédée de préludes.

112

Les phénomènes d'invasion apparaissent avec intensité dans les cas où il y a des préludes comme dans ceux où l'invasion est subite. Le plus souvent c'est par une céphalalgie intense que débute la maladie, et c'est ordinairement le matin en se levant que le malade en éprouve la première atteinte; quelquefois, mais rarement, elle est précédée de diarrhée. Alors la physionomie s'altère rapidement; il n'est pas rare d'observer dès les premiers jours cette stupeur déjà assez prononcée, que quelques auteurs ont décrite comme n'appartenant qu'à une période avancée des fièvres adynamiques. La contractilité musculaire éprouve un affaiblissement considérable; il survient souvent dès les premiers jours des frissons suivis d'une fièvre très forte qui oblige le malade de prendre le lit; quelquefois, s'il a beaucoup de courage, il veut continuer ses travaux habituels, mais au bout de quelques heures, de quelques jours au plus, il est forcé de garder le repos et le lit dont il ne sort ensuite qu'avec peine, et, quand il marche, il chancelle comme un homme ivre.

Lorsque nous demandons aux malades de l'hôpital, la première fois qu'ils sont soumis à notre examen : «Comment êtes-vous venu à l'Hôtel-Dieu?» presque constamment ils répondent, sans même en excepter ceux qui arrivent immédiatement après l'invasion : « En voiture » ou « soutenu par deux camarades, car je n'aurais pu faire la route seul à pied.»

Et cependant, dans quelques cas, ils viennent de quartiers très rapprochés de cet hôpital.

La diarrhée est encore un des phénomènes d'invasion les plus importans. Dans le plus grand nombre des cas, elle apparaît dès le premier ou le second jour, quelquefois à une époque plus éloignée du début.

Les douleurs abdominales viennent à peu près en même temps que la diarrhée, et peuvent, dans quelques cas, compléter le diagnostic de la maladie.

Tels sont les phénomènes d'invasion de la fièvre typhoïde; nous aurions pu en ajouter encore d'autres que l'on observe aussi quelquefois dès le début; mais comme le plus souvent ils n'apparaissent qu'à une époque plus éloignée, nous les verrons se développer successivement dans la marche ultérieure de la maladie : pour la tracer d'une manière à la fois plus claire et plus exacte, nous serons obligés de la partager en trois périodes qui sont caractérisées par des phénomènes différens et dont la durée est assez circonscrite pour que l'on ait employé le mot septénaire comme synonyme de période; non que chaque période soit constamment bornée au nombre de sept jours, mais parce que, dans les cas les plus simples et les plus heureux, dans ceux où l'on peut croire que la maladie a suivi la marche la plus régulière, c'est à peu près dans ce laps de temps que se montrent successivement les phénomènes propres à chaque période.

SECTION II.

Première période.

Les symptômes que l'on voit se développer successivement chez la plupart des malades pendant la première période, sont la céphalalgie, qui apparaît dès le début, et s'observe dans presque tous les cas, puis la prostration des forces et la stupeur; la diarrhée, le météorisme, la sensibilité de l'abdomen, surtout dans la région iliaque droite, le gargouillement par la pression sur la moitié inférieure de l'abdomen, l'épistaxis, et enfin l'éruption, que l'on désigne généralement sous le nom d'*éruption typhoïde*, parce qu'elle est propre à l'affection typhoïde, apparaissent ensuite, mais à des époques moins rapprochées du début.

Dans le premier septénaire, l'altération des traits, qui ordinairement apparaît dès l'invasion de la maladie, est déjà frappante; la physionomie, moins mobile, est sans expression, ou au moins sans autre expression que celle d'une indifférence et d'une apathie dont on ne peut tirer le malade que par des questions adressées avec vivacité et de manière à frapper vivement son attention. D'après ses réponses, et surtout d'après son regard, il est facile de reconnaître que l'intelligence a éprouvé une altération remarquable; cependant il conserve sa raison libre pendant toute cette période, car il est rare que le délire survienne avant le commencement de la seconde ou au moins avant les derniers jours de la première. La contractilité musculaire éprouve en même temps un affaiblissement qui n'est pas moins remarquable que celui des facultés intellectuelles; le plus souvent le malade reste dans le décubitus sur le dos et presque sans mouvement; si on le force à s'asseoir, il éprouve des vertiges et des tournoiemens de tête qui l'empêchent de garder cette position, pendant quelques instans.

Malgré cet état de faiblesse, on voit fréquemment dans les hôpitaux des malades accoutumés à des travaux rudes et à se servir eux-mêmes, et craignant d'être à charge, se lever seuls pour se mettre sur la chaise ou aller aux latrines; mais ils s'y trouvent quelquefois si faibles que, malgré leur courage, ils ne peuvent revenir à leur lit.

La nuit, l'insomnie est continuelle ou presque continuelle; et même, dans ce dernier cas, les courts instans de sommeil sont accompagnés de rêves pénibles, dont le malade paraît conserver l'impression et qu'il confond avec l'état de veille; aussi, lorsqu'on lui demande s'il a dormi pendant la nuit, il répond ordinairement qu'il n'a pas fermé l'œil, bien que le rapport de l'infirmier ou du garde-malade apprenne qu'il a paru assoupi pendant une partie de la nuit. C'est cet état que les pathologistes ont désigné par le nom de *coma vigil.*

La céphalalgie, qui marque presque constamment l'invasion de la maladie, persiste avec une assez grande intensité pendant tout le premier septénaire et cède presque toujours à la fin de cette période, quelquefois plus tôt, sous l'influence des premiers moyens employés; elle se prolonge ordinairement plus longtemps chez les sujets qui ne sont soumis à aucun traitement; en général elle occupe le front et varie dans ses caractères et son intensité; quelquefois gravative, d'autres fois pulsative, tantôt forte et tantôt faible,.elle n'augmente pas toujours dans les redoublemens; chez quelques sujets elle a été le symptôme prédominant pendant toute la durée de la maladie.

En même temps la bouche du malade devient pâteuse, son humidité diminue, une salive peu abondante et très épaisse l'humecte imparfaitement; aussi, quand le malade parle, on distingue quelquefois le bruit que fait la langue en se détachant des parties avec lesquelles elle était en contact. Si le malade la tire au dehors et qu'on applique le doigt à sa surface, il ne s'en détache qu'avec une espèce de difficulté, à raison de la consistance glutineuse du fluide qui la recouvre. Cet état, que les observateurs ont désigné par le nom de langue collante, est le premier degré de la sécheresse, qui devient ordinairement complète vers la fin de la première période. Dans quelques cas, cependant, la bouche conserve son humidité pendant toute la durée de la maladie.

La coloration de la langue a beaucoup occupé l'attention des pathologistes; cependant les modifications qu'elle présente sont loin d'être uniformes et de mériter toute l'importance qu'on leur a attribuée. Chez quelques sujets, elle est, dès le commencement de la maladie, rouge vers sa pointe et sur ses bords, avec un petit liseré blanc de chaque côté; mais, chez le plus grand nombre, cette coloration rouge ne vient que vers la fin de la première période et est précédée chez les uns d'un état blanchâtre saburrale, avec sentiment d'un goût fade dans la bouche; chez les autres elle est couverte d'un enduit d'une couleur jaunâtre, qu'accompagne ordinairement le sentiment d'une amertume notable. Ces différens états, qui sont prononcés pendant que la bouche reste humide, se confondent ordinairement quand elle se dessèche, et sont remplacés par une coloration d'une rougeur qui est souvent uniforme. A cette époque, les lèvres se sèchent et présentent des plaques jaunes fendillées, et la dessiccation d'une couche légère de mucus à la surface des dents leur donne un aspect brillant particulier.

Le malade se plaint souvent de mal à la gorge; la déglutition devient plus ou moins difficile; il y a toujours inappétence complète; quelquefois même des nausées, et plus rarement des vomissemens de matières, qui sont tantôt blanchâtres, muqueuses, avec une odeur acide, tantôt jaunes, bilieuses.

La soif est vive, et bien que l'état de prostration et d'indifférence dans lequel est le malade ne lui permette pas de demander souvent à boire, cependant il boit avec plaisir et quelquefois avec avidité; il réclame surtout des boissons fraîches et acidulées.

La diarrhée est encore un des symptômes les plus fréquens de cette première période; on la retrouve chez presque tous les malades; quelquefois cependant elle ne survient qu'au commencement de la seconde: elle varie à raison du nombre des évacuations et de la nature des matières évacuées.

Sous le premier rapport, elle nous a offert tous les

degrés possibles, depuis une seule selle liquide jusqu'à quinze et vingt dans les vingt-quatre heures. Cependant, dans le plus grand nombre des cas, il y a eu de quatre à huit selles chaque jour. Relativement à la nature des selles, tantôt les évacuations alvines sont complètement liquides, et offrent au fond quelques petites masses jaunâtres évidemment colorées par le mélange d'un peu de bile; d'autres fois elles contiennent des matières moins liquides, liées, d'un jaune tirant sur le noir, et très fétides. Dans cette dernière variété, que l'on doit éviter de confondre avec la diarrhée noire, dont la couleur est due à la présence d'une certaine quantité de sang qui semble avoir éprouvé un commencement de digestion et que l'on observe fréquemment dans la période suivante, les selles sont beaucoup moins fréquentes que dans la première, dans laquelle elles ne contiennent que bien rarement des mucosités et ne sont jamais accompagnées d'épreintes ni de très vives coliques. Le plus souvent même les malades n'en accusent plus après un ou deux jours. Il arrive aussi quelquefois, vers la fin de la première période, que, sous l'influence de la prostration et de la stupeur prononcées, les matières coulent dans le lit sans que le malade en ait la conscience ou sans qu'il puisse faire l'effort nécessaire pour les retenir.

Dans quelques cas, dès les premiers jours de la maladie, le ventre, sans augmenter sensiblement de volume, donne à la percussion un son plus clair qui est dû à la présence de gaz dans les intestins; plus tard il prend une forme plus convexe, d'abord dans la région sus-pubienne, où la percussion avait fait reconnaître le météorisme avant qu'il pût être apprécié à la vue.

Si le météorisme n'a pas été observé aussi fréquemment que de nos jours par les auteurs qui ont recueilli l'histoire des épidémies de fièvres continues pendant le dernier siècle, on doit l'attribuer à ce qu'ils n'ont pas exploré le ventre avec tout le soin nécessaire. Rarement en effet ce symptôme est assez prononcé pour être distingué au premier abord et à la vue simple; il n'est au contraire appréciable, dans le plus grand nombre des cas, qu'au moyen de la percussion ; dès lors il n'est pas étonnant qu'à l'époque où ce moyen diagnostique était peu usité, on ait fait peu d'attention à un météorisme léger, et nous concevons comment Tissot a pu dire que dans l'épidémie de Lausanne, il n'a observé que trois malades chez lesquels il y avait météorisme.

Un autre symptôme qui se rattache au météorisme et sur lequel les auteurs ont gardé le silence, c'est le gargouillement déterminé par la pression exercée avec la main sur la partie inférieure de l'abdomen, et spécialement sur la région iliaque droite. Ce phénomène, à la production duquel paraissent concourir la présence simultanée des gaz et des liquides dans les intestins, et la disposition particulière, peut-être même l'état pathologique de la valvule iléo-cœcale, nous a paru aussi rare dans les autres maladies qu'il est commun dans celle qui nous occupe : il se rencontre quelquefois pendant la première période, mais plus fréquemment dans le cours de la seconde ou même de la troisième.

La sensibilité du ventre est encore un des points qui appellent le plus l'attention des médecins; elle apparaît, comme nous l'avons déjà dit, dès le début de la maladie, au moins dans le plus grand nombre des cas, et même quelquefois précède la diarrhée. Cette douleur n'offre pas constamment la même intensité ni le même siége; rarement elle est bien vive, et même le plus souvent le malade ne s'en plaint que sous l'influence d'une pression assez forte. Quant au siége de cette douleur, il offre aussi de nombreuses variétés. Ainsi, chez quelques malades elle est exclusivement bornée à la région iliaque droite; chez un plus grand nombre elle occupe tout l'hypogastre, tandis que chez d'autres elle s'élève vers l'épigastre, d'où il n'est pas très rare qu'elle s'étende à tout l'abdomen; et même, dans ce dernier cas, le plus souvent elle se lie à un état d'endolorissement, soit des parties voisines, comme de la poitrine, des reins, du dos, soit même de toute la surface du corps.

L'état de la circulation générale offre souvent pendant les premiers jours de la maladie une réaction forte avec des symptômes inflammatoires prononcés; le pouls est large et souvent résistant; sa fréquence est augmentée; la peau est en même temps rouge et halitueuse; mais, dans beaucoup de cas, le développement des phénomènes inflammatoires perd au bout de peu de jours presque toute son intensité; le pouls conserve sa fréquence qui même augmente souvent, mais il perd de sa largeur, de sa résistance, et cède facilement à la pression; la chaleur de la peau acquiert un caractère d'âcreté qu'elle conserve souvent pendant toute la durée de la maladie. Ces modifications dans l'état de la circulation générale s'opèrent ordinairement dans les derniers jours de la période dont nous traçons l'histoire; dans un très petit nombre de cas elles surviennent presque dès le début de la maladie.

La transpiration cutanée est quelquefois abondante pendant les premiers jours; elle accompagne assez souvent l'apparition des premiers accidens fébriles, et offre dans quelques cas une odeur acide remarquable; mais elle disparaît vers le milieu de la première période et est remplacée par cette chaleur sèche et mordicante que l'on avait considérée comme l'un des caractères de la fièvre bilieuse.

Quelques médecins ont prétendu avoir observé que la peau de l'abdomen offrait une température plus élevée que celle des autres parties du corps, et ont voulu rattacher cette élévation de la température du ventre à l'inflammation de l'un des organes contenus dans cette cavité; mais cette observation était inexacte: nous avons souvent fixé notre attention sur ce point et comparé la chaleur de l'abdomen avec celle des autres parties du corps, et nous n'avons pas trouvé sous ce rapport la différence qu'ils ont indiquée; la cause cependant qui a pu les induire en erreur, c'est la différence qui existe entre la température de l'abdomen et celle de la partie supérieure de la poitrine chez la plupart des sujets, parce que cette dernière partie, étant beaucoup plus fréquemment découverte que l'abdomen, doit nécessairement avoir une température moins élevée; mais, même en admettant le fait tel qu'il a été avancé, on ne pourrait rien en conclure sur la nature de la maladie, car il ne paraît pas que l'inflammation soit du tube digestif, soit du péritoine, quelque intensité qu'on lui suppose, puisse réellement déterminer l'élévation de la température de l'abdomen, de même que l'inflammation des poumons ou des plèvres n'exerce aucune influence directe sur la chaleur de la peau qui recouvre la poitrine.

L'urine est peu abondante, fortement colorée et offre une odeur fétide.

On voit fréquemment survenir des épistaxis dans le cours de la fièvre typhoïde et spécialement pendant la première période. C'est un symptôme d'une grande valeur comme moyen diagnostique, surtout lorsqu'il se présente dans les premiers jours de la maladie. Car, malgré le grand nombre des symptômes propres à l'affection typhoïde qui se développent dans les premiers jours de la maladie, et qui ne peuvent, chez la plupart des sujets, laisser, même dès le commencement, aucun doute sur la nature de l'affection; cependant il est quelques cas où l'absence des plus importans de ces symptômes peut empêcher le médecin de porter un diagnostic positif; si, dans ces cas douteux, il survient une ou plusieurs épistaxis, ce nouveau symptôme pourra suffire quelquefois pour faire connaître la vraie nature de la maladie. L'épistaxis qui survient pendant la durée de l'affection typhoïde est un phénomène d'autant plus important qu'on l'observe même chez des sujets qui n'avaient jamais éprouvé antérieurement de saignemens de nez, et qu'à l'âge où l'affection typhoïde survient déjà il est plus rare dans l'état normal. D'ailleurs on ne peut comparer la rareté de l'épistaxis qui arrive, on pourrait dire accidentellement, chez quelques personnes en bonne santé ou affectées d'autres maladies aiguës, avec la fréquence avec laquelle elle se présente dans la fièvre typhoïde.

Ces épistaxis ne sont pas très abondantes ; souvent même elles ne consistent qu'en quelques gouttes de sang qui s'écoule par les fosses nasales ; dans quelques cas elles ont été assez répétées et assez considérables pour affaiblir beaucoup le malade et rendre nécessaire le tamponnement des fosses nasales ; mais il est très rare qu'elles offrent cette gravité, quelquefois même elles ne se manifestent que par l'expuition de crachats rouges et liquides ou noirs et pelotonnés qu'on peut apercevoir par l'inspection de l'arrière-gorge avant leur expulsion.

La respiration offre dans le cours de l'affection typhoïde des modifications qu'il est important d'étudier, spécialement sous le rapport du diagnostic. Dans les premiers jours de la maladie et souvent même dès le début, on trouve des deux côtés de la poitrine, chez un grand nombre de sujets, un râle sibilant qui en occupe la totalité, plus fort cependant vers le bas et en arrière que vers le sommet et en avant. La toux est rarement en rapport avec la force de ce râle, et les crachats peu nombreux sont généralement transparens, filans, tenaces, visqueux, fortement adhérens au vase et présentant une forme étoilée qui dépend de la difficulté avec laquelle ils sont expulsés de la bouche, et d'une altération particulière des fluides fournis par les follicules et les glandes salivaires. Rarement la respiration éprouve une gêne notable ; il est cependant quelques causes accidentelles qui peuvent déterminer un certain degré de dyspnée ; ainsi les mucosités nasales ayant éprouvé la même altération que le mucus de la bouche, se dessèchent avec la même facilité et finissent par obstruer plus ou moins complètement le canal des fosses nasales et empêcher le libre cours de l'air ; le même effet est aussi produit par le sang des épistaxis qui se coagule dans les fosses nasales sous l'influence des mêmes circonstances. Le météorisme de l'abdomen, lorsqu'il est très prononcé, détermine quelquefois une dyspnée qui semble menacer le malade d'une suffocation imminente.

Le dernier symptôme qui s'offre dans le cours du premier septénaire, mais tout-à-fait à la fin, c'est l'éruption typhoïde. Sur 54 cas où nous avons observé cette éruption dans le courant des années 1831 et 1832, deux fois seulement elle a apparu le sixième jour de la maladie ; chez tous les autres sujets elle n'est survenue que pendant la seconde ou même la troisième période.

Les symptômes que nous venons d'étudier se rencontrent assez souvent chez les sujets atteints de fièvre typhoïde, pour que, dans la plupart des cas, il ne doive plus rester de doute sur le diagnostic, avant la fin de la première période ; mais, dans quelques cas assez rares, on n'observe aucun des symptômes particuliers à cette affection, et l'état fébrile plus ou moins développé est le seul phénomène qui se présente. Alors il faut attendre pour porter un diagnostic certain à la période suivante.

Il est très rare que la mort arrive pendant la première période. Sur 42 individus atteints de fièvre typhoïde, qui ont succombé dans les salles de la clinique, un seul est mort à la fin de cette période.

SECTION III.

Seconde période.

Cette période offre à notre examen de nouveaux symptômes et des changemens dans ceux qui appartiennent à la période précédente.

Dans la première moitié, ordinairement du septième au neuvième jour, on voit apparaître cette éruption toute particulière qui est propre à la fièvre typhoïde, et consiste en de petites taches rosées disparaissant par la pression, d'une demi-ligne à deux lignes de diamètre, de forme ronde, sans élévation ou à peine élevées au-dessus de la peau, disséminées sur l'abdomen, quelquefois sur la poitrine, plus rarement sur les cuisses, les bras et les avant-bras. Ces petites taches sont d'autant plus marquées que la peau est plus blanche; chez les personnes dont la peau est brune elles sont quelquefois difficiles à distinguer. Leur nombre ne saurait être déterminé, parce qu'elles ne sont pas toutes également apparentes; mais pour qu'elles servent à caractériser l'affection typhoïde, elles doivent être au moins au nombre de quinze ou vingt. Lorsqu'il n'y en a que deux ou trois on ne pourrait attribuer quelque valeur à leur présence.

L'éruption ne se fait pas sur tous les points à la fois: il arrive souvent qu'après avoir vu, pendant trois ou quatre jours, quelques taches rosées sur l'abdomen, mais en trop petite quantité pour que leur présence soit considérée comme importante, on les tro[illegible] tout à coup très nombreuses sur la poitrine et l'abdomen, quelquefois sur les cuisses, les bras, le dos, et même à la face, mais plus rarement encore.

Sa durée n'est pas toujours la même : dans quelques cas, après deux ou trois jours, il n'en reste plus du tout; d'autres fois elle persiste pendant 12 ou 15, mais dans ce dernier cas elle se compose probablement de plusieurs éruptions successives, car chaque tache rosée n'est ordinairement visible que pendant trois ou quatre jours et quelquefois moins ; et au bout de ce temps elles disparaissent tout-à-fait après avoir pris une couleur moins vive.

Ces taches offrent tout au plus à la surface de la peau une légère élévation, mais ne présentent jamais une forme conique ni de vésicules à leur sommet.

Il est rare qu'elles apparaissent avant le huitième jour après l'invasion de la maladie. Voici au reste le résultat des observations recueillies dans nos salles pendant les années 1830, 1831 et 1832. Sur soixante-dix cas de fièvre typhoïde où l'on a constaté avec soin la présence ou l'absence des taches rosées lenticulaires, dans seize on n'a pu, à aucune époque de la maladie, trouver de traces de cette éruption, ce qui porte au quart environ du nombre total des malades atteints d'affection typhoide, celui des sujets chez lesquels cette éruption a manqué.

Quant au jour où l'éruption s'est montrée, la plus

grande variété a régné à cet égard. Ainsi sur vingt-cinq malades reçus dans nos salles avant l'apparition de cette éruption et chez lesquels elle s'est développée dans le cours de la maladie :

Chez 2, elle apparut du 6e au 8e jour de la maladie ;
Chez 13, — — du 8e au 15e jour;
Chez 7, — — du 15e au 20e jour;
Chez 4, — — du 20e au 30e jour;
Chez 1, — — le 37e jour.
—
25

Mais ces vingt-cinq malades ne sont pas les seuls qui aient offert cette éruption ; vingt-neuf autres la présentaient au moment de leur admission qui eut lieu à des époques différentes de la maladie ; on l'observa le jour de leur entrée :

Chez 1 qui fut reçu le 6e jour de la maladie ;
Chez 15, — — du 8e au 15e jour;
Chez 8, — — du 15e au 20e jour;
Chez 4, — — du 20e au 30e jour;
Chez 1, — — le 36e jour.
—
29.

Ainsi, sur cinquante-quatre sujets chez lesquels nous avons observé les taches lenticulaires, aucun d'eux n'en a présenté avant le sixième jour, et chez deux elle n'a apparu qu'après le trente-sixième jour de la maladie. Les données que l'on peut tirer de ces deux tableaux sur l'époque de l'apparition de cette éruption dans la fièvre typhoïde nous paraissent devoir être considérées comme certaines, puisquelles se trouvent d'accord avec celles recueillies sur un nombre plus considérable encore de malades par M. Louis, qui n'a pas observé cette éruption avant le sixième jour et l'a trouvée dans un cas au trente-cinquième.

Si l'on rapproche de ces résultats un autre fait important, savoir que cette éruption est aussi rare dans les autres affections aiguës qu'elle est commune dans la fièvre typhoïde, et que dans les cas rares où on l'observe dans le cours d'une pneumonie, d'une entérite, ou d'autres affections aiguës, jamais elle n'est aussi abondante que dans la fièvre typhoïde, on concevra pourquoi nous attachons à cette éruption une si grande valeur pour le diagnostic de la fièvre typhoïde.

On a voulu, il est vrai, nier cette importance que nous attribuons ici à l'apparition des taches lenticulaires, en disant qu'elles sont le résultat de l'action sur la peau de l'abdomen des cataplasmes, des fomentations, des bains. Cette assertion est tellement erronée qu'elle semble n'avoir pas besoin d'être réfutée ; mais comme plusieurs d'entre vous n'ont pas suivi notre clinique assez long-temps pour avoir des idées arrêtées sur ce point, nous allons le faire ici en peu de mots.

On sait combien il est rare que les pauvres qui sont atteints de la fièvre typhoïde emploient, avant leur entrée à l'hôpital, des cataplasmes, des fomentations et des bains ; et cependant on voit, d'après le dernier tableau que nous venons de présenter, que près de la moitié de ces sujets, examinés à l'époque de leur entrée (29 sur 70), offraient déjà cette éruption. Ce n'est donc pas à l'action d'applications qui n'ont pas été faites que l'on attribuera le développement de l'éruption typhoïde.

Quant à celle qui s'est développée chez les vingt-cinq autres malades pendant leur séjour dans les salles de la clinique, on ne peut pas davantage l'attribuer à la même cause, car il nous arrivait souvent de ne pas faire de ces sortes d'applications, surtout avant que nous eussions commencé à essayer le traitement par les chlorures. D'ailleurs on voit quelquefois cette éruption apparaître en même temps sur la poitrine, les bras et les cuisses, parties sur lesquelles on n'applique ni fomentations, ni cataplasmes; tandis que dans d'autres maladies, comme l'entérite, où l'on emploie constamment ces moyens, on n'observe cette éruption que très rarement.

Le développement de cette éruption n'est donc point l'effet de ces causes étrangères à la maladie auxquelles on l'avait attribué, et sa présence, jointe à quelques autres symptômes de la fièvre typhoïde, doit être considérée comme d'une grande valeur pour le diagnostic de cette affection.

Les taches rosées lenticulaires sont faciles à distinguer des pétéchies et des morsures de puces, en ce que dans ces dernières il y a extravasion du sang à la surface du derme, et que leur coloration, au lieu de diminuer sous l'influence de la pression, ressort davantage par la décoloration de la peau qui les environne. Dans les taches typhoïdes, au contraire, la rougeur disparaît tout-à-fait comme dans l'érysipèle où il y a évidemment congestion sanguine, et où la pression cessant on la voit reparaître à l'instant.

Cette éruption est semblable à celle décrite par Hildenbrand et que l'on observe dans le typhus des camps, ainsi que nous l'avons constaté dans les cas nombreux que nous avons observés en 1814. Par suite d'une disposition prise à cette époque par l'administration des hôpitaux de Paris, on voulut réunir tous les cas de typhus dans deux hôpitaux : celui de la Pitié fut consacré aux hommes, et celui de la Charité aux femmes. Étant attaché à cette époque au service de santé de ce dernier hôpital, nous eûmes de nombreuses occasions d'observer cette éruption, soit chez les femmes qui furent reçues à la Charité au nombre de cent vingt, soit chez beaucoup d'hommes qui, après y avoir été admis, étaient transférés à la Pitié. Ces malades présentaient presque tous l'éruption dont il est ici question, et elle offrait chez tous les mêmes caractères, mais avec cette différence seulement qu'elle était généralement plus abondante et se montrait à la face et sur les membres supérieurs et inférieurs, parties du corps où dans la fièvre typhoïde elle se présente rarement.

Dans quelques épidémies de fièvres continues, cette éruption paraît avoir été si nombreuse qu'elle formait le caractère le plus saillant de la maladie, ce qui leur a fait donner le nom de fièvres pétéchiales.

On observe encore pendant le cours de la même période, mais à une époque plus éloignée et ordinairement vers la fin, une autre éruption qui n'appartient pas aussi spécialement à la fièvre typhoïde que la précédente, mais que l'on rencontre dans cette maladie plus fréquemment que dans aucune autre : elle est connue sous le nom de *sudamina*.

Les sudamina sont de petites vésicules demi-hémisphériques, transparentes, d'un quart de ligne à une demi-ligne de diamètre, à surface brillante lorsqu'on les regarde obliquement, tandis que lorsqu'on les cherche dans une direction perpendiculaire à leur axe, elles échappent à la vue. Cette circonstance nous explique comment elles ont échappé et échappent encore tous les jours à l'observation d'un certain nombre de médecins, de ceux surtout qui ont fait leurs études médicales à une époque où cet examen était presque entièrement négligé dans les cours de clinique. Au reste, il est facile de distinguer ces petites vésicules par le toucher : la pulpe des doigts promenée avec précaution sur les parties où elles siégent ordinairement, distingue une multitude de petites inégalités qui donnent à la surface de la peau quelque chose de rugueux et de chagriné. Elles se déchirent et s'effacent par un frottement même léger, et les doigts sont mouillés par le liquide qu'elles contenaient. Ce liquide, qui est parfaitement incolore quand l'éruption est récente, devient, après quelques jours, un peu terne ; il ne remplit plus exactement la vésicule qui le renferme, et l'épiderme se ride alors avant de se déchirer. C'est, en général, sur les côtés du col, dans le voisinage des aisselles et des aines, que cette éruption se montre d'abord. Chez beaucoup de sujets elle reste bornée à ces régions; chez d'autres elle s'étend à tout le tronc, chez quelques-uns même à toute la longueur des membres supérieurs et inférieurs : nous ne l'avons jamais observée à la face. Dans les cas où elle devient générale, les vésicules sont souvent plus rapprochées, plus grandes; elles peuvent avoir jusqu'à deux lignes de diamètre et deviennent confluentes sur quelques points.

Cette éruption qui apparaît plus tard que les taches rosées, seulement vers la fin de la seconde période, est encore de quelque valeur pour le diagnostic de la fièvre typhoïde; car bien qu'elle n'appartienne pas aussi exclusivement à cette affection que l'autre éruption, cependant elle s'y présente beaucoup plus fréquemment que dans toute autre maladie, et peut-être y est-elle aussi fréquente que l'éruption typhoide elle-même; cependant, comme elle n'apparaît ordinairement qu'à une époque où le plus souvent il ne reste plus de doute sur la nature de la maladie, et qu'on l'observe assez fréquemment dans d'autres affections, elle est en réalité, sous ce rapport, d'une importance inférieure.

On peut encore regarder comme un des caractères propres à la fièvre typhoïde, la facilité avec laquelle se forment les escarres et les ulcérations à la surface de différentes parties, et surtout à la surface des plaies artificielles, dans le cours de la seconde période ou dans la troisième. Les praticiens qui emploient souvent les vésicatoires dans le traitement de cette affection voient fréquemment, et presque dans tous les cas graves, la surface de la peau dénudée par les cantharides se couvrir à une certaine époque d'une pellicule d'un blanc gris, qui va en augmentant d'épaisseur et qui en se détachant laisse une excavation ulcéreuse plus ou moins profonde.

Ce phénomène, qui ne se présente dans aucune autre affection, offre cependant quelqu'analogie avec ce que l'on observe dans les salles de chirurgie que la gangrène des hôpitaux a envahies, soit par l'encombrement, soit par d'autres causes inconnues; mais ici doit se borner ce rapprochement, car dans la gangrène des hôpitaux cet accident ne se développe que sur les surfaces dénudées et n'existe que dans des circonstances qui peuvent être définies et sont le plus souvent étrangères à l'état des malades. Au contraire, la disposition aux escarres dans la fièvre typhoïde s'observe dans tous les cas graves, dans toutes les saisons, et chez les malades de la ville aussi bien que chez ceux des hôpitaux, et sans qu'il y ait encombrement dans les salles. Elle ne se borne point aux surfaces dénudées, mais se montre sur un grand nombre de points où la peau était intacte. Quand elle a envahi une partie elle se borne assez promptement et ne gagne pas successivement toutes les parties voisines comme la maladie avec laquelle nous la comparons; et enfin elle ne se manifeste pas seulement à l'extérieur, mais aussi sur quelques organes internes ainsi que le démontre l'ouverture des sujets qui ont succombé à la fièvre typhoïde.

La mortification des parties extérieures arrive dans quelques cas d'une manière tout-à-fait spontanée. On l'a vu survenir subitement à la face interne des cuisses, sur le dos du pied et sur d'autres points où elle ne pouvait être attribuée à aucune des causes que nous allons signaler.

Les points sur lesquels des synapismes avaient été appliqués antérieurement ont été quelquefois frappés de gangrène sans que l'on pût soupçonner l'action d'aucune autre cause ; ces cas se rapprochent naturellement de ceux où cet accident se montre à la surface des vésicatoires.

D'autres fois elle paraît dépendre spécialement de l'influence de la pression qu'exerce le poids du corps sur quelques parties qui lui servent de point d'appui pendant le temps, souvent très long, que le malade reste couché dans la même position : parmi ces parties la région du coccyx et celle du sacrum, et dans des cas fort rares, la région postérieure du talon, sont les plus exposées à cet accident. Dans ces cas c'est une véritable escarre qui se forme sur le point affecté et qui se détache ordinairement comme toutes les autres escarres par l'inflammation des parties voisines.

Il est un point où cet accident a eu lieu quelquefois, et n'a été reconnu qu'après la mort : c'est la partie postérieure de la tête. Il nous est arrivé quelquefois de trouver le cuir chevelu de cette région infiltré et le tissu cellulaire placé au-dessous ramolli sur des sujets chez lesquels nous n'avions eu pendant leur vie aucun motif de soupçonner cet état qui nous paraît devoir être rapporté à la même cause, c'est-à-dire à la pression.

Quelquefois à cette action de la pression se joint l'influence des qualités irritantes des matières fécales et de l'urine épanchées dans le lit. Dans quelques cas même cette dernière cause semble avoir agi seule, ainsi dans certaines ulcérations que l'on observe dans les plis des cuisses et des fesses où, d'après la position des malades, l'on doit penser que ces matières irritantes ont pu séjourner quelque temps. Dans ce dernier cas l'ulcération ne se forme plus comme dans le précédent; on aperçoit d'abord une gerçure dans la rainure des fesses, et en même temps que la peau s'ulcère, il se forme dans le tissu cellulaire sous-jacent une escarre de plusieurs lignes de profondeur et que l'on n'aperçoit qu'après la destruction de la peau. Cette dernière peut bien dépendre de l'action de l'urine, mais il nous semble difficile d'attribuer à la même cause l'escarre du tissu cellulaire.

Dans ce cas et dans quelques autres, l'ulcération ne dépend d'aucune des deux causes que nous venons d'indiquer, mais elle se rattache évidemment et uniquement à une disposition particulière à la maladie typhoïde. Quelquefois, alors, elle affecte la forme à laquelle les auteurs ont donné le nom d'ulcération phagédénique, c'est-à-dire sans production d'escarre apparente. Dans ces cas ces ulcérations commencent par une espèce de petite pustule qui en s'ouvrant laisse suinter un fluide plus ou moins transparent et laisse à découvert un petit ulcère dont l'étendue va ensuite en augmentant.

Au reste, quel que soit le mode de développement de ces différentes ulcérations, elles acquièrent quelquefois une étendue vraiment effrayante et elles prolongent considérablement la convalescence quand elles n'accélèrent pas promptement la terminaison funeste de la maladie.

On observe encore des ulcérations sur les organes internes qui par leur position peuvent être soumis à l'examen pendant la vie du malade ; dans la bouche et sur la langue, par exemple ; cette dernière offre quelquefois des ulcères allongés, profonds, étroits et placés dans la direction longitudinale, et d'autres fois transversalement.

Cependant on évitera de considérer comme des ulcérations de la langue l'exagération des plis naturels qu'elle présente chez quelques sujets, à peine appréciables dans l'état de santé, mais qui se prononcent davantage lorsque la langue est fortement desséchée et recouverte d'une couche épaisse de matière fuligineuse qui augmente son épaisseur. Ces fentes prennent alors tout-à-fait l'aspect d'ulcérations profondes; mais quand la langue a été humectée, quand elle a été débarrassée des matières qui la recouvraient et qu'elle a repris le libre usage de ses fonctions, alors on est tout étonné de ne plus rencontrer de traces de ces ulcérations si profondes et de ne voir, au lieu de la cicatrice que l'on s'attendait à trouver, qu'un simple sillon à peine appréciable.

Quelquefois les piqûres de sangsues offrent aussi une disposition à l'ulcération, surtout quand elles ont été appliquées pendant la seconde période; cependant ces ulcérations sont généralement rares.

En même temps que la deuxième période nous offre des phénomènes qui lui sont particuliers, ceux de la première période augmentent d'intensité dans la plupart des cas, ou affectent des formes plus graves.

Dans les cas les moins graves qui sont aussi les moins nombreux, l'état général diffère peu de ce qu'il était dans la première période; s'il y avait prostration et stupeur légèrement prononcées, elles persistent ordinairement au même degré, ainsi que la torpeur des facultés intellectuelles lorsqu'elle existait aussi ; mais dans les cas les plus graves l'état général des forces qui vont ordinairement en décroissant offre un ensemble de phénomènes très remarquables. La contractilité musculaire est altérée profondément ; la faiblesse est telle que le malade ne peut s'aider et qu'on est obligé de le soulever comme une masse inerte pour lui donner les secours que son état réclame. Il reste continuellement dans le décubitus dorsal, et lorsqu'on le change de position il retombe constamment dans celle où l'entraîne le poids du corps, quelque pénible qu'elle soit, à raison de l'ulcération des tégumens et du contact de l'urine et des matières fécales qu'il lâche involontairement.

Cette faiblesse extrême de la contractilité musculaire n'est pas seulement remarquable dans les muscles qui sont entièrement sous l'influence de la volonté ; on l'observe encore dans ceux qui, se rattachant à quelques-unes des fonctions de la vie organique, sont sous la dépendance moins immédiate de cette faculté.

Ainsi, on observe assez souvent dans les cas graves cet affaiblissement de la contractilité dans les muscles de la déglutition : les boissons qu'on veut faire prendre au malade sont quelquefois rejetées par la bouche ou par le nez ; elles ne peuvent passer dans l'œsophage. Il y a, il est vrai, quelques cas où cette impossibilité d'avaler les liquides dépend d'une altération particulière de l'épiglotte ou du larynx ; mais il en est où l'on n'a trouvé d'autres causes, pour expliquer ce phénomène, que le défaut d'action des muscles de la déglutition ; d'ailleurs il est souvent possible de distinguer ces deux sortes de cas.

Dans ceux où l'impossibilité de la déglutition dépend de l'altération de l'épiglotte, il y a constamment épaississement avec induration, rougeur ou infiltration de cette partie, et retour des boissons par le nez; quelque petite que soit la quantité du liquide versé dans la bouche, il est à l'instant même repoussé avec menaces de suffocation; dans les cas où il n'y a que faiblesse de la contractilité musculaire, si la tête du malade est soutenue d'une manière convenable pendant qu'on cherche à le faire boire, le liquide sortira souvent par la bouche sans déterminer de menaces de suffocation, et l'épiglotte ne présentera aucune des altérations que nous venons d'indiquer.

Il y a quelques cas où la dysphagie est produite par l'inflammation de l'arrière-bouche ou par le développement d'ulcérations sur la muqueuse du pharynx ou de l'œsophage, et d'autres enfin où elle est le résultat de la présence d'une couche de mucus desséché à la surface de la base de la langue et du pharynx, et qui empêche ou gêne considérablement les mouvemens de la déglutition.

L'un des effets les plus funestes de l'affaiblissement de la contractilité musculaire se manifeste par les évacuations involontaires : le malade, qui est presque étranger à toute sensation extérieure ou intérieure, n'étant point averti de l'approche des matières fécales liquides, ne commande aucun effort pour les retenir, et elles s'écoulent au dehors sans qu'il en ait connaissance ; mais il est d'autres cas où, bien qu'il en ait connaissance, il ne peut empêcher leur sortie. Quelquefois on obtient du malade, en lui parlant avec autorité et cherchant à l'effrayer, qu'il se tienne sur ses gardes, dans le cas où il conserve encore assez de sentiment ; mais le plus souvent il oublie, l'instant d'après, et les menaces et les recommandations.

Un accident qui est plus funeste encore que les selles involontaires, quand le médecin ne le constate pas à temps, c'est la rétention des urines. Ce fluide s'accumulant en grande quantité dans la vessie, la distend à un point quelquefois considérable, et après avoir produit des effets souvent très fâcheux sur l'économie, si le cathétérisme n'est employé à temps, il s'écoule goutte à goutte, mais sans que la vessie se vide complètement ; aussi, lorsque l'état du malade s'aggrave, quand la prostration se prononce, le médecin ne doit pas se contenter de demander tous les jours si le malade a uriné, il doit s'en assurer par lui-même et porter la main sur la région sus-pubienne, où la présence d'une tumeur arrondie lui indiquera la nécessité d'employer le cathétérisme.

Enfin, dans quelques cas, l'affaiblissement de la contractilité musculaire s'étend aux muscles de la respiration, et alors l'existence des malades est menacée d'une manière très prochaine.

Cet affaiblissement de la contractilité n'est pas le seul phénomène important que l'on observe dans le système musculaire durant la seconde période ;

il n'est pas rare de voir, en même temps que la prostration la plus prononcée, des soubresauts des tendons dans les bras et les mains, où ils sont le plus apparens et le plus faciles à constater. On observe encore des mouvemens convulsifs dans d'autres parties, et surtout dans les muscles du nez et de la lèvre supérieure. Enfin, l'altération de la contractilité musculaire se présente quelquefois, mais beaucoup plus rarement, sous une forme particulière que l'on a désignée par le mot *carphologie*. Mais quelle que soit l'explication que l'on donne de ce phénomène singulier dans des affections différentes de la fièvre typhoïde où on l'observe aussi, il n'est pas probable que dans cette dernière la volonté du malade ait la moindre part dans ces mouvemens, et qu'on puisse les considérer comme un simple effet de l'hallucination de la vue. L'état de l'intelligence du malade et plusieurs autres circonstances ne permettent point de l'attribuer uniquement à cette cause.

Dans des cas plus graves encore, on observe une roideur générale et permanente, phénomène extrêmement grave et indiqué par les auteurs comme étant toujours funeste ; nous-même nous avions partagé cette opinion jusqu'à ces derniers temps, lorsqu'il y a quelques mois nous eûmes l'occasion de l'observer chez un jeune homme âgé de quinze ans, qui présentait en outre une aphonie et une petitesse du pouls remarquables ; chez lui la roideur générale persista pendant deux jours, et peu de temps après il entra dans une franche convalescence.

L'état des fonctions cérébrales présente aussi des différences considérables pendant cette seconde période. Dans les cas peu graves, la céphalalgie a ordinairement disparu complètement; au lieu de l'insomnie continuelle et du coma vigil pendant lesquels le malade restait accessible à toutes les sensations extérieures et intérieures, il est souvent plongé dans une somnolence dont on a beaucoup de peine à le tirer, et seulement pour quelques instans; la stupeur est alors extrêmement prononcée; le malade est insensible à toutes les impressions internes et externes; c'est le *coma somnolentum* des auteurs, qui persiste souvent pendant plusieurs jours; lorsque vous parvenez à tirer le malade de cet état par des questions adressées à haute voix et en lui imprimant de légères secousses, il répond quelques mots, souvent inintelligibles, et retombe ensuite dans son état de repos et de somnolence.

Mais quand la stupeur est portée au degré le plus élevé, quand il est impossible de réveiller un instant l'attention du malade, et que, malgré les moyens excitans les plus énergiques, il reste complètement insensible, c'est le coma profond qui persiste ordinairement plusieurs jours avant la mort.

Au lieu de la stupeur et de ses différens degrés que nous venons de parcourir, les malades présentent souvent un état d'excitation des facultés intellectuelles qui se manifeste par le délire. Ce phénomène offre les plus grandes variétés sous le rapport de l'intensité et de la durée; quelquefois on ne l'observe que le soir ou pendant la nuit, et il cesse avec le paroxisme pendant le jour; d'autres fois il est continuel; chez quelques malades le délire est aigu et l'on est obligé d'avoir recours aux moyens violens pour les retenir; chez d'autres c'est un délire tranquille et sans agitation. Le genre des idées qui occupent le malade pendant le délire offre aussi la plus grande variété; quelquefois il passe d'une idée à une autre; d'autres fois c'est la même idée qui le tourmente continuellement. Ainsi plusieurs d'entre vous ont vu en 1831, salle Sainte-Madeleine, un homme atteint de fièvre typhoïde qui arriva dans la salle avec le libre usage de sa raison, au moins en apparence, mais qui demandait continuellement à être saigné; cette idée le préoccupa sans cesse pendant la première période, bien qu'il l'eût été trois fois à l'hôpital et une fois en ville, et elle fut le premier indice d'un délire qui devint ensuite violent, mais au commencement ne fut accompagné ni d'agitation ni d'excitation générale, et pendant plusieurs jours, ne fut pas même soupçonné par plusieurs d'entre vous, tant le malade offrait à cette époque de calme et même de suite dans ses idées.

Un phénomène que l'on rencontre assez souvent pendant la seconde période et qui peut être confondu dans quelques cas avec la stupeur, c'est la dureté de l'ouie qu'offrent beaucoup de sujets atteints d'affection typhoïde et qui est portée quelquefois jusqu'à la surdité complète. Dans un petit nombre de cas on peut, il est vrai, considérer la dureté de l'ouie comme dépendant de la stupeur elle-même, mais dans d'autres elle en est tout-à-fait distincte.

Les autres sens éprouvent aussi des modifications

analogues quoique moins prononcées ; ainsi le goût est quelquefois singulièrement altéré : on a vu des malades mâcher sans répugnance des pilules de camphre et d'autres substances qui inspirent du dégoût dans l'état de santé. La vue a aussi souvent perdu de sa force ; le malade paraît quelquefois avoir de la peine, bien qu'en parfaite connaissance, à reconnaître ses amis ; si on lui présente un livre il ne peut en distinguer les caractères.

Les phénomènes fébriles généraux éprouvent, dans le plus grand nombre des cas, des modifications importantes et surtout une grande diminution dans la force de la réaction ; le pouls présente des anomalies remarquables qui ont valu à quelques cas de cette affection le nom de fièvres malignes, à une époque où l'on attachait une importance presque exclusive à l'examen du pouls ; ordinairement il est, pendant cette période, petit, faible, tremblant, quelquefois rebondissant, saccadé, intermittent. Sa fréquence varie dans la plupart des cas de cent à cent vingt pulsations par minute ; dans d'autres elle ne dépasse pas de quatre-vingt à quatre-vingt-dix. Il est même quelques cas à la fin de la seconde période où le pouls descend au-dessous de sa fréquence normale, et offre par exemple quarante ou cinquante pulsations par minute. Les paroxismes ont constamment lieu le soir, quelquefois à peine sensibles, d'autres fois violens, et plus rarement précédés de frissons et suivis de sueurs que dans la première période.

La chaleur de la peau devient encore plus âcre que dans la première période ; la peau elle-même est beaucoup plus sèche et paraît plus rugueuse au toucher.

L'état des fonctions digestives offre aussi des changemens importans. La soif est généralement moins vive; les fosses nasales ayant cessé, dans beaucoup de cas, d'être perméables à l'air, le malade est obligé de respirer par la bouche, qui se dessèche de plus en plus et se couvre quelquefois dans tous les points de sa surface d'une couche grisâtre due à l'épaississement de la salive. Les lèvres, les dents, la langue offrent une couche d'un mucus d'abord gris, puis brun, puis noir et brillant qui les recouvre quelquefois en totalité.

La formation de cet enduit, qui a reçu le nom de fuliginosités, et que quelques pathologistes ont attribué à une exhalation du sang à la surface de ces parties de la bouche, n'est que le résultat du desséchement des fluides déterminé par les causes que nous avons déjà signalées. On peut, dans un certain nombre de cas, en examinant le malade avec attention, suivre jour par jour le dépôt de cet enduit à la surface de ces organes. Au commencement, ce n'est qu'un étroit liséré de couleur jaune ou rosée qui suit la courbe des lèvres ou se dessine sur l'extrémité libre des dents. Le lendemain ou les jours suivans, cette couche, acquérant plus d'épaisseur et d'étendue, prend une couleur vineuse qui ne tarde pas à se changer en une nuance plus foncée par la superposition de nouvelles couches, et arrive ainsi graduellement jusqu'à ce noir vif et brillant qui avait fait supposer une exhalation sanguine.

Cet enduit, qui s'offre dans la plupart des cas

graves et où la maladie a duré long-temps, se reproduit avec rapidité lorsqu'il a été enlevé pendant le cours de la seconde période. Il est presque inutile de dire ici qu'on ne l'observe pas seulement, comme on l'a dit, dans les cas où le traitement tonique a été employé : sur 56 sujets, dont les observations ont été recueillies dans les salles de la clinique, et qui ont présenté ces fuliginosités très prononcées, un petit nombre seulement ont été traités par les toniques, et il n'est aucun de ces derniers chez lequel elles n'existassent avant qu'on eut recours à cette médication.

La diarrhée persiste, quelquefois cependant moins fréquente que dans la première période; elle acquiert un caractère de gravité notable quand les selles deviennent involontaires, tant par la faiblesse générale qu'elles indiquent et qu'elles tendent à augmenter, que par les suites fâcheuses que doit nécessairement entraîner le contact prolongé des matières avec les tégumens.

C'est dans cette seconde période qu'on voit survenir dans un petit nombre de cas des hémorrhagies intestinales quelquefois peu abondantes, mais d'autres fois très fortes, et qui dans quelques occasions entraînent la mort rapide des malades. Il est des sujets chez lesquels elles se répètent tous les jours pendant assez long-temps. Le médecin doit s'assurer par lui-même de la nature des selles durant cette période; car, quand le sang est resté quelque temps dans les intestins, il a déjà éprouvé, soit une espèce de digestion, soit un certain degré de décomposition qui change son apparence, modifie sa couleur et en fait une substance pultacée noire susceptible d'être méconnue.

Ces hémorrhagies intestinales sont d'une assez grande importance pour le diagnostic de la fièvre typhoïde, pendant laquelle elles sont beaucoup plus fréquentes que dans la plupart des autres maladies ; elles peuvent dans des cas douteux éclairer le médecin sur la nature de l'affection, car elles sont à la seconde période ce qu'est l'épistaxis à la première, avec cette différence pourtant qu'elles sont moins fréquentes dans l'affection typhoïde que ce dernier accident.

Le météorisme offre peu de modifications dans le cours de la seconde période ; la seule, et celle-là est importante, c'est que dans quelques cas il augmente considérablement et arrive au degré auquel les auteurs ont donné le nom de tympanite. A ce degré il aggrave encore la maladie par la gêne qu'il apporte à la respiration.

Les douleurs abdominales, qui quelquefois sont assez vives pendant la première période, sont à peine perçues pendant la seconde, si ce n'est chez les sujets chez lesquels la maladie offre une forme très bénigne et qui conservent le libre usage de tous leurs sens et de leurs facultés intellectuelles.

Il est rare qu'il survienne des épistaxis pendant cette période.

L'urine ne paraît pas avoir éprouvé de nouvelles modifications ; sa sécrétion est continuée sans presque aucun nouveau trouble, excepté une légère diminution dans sa quantité et une coloration plus foncée.

La respiration est souvent plus gênée, quoique les symptômes locaux et le râle sibilant n'aient pas éprouvé d'accroissement notable, et aient même quelquefois perdu de leur intensité.

L'haleine des malades exhale, aussi bien que toute la surface cutanée, et d'une manière bien plus prononcée que dans la première période, une odeur fétide et que l'on n'observe que chez les sujets qui sont affectés de fièvre.

Tels sont les phénomènes propres à la seconde période, et les modifications que présentent durant son cours ceux qui ne sont que la continuation de la première.

Tous les cas n'offrent cependant pas la gravité des symptômes que nous venons de décrire. Il en est où la maladie suit une marche beaucoup plus simple, sans phénomènes alarmans, et où l'état fébrile, et avec quelques-uns seulement des symptômes propres à la fièvre typhoïde, suffit pour caractériser la maladie.

Dans quelques cas, la mort survient pendant la durée de cette seconde période, c'est-à-dire du huitième jour au quinzième. Ainsi, sur quarante-deux sujets qui ont succombé à la clinique et dont les observations ont été recueillies avec soin, neuf sont morts dans cet intervalle, c'est-à-dire pendant la période la plus aiguë de la maladie.

SECTION IV.

Troisième période.

Les phénomènes de cette période varient suivant

la marche que suit la maladie vers la convalescence ou vers une terminaison funeste : nous avons déjà vu que sur les quarante-deux sujets qui ont succombé à cette affection, dix sont morts pendant les deux premières périodes, tous les autres ont succombé pendant la troisième. Nous trouvons de même que sur quatre-vingts cas de fièvre typhoïde, qui se sont terminés d'une manière heureuse, il n'en est pas un seul où la convalescence ait commencé dès la premiere période ; et parmi ceux dont les symptômes ont offert quelque gravité, aucun des sujets n'est entré en convalescence avant la fin de la seconde. Ainsi, c'est presque constamment pendant la troisième que cesse le mouvement fébrile, de quelque manière que se termine la maladie, soit par la guérison, soit par la mort.

Lorsque la terminaison doit être heureuse les symptômes les plus graves perdent de leur intensité ; si le malade répondait encore aux questions qui lui étaient adressées, il le fait avec plus de promptitude, et ses yeux se dirigent volontairement vers la personne qui lui parle ; ce premier regard du malade, cette expression de sa physionomie, qui atteste que déjà il commence à sortir de l'état de stupeur, dans lequel il semblait complètement étranger à tout ce qui se passait autour de lui, et indique qu'il s'intéresse à son sort ; cette attention avec laquelle il semble interroger le médecin sont les signes certains d'une amélioration.

Dans d'autres cas, l'espèce de coma dans lequel le malade restait continuellement se change en un sommeil assez paisible, au sortir duquel il a recouvré une partie de son intelligence.

Chez le plus grand nombre des sujets, les mouvemens sont moins difficiles, la gêne de la déglutition va en diminuant, et bien que la faiblesse persiste encore, cependant le malade exécute quelques mouvemens qu'il n'eût pu faire deux ou trois jours auparavant.

La bouche et la langue s'humectent, le météorisme diminue; les matières évacuées prennent une couleur plus jaune, offrent plus de consistance et une odeur moins fétide. Quelquefois, au moment où survient le premier amendement dans les symptômes, on voit apparaître dans les selles des matières fermes et moulées, à la grande surprise des assistans, qui ont de la peine à concevoir comment un tel changement a pu s'opérer en aussi peu de temps. Il est probable que ces matières étaient restées pendant toute la maladie dans quelques anfractuosités du colon, et n'avaient pas empêché le passage des matières liquides. Il sort quelquefois, dans ces cas, des quantités prodigieuses de matières noires et sèches.

Le malade, s'il était insensible au passage des matières, est maintenant averti de leur approche, et bien qu'il ne puisse pas toujours les retenir, il a quelquefois le temps d'appeler à son aide.

La respiration devient moins pénible, les crachats sont plus liquides, moins visqueux, et sont expectorés avec moins de peine.

Le pouls perd de sa fréquence et est moins mol, plus résistant; quand, au contraire, sa fréquence était au-dessous du rythme normal, elle s'en rapproche de plus en plus.

La peau n'est plus aussi sèche; quelquefois il survient une légère sueur, et d'autres fois la peau reprend un certain degré de souplesse, sans qu'il y ait de transpiration appréciable.

L'impossibilité de respirer par le nez qui était survenue pendant la seconde période, soit à cause des mucosités desséchées et qui obstruaient les fosses nasales, soit par la présence de caillots hémorrhagiques, va en diminuant, les fosses nasales s'humectant et le passage de l'air devenant plus libre.

S'il y a quelque plaie, elle prend un nouvel aspect, une meilleure couleur, et fournit un pus de bonne nature. Il n'est même pas très rare de voir, dans ces circonstances, survenir des abcès ou des phlegmons sur différentes parties du corps où l'on n'a pu soupçonner l'action d'aucune irritation locale extérieure.

Enfin, quelques jours après que ces modifications ont commencé à s'opérer, la figure du malade offre un amaigrissement notable; ses traits se dessinent davantage et expriment avec plus de netteté les diverses émotions qu'il peut éprouver.

Tels sont les changemens qui surviennent à une époque plus ou moins éloignée de l'invasion, lorsque la marche de la maladie prend une tournure favorable.

Sur 68 cas de guérison où l'époque de l'invasion de la maladie et le jour où l'amélioration avait commencé à se manifester par l'un ou par plusieurs des changemens que nous venons de signaler, ont été notés, nous trouvons que cette amélioration est survenue :

Chez	1	malade,		le	8ᵉ jour après l'invasion.
	1			le	9ᵉ *id.*
	4			le	12ᵉ *id.*
	3	du	12	au	14ᵉ *id.* inclus.
	10	du	15	au	16ᵉ *id.*
	15	du	17	au	20ᵉ *id.*
	14	du	21	au	25ᵉ *id.*
	11	du	26	au	30ᵉ *id.*
	8	du	31	au	40ᵉ *id.*
	1			le	45ᵉ *id.*

Le commencement de cette troisième période de la fièvre typhoïde est donc extrêmement variable, puisque les changemens qui la caractérisent dans le plus grand nombre des cas, c'est-à-dire dans ceux où la maladie se termine par la guérison, peuvent se développer du 8ᵉ au 45ᵉ jour.

Cependant, en retranchant de ce tableau les cas où l'amélioration s'est manifestée avant le quinzième jour et ceux où elle ne s'est montrée qu'au-delà du trentième et qui ne sont que des exceptions peu nombreuses, il reste encore 50 cas sur 68, c'est-à-dire près de 3 sur 4, où cette amélioration est survenue du quinzième au trentième jour.

Dans les cas où la terminaison doit être funeste par les progrès de la maladie, la stupeur augmente, l'altération des traits se prononce davantage ; la bouche continue à se dessécher, ou si elle s'humecte ce n'est que par la sécrétion d'un liquide muqueux qui présente un aspect grisâtre et collant, des stries sanieuses et une odeur fétide. Tantôt il est noir ou opaque, d'autres fois il a la couleur du pus.

L'urine a une odeur particulière que l'on désigne généralement sous le nom d'odeur de souris; elle est le plus souvent le résultat du séjour de ce liquide, sur la toile cirée que l'on a l'habitude, dans les hôpitaux, de placer sous les draps des malades, pour empêcher les matelas d'être imbibés par l'urine qui coule involontairement dans tant de cas.

La respiration devient de plus en plus gênée, stertoreuse; quelquefois on observe dans les derniers jours, et surtout à la base et en arrière, une crépitation d'abord grosse, puis plus fine, et qui fait place, chez quelques sujets, à l'absence complète de la respiration; dans quelques cas, mais très rarement; il y a à cette époque un peu de sang dans les crachats, lorsqu'ils peuvent être expectorés.

En même temps, le pouls, qui était déjà très faible, s'affaiblit encore; la chaleur diminue; la peau devient plus sèche ou se couvre d'une sueur froide et glutineuse; l'amaigrissement devient général et fait de rapides progrès; les yeux se cavent, tous les traits tirés offrent une immobilité caractéristique, et qui a fait désigner sous le nom de *facies Hippocratica* la physionomie que présentent souvent les malades dans les derniers instans de leur vie. La parole, lorsque le malade en a conservé l'usage, est tremblante et difficilement articulée; les réponses aux questions qui lui sont adressées n'ont aucun sens; on ne peut saisir sa pensée dans les mots qu'il marmotte entre les dents; sa faiblesse est portée au plus haut degré, et il tombe dans un affaiblissement comateux que suit bientôt la mort.

Quelquefois la mort arrive d'une autre manière, et est précédée d'accidens tétaniques ou épileptiformes qui surviennent dans la dernière période et en hâtent singulièrement le terme. On a vu aussi les mêmes accidens amener la même terminaison, mais plus rarement encore, pendant le cours de la seconde période.

Chez d'autres sujets on voit, au milieu du cours ordinaire de la maladie, mais ordinairement dans la troisième période ou pendant la convalescence, survenir tout à coup les symptômes les plus graves et les moins attendus : le malade est pris subitement, quand l'état de l'intelligence permet qu'elles soient perçues, de douleurs extrêmement vives dans l'abdomen avec sentiment d'anéantissement, décomposition des traits, et plus tard nausées et vomissemens, quelle que fût auparavant la forme qu'affectait la fièvre typhoïde ; alors tous les autres phénomènes morbides disparaissent, pour ainsi dire, devant la gravité des nouveaux symptômes qui surviennent, et indiquent une péritonite d'abord partielle, et qui, le plus souvent, devient générale. Le pouls est petit, filiforme ; les douleurs abdominales persistent avec une intensité extrême ; enfin on observe tous les symptômes d'une péritonite très grave développée subitement pendant le cours d'une affection aiguë, sans l'action d'aucune cause extérieure appréciable, et qui est le résultat de la perforation des trois tuniques intestinales et du passage des matières fécales dans le péritoine.

La perforation des parois intestinales est le plus grave des accidens qui peuvent survenir dans le cours de l'affection typhoïde; car il entraîne presque inévitablement la mort des sujets. Il avait été peu étudié jusqu'à ces derniers temps que les travaux de M. Louis ont fait connaître et sa gravité et sa fréquence. Les résultats numériques obtenus depuis cinq ans dans les salles de la clinique diffèrent un peu, sous le rapport de la fréquence, de ceux recueillis et publiés par ce savant observateur. M. Louis rapporte avoir observé huit fois la perforation intestinale sur cinquante-cinq sujets morts d'affection typhoïde, ce qui porterait la proportion de ces accidens avec le nombre total des individus qui meurent de la fièvre typhoïde à un sur sept. Dans les observations recueillies à la clinique de l'Hôtel-Dieu, et qui nous offrent quarante-deux autopsies, on n'a trouvé que deux cas où il y eût perforation des parois intestinales, ce qui ne porterait la moyenne qu'à un sur vingt-un; mais en réunissant ces deux résultats et établissant la proportion sur une base plus large, nous arriverons à une moyenne commune de un sur dix, et qui probablement se rapprochera davantage de la vérité.

Une complication qui arrive encore assez fréquemment dans le cours de la troisième période de la fièvre typhoïde, c'est l'érysipèle de la face; peut-être même est-elle plus fréquente que la perforation intestinale; c'est au moins ce qui a été observé dans les salles de la clinique, où, sur cent trente individus atteints de cette affection, quatre ont été pris d'érysipèle de la face pendant cette période. Il est facile de concevoir toute la gravité que doit entraîner la complication d'une maladie comme l'érysipèle, déjà grave par elle-même, survenant chez des sujets débilités par une maladie aussi grave et d'une aussi longue durée que l'affection typhoïde; aussi les quatre sujets qui ont présenté cette complication ont tous succombé.

Jusqu'ici nous n'avons pas parlé des crises et des jours critiques qui appartiennent spécialement à la période dont nous venons de tracer l'histoire; cependant comme l'affection typhoide est l'une des maladies où les mouvemens critiques doivent être le plus faciles à constater, puisque c'est l'une de celles où les efforts de la nature sont le plus évidens et où les effets de l'art sont le plus douteux, nous allons vous faire connaître brièvement le résultat de nos propres observations à ce sujet.

Il y a certainement quelques cas où pendant le passage de l'état grave de la maladie aux phénomènes que nous avons décrits comme appartenant à la troisième période chez les sujets qui doivent guérir, on observe quelques-unes de ces évacuations qui ont été considérées comme des mouvemens critiques à l'époque où les théories humorales étaient généralement admises. Ainsi nous avons vu au commencement de la convalescence chez deux sujets, des évacuations alvines d'une nature et d'une abondance auxquelles on était loin de s'attendre, et deux fois des sueurs qui ont été bientôt suivies d'une amélioration rapide; mais ces quatre faits, rapprochés de quatre-vingts autres où nous n'avons rien observé de semblable, ne forment que de rares exceptions; d'ailleurs, dans les cas où nous avons observé ces mouvemens supposés critiques déjà l'amélioration avait commencé à se manifester depuis quelque temps, ou même depuis plusieurs jours. Ces mouvemens étaient donc pour nous une nouvelle preuve et non la cause de l'amélioration qui les avait précédés.

Les seuls phénomènes dont l'apparition nous a paru précéder la chute de l'état fébrile et la cessation des symptômes les plus graves, et qui sous ce rapport pourraient être rapprochés des crises, ce sont les abcès développés à l'extérieur pendant le cours de l'affection typhoïde; mais les exemples en sont trop rares (6 fois sur 80) pour que l'on en fasse la base d'une théorie aussi vaste que celle des crises telle qu'elle était comprise par les anciens. On a voulu aussi considérer comme des crises les escarres qui se développent sur le sacrum, et qui dépendent plutôt de l'action du poids du corps que d'un mouvement critique. En outre, ces escarres apparaissent souvent long-temps avant que les signes d'amélioration se manifestent et on les observe fréquemment chez des sujets qui succombent à une époque plus éloignée (3 fois sur 7).

Quant aux jours critiques, d'aprés le relevé que nous avons fait du jour où a paru, chez chacun des malades qui ont guéri, une amélioration qui depuis a persisté et dont le dernier tableau que nous avons rapporté est un abrégé, nous voyons que depuis le quinzième jour de la maladie jusqu'au trentième, il n'est pas de jour où cette amélioration ne se soit montrée chez plusieurs sujets, et nous sommes obligés de reconnaître que la doctrine des jours critiques est encore moins appuyée que celle des crises.

SECTION V.

Altérations du sang pendant la vie.

Un point important de l'étude à laquelle nous nous livrons en ce moment et dont nous avons omis de faire mention jusqu'ici, préférant ne vous en entretenir qu'après avoir décrit tous les symptômes qu'offre l'affection typhoïde, c'est l'état du sang pendant ses différentes périodes. Jusqu'ici cette étude a été peu profitable, et, malgré les progrès journaliers de la chimie, la partie de cette science qui a trait aux altérations des liquides animaux est si peu avancée, et les altérations qu'elle pourrait y constater offrent si peu de liaison avec les phénomènes propres à la fièvre typhoide, que l'on ne doit point se faire illusion sur les heureux résultats que l'on pourrait attendre de ces recherches faites avec tous les soins possibles. Réduits à l'examen des caractères physiques du sang, nous allons exposer les résultats que nos observations nous ont fournis.

Sur trente cas où les circonstances ont permis de tirer du sang de la veine des sujets atteints de cette affection, et où des notes exactes ont été prises à cet égard, on a observé que,

Chez 6 sujets le caillot était ferme et recouvert d'une couenne ;

Chez 20 il n'offrait pas de traces de couenne, mais était ferme ;

Chez 2 il offrait une couenne légère à la surface, et au-dessous il était diffluent et caillebоté;

Chez 2 le sang était complètement diffluent et caillebоté.

Toutes ces saignées ont été pratiquées pendant la première période ou au commencement de la seconde; aucune ne l'a été pendant la troisième.

Dans aucun des huit cas où le caillot était recouvert d'une couenne, cette dernière n'offrait ni l'épaisseur ni la couleur qu'elle présente ordinairement dans la pneumonie, la pleuro-pneumonie et dans la plupart des phlegmasies aiguës.

Concluons de ces faits que si le sang tiré de la veine pendant le cours de l'affection typhoïde n'offre une altération appréciable et spéciale que dans un petit nombre de cas (quatre fois sur trente), cependant il présente rarement les caractères qui lui sont propres dans les phlegmasies aiguës avec lesquelles le développement du mouvement fébrile et l'intensité des symptômes sembleraient devoir faire confondre la fièvre typhoïde.

Quant aux quatre sujets chez lesquels le sang était diffluent et caillebоté, avec ou sans couenne, si nous remarquons : 1° que cette altération du sang se montre aussi chez des individus atteints de maladies autres que l'affection typhoïde, et quelquefois même chez des sujets dont l'état n'offre rien de grave; 2° que cette diffluence du sang n'a éte trouvée, d'après nos observations, que dans 4 cas sur 30; nous serons obligés d'en conclure qu'elle n'appartient point à la maladie qui nous occupe, ni comme lésion primitive dont tous les autres symptômes ne seraient que l'effet, ni même comme phénomène secondaire.

La fermeté du caillot chez 26 sujets, c'est-à-dire dans plus des quatre cinquièmes des cas, est un fait grave qui parle hautement contre l'opinion émise par quelques auteurs en médecine, que dans les fièvres graves le sang aurait toujours perdu de sa consistance.

SECTION VI.

Convalescence.

Lorsque la maladie se termine d'une manière favorable, le malade ne passe pas immédiatement et en quelques instans de l'état de gravité que nous venons de décrire à une guérison solide et parfaite. La convalescence est même dans quelques cas extrêmement prolongée; il n'est pas rare de voir des malades, après que les symptômes graves ont disparu et qu'il n'y a plus de danger, passer encore un ou deux mois dans une convalescence pénible.

Souvent la faim se fait sentir d'une manière si impérieuse au commencement de la convalescence que, si l'on satisfaisait les demandes des malades, on produirait les résultats les plus fâcheux.

Quand il ne survient aucun accident, le malade marche graduellement vers la santé, et tous les jours il sent ses forces augmenter et revenir vers leur état normal; mais outre les accidens auxquels il est exposé par l'avidité avec laquelle, surtout dans les hôpitaux, il cherche à se procurer des alimens, et les imprudences qu'il commet quelquefois en s'exposant au froid ou à l'humidité, il en est d'autres aussi dont la cause nous échappe souvent et qui occasionnent beaucoup de craintes au malade et au médecin.

Nous placerons en premier lieu l'œdème des extrémités inférieures que l'on observe souvent à la suite des affections aiguës dont la durée a été longue, et qui dans quelques cas à la suite des fièvres graves prolonge considérablement la convalescence. Le plus souvent cet œdème est si peu appréciable qu'il ne fixe pas même l'attention du malade et disparaît à mesure que le sujet reprend ses forces et ses habitudes. Dans quelques cas il est plus prononcé et même est accompagné d'un peu de douleur et d'une légère élévation de la température de la peau; c'est autour des malléoles qu'apparaît ordinairement cet œdème d'où il gagne la jambe au-dessus de laquelle il est très rare qu'il s'élève.

Un autre accident, plus grave en apparence, que l'on observe aussi quelquefois, mais plus rarement, pendant la convalescence de la fièvre typhoïde, c'est un dérangement des facultés intellectuelles qui peut consister en une espèce de manie, laquelle disparaît plus tard quand le malade peut reprendre ses habitudes et ses distractions, mais qui peut aussi affecter un caractère plus grave. En 1831, vous avez vu au numéro 7 de la salle Saint-Lazare une jeune fille qui entra en convalescence vers le vingt-sixième jour d'une fièvre typhoïde extrêmement grave avec délire pendant douze jours, évacuations involontaires, ulcérations dans la rainure des fesses et dans la région sacrée. Après dix-huit ou vingt jours de convalescence on remarqua, sans aucune cause appréciable et sans augmentation de la fréquence du pouls, un changement notable dans son caractère ; elle devint tout à coup très méchante et acariâtre, et sa raison s'altéra au bout de quelques jours au point qu'on fut obligé de la transporter à la Salpêtrière, d'où elle sortit complètement rétablie après y être restée quinze jours.

Nous venons de vous retracer la marche que suit l'affection typhoide en général, et nous vous avons présenté les symptômes qui appartiennent à chacune de ses périodes. Comme la durée de la maladie est très longue, comparativement à celle de la plupart des autres affections aiguës, et qu'elle offre dans un grand nombre de cas, à chacune de ses périodes, des formes souvent différentes de celles de la période précédente ou de celle qui doit suivre, on conçoit combien il est important de ne pas étudier seulement ces phénomènes morbides, pris isolément, mais de les considérer surtout dans leurs rapports avec ceux qui ont précédé, afin de donner une idée exacte de l'ensemble de la maladie.

ARTICLE II.

LÉSIONS ANATOMIQUES.

Les altérations anatomiques que l'on rencontre dans les organes des sujets qui ont succombé à l'affection typhoïde n'offrent pas moins de variété que les symptômes dons nous venons de tracer le tableau : aussi ne devons-nous point être étonnés de l'incertitude qui a régné si long-temps sur la nature de ces lésions, et des nombreuses erreurs où sont tombés presque tous ceux qui ont cherché à déterminer le siége de la maladie; c'est seulement depuis que l'anatomie pathologique a pris dans les études médicales le rang qu'elle y devait occuper, que l'on a constaté le nombre et l'étendue de ces lésions et apprécié leur importance. On a reconnu dès lors que quelques-unes s'offrent constamment ou presque constamment chez les sujets qui succombent à l'affection typhoïde quelles que fussent les formes sous lesquelles elle se soit montrée, tandis que d'autres lésions ne s'y rencontrent que dans un nombre de cas moins considérable. De là, la distinction des lésions constantes de celles qui ne sont qu'accidentelles, distinction importante que nous adopterons dans l'histoire de ces lésions que nous allons exposer. En conséquence, nous partagerons toutes les lésions que l'on observe à la suite de l'affection typhoïde en deux groupes bien distincts ; le premier comprendra toutes celles qui sont constantes ou presque constantes, que l'on trouve dans presque tous les cas, sinon dans tous; le second renfermera celles qui ne sont qu'accidentelles, que l'on n'observe pas aussi fréquemment, qui paraissent moins nécessairement liées à la maladie.

PARAGRAPHE PREMIER.

Lésions constantes.

Les lésions anatomiques qui accompagnent constamment ou presque constamment l'affection typhoïde occupent les follicules de l'intestin et les ganglions mésentériques. Ces lésions sont les seules que l'on rencontre dans presque tous les cas; toutes les autres, quelque fréquentes qu'elles soient, n'approchent pas sous ce rapport de celles des follicules et des ganglions mésentériques, et sont rangées parmi les lésions accidentelles.

L'altération des follicules soit isolés (glandes de Brunner), soit agminés (glandes de Peyer), est loin d'offrir constamment le même aspect : si la forme de la fièvre typhoïde change pendant la vie du même malade, suivant les époques auxquelles on la considère et suivant des circonstances le plus souvent inappréciables, la lésion des follicules offre aussi des variétés aux différentes périodes pendant lesquelles la mort arrive. Il est important d'étudier avec soin ces modifications afin de reconnaître sous ces formes diverses l'identité de la lésion, et d'éviter l'erreur dans laquelle sont encore beaucoup de pathologistes, qui considèrent comme des altérations tout-à-fait distinctes ce qui pour nous ne représente que des formes de la même lésion.

Nous adopterons pour cette étude une marche semblable à celle que nous avons suivie dans l'exposé des symptômes; nous suivrons les altérations des follicules dans les diverses phases qu'elles présentent et qui correspondent jusqu'à un certain point aux diverses périodes de la maladie.

SECTION PREMIÈRE.

Tuméfaction des follicules intestinaux et des ganglions mésentériques.

Il nous serait difficile d'établir à quelle époque de la maladie l'altération des follicules intestinaux, que nous allons décrire, commence à se former, car nous n'avons pas eu l'occasion d'ouvrir des sujets morts de l'affection typhoïde avant le septième jour, et les ouvrages les plus récens ne contiennent aucun fait authentique où la mort soit arrivée avant cette époque. Sur les cinquante-cinq sujets qui ont été ouverts par M. Louis, celui dont la maladie était la plus récente avait succombé le huitième jour. M. Bretonneau paraît bien avoir fait l'autopsie d'un sujet mort le cinquième jour; mais ce fait n'a pas été publié, et d'ailleurs si l'on en juge d'après le rapport d'un de ses élèves (1), il ne paraît pas que la lésion trouvée à cette époque de la maladie différât notablement de celle que nous avons observée deux jours plus tard, sur un sujet mort à la clinique au milieu du septième jour.

(1) *Archives générales de médecine.* Janvier 1826.

A cette époque, on trouve ordinairement les intestins distendus par des gaz qui augmentent leur transparence et permettent de distinguer dans beaucoup de cas, à l'extérieur, des taçhes plus ou moins larges, plus opaques que le reste de leur étendue, disséminées le plus souvent le long de la grande courbure des anses de l'intestin grêle. En examinant l'intestin à l'intérieur, et l'incision ayant été pratiquée le long de l'attache du mésentère, on voit, dans les points correspondans aux taches extérieures, des plaques d'une largeur égale faisant une saillie qui varie de une à deux ou même trois lignes, dont les bords font un relief en dehors et s'avancent quelquefois de plusieurs lignes sous forme de champignons au-dessus de la muqueuse voisine.

La couleur de ces plaques varie comme celle des parties qui les entourent, mais elle est toujours plus foncée. Quand la muqueuse voisine est pâle, elles sont d'un blanc mat remarquable; lorsqu'elle est rouge, les plaques offrent une coloration rouge plus prononcée. Il est très rare qu'elles offrent toutes la même couleur : sur le même sujet on en voit souvent de plusieurs nuances intermédiaires, depuis le blanc mat, dont nous parlions à l'instant, jusqu'au rouge le plus foncé, et placées indistinctement.

Leur grandeur et leurs formes ne varient pas moins que leur couleur; les plus grandes, de forme elliptique, dépassent rarement deux ou trois pouces dans leur plus grand diamètre disposé dans la direction longitudinale de l'intestin, et un demi-pouce ou un pouce au plus dans le plus petit; d'autres moins grandes affectent une forme plus arrondie mais paraissent aussi bien que les premières avoir leur siége dans les glandes de Peyer. Outre ces dernières on en voit encore quelquefois de moins larges, mais dont le diamètre va en diminuant, et se réduit dans quelques-unes à l'apparence d'une grosse pustule saillante, plus ou moins arrondie; ce sont les glandes de Brunner ou follicules isolés.

On trouve ces plaques dans l'iléum et quelques-unes à la fin du jéjunum, mais dans le plus grand nombre des cas elles occupent la fin de l'intestin grêle, et lorsqu'il n'y en a que quelques-unes elles sont presque immédiatement au-dessus de la valvule iléo-cécale dont la face iléale en est quelquefois couverte; les plus grandes, celles qui ont la forme elliptique, occupent constamment la face de l'intestin opposée à l'attache du mésentère, et sont placées à des distances très variables les unes des autres. Les plus petites, celles qui résultent de l'altération des follicules isolés, sont chez quelques sujets beaucoup plus nombreuses et placées indistinctement sur tout le contour de la surface intestinale; mais rarement elles s'élèvent au-dessus du dernier tiers de l'intestin iléum. Celles d'une grandeur intermédiaire occupent aussi différens points du contour de l'intestin; toutes sont bien plus nombreuses et se trouvent quelquefois exclusivement dans les derniers pouces de l'intestin iléum.

Quelquefois on rencontre aussi cette lésion dans les gros intestins qui ne présentent alors que les plaques de la plus petite dimension, car dans l'état normal on n'y trouve jamais de follicules agminés.

Dans quelques cas ces follicules isolés des gros intestins sont très nombreux et très rapprochés les uns des autres; d'autres fois ils y sont rares, et il est alors facile de les compter. Ces follicules sont généralement beaucoup plus gros que ceux qui se trouvent à la surface de l'iléum; mais leur volume va en diminuant depuis le cœcum où ils sont le plus considérables, jusqu'au rectum où rarement ils dépassent le volume de ceux de l'intestin grêle. C'est environ dans le tiers des cas d'affection typhoïde que l'on trouve cette lésion dans les gros intestins.

Les plaques examinées de plus près offrent au toucher une résistance semblable à celle que déterminerait une substance solide, mais élastique, introduite entre les tuniques intestinales.

La muqueuse qui les recouvre nous a paru, dans le seul cas que nous avons observé au septième jour et dans le petit nombre de ceux où les malades sont morts à une époque très rapprochée du début, n'avoir éprouvé aucune altération notable ; sa couleur est le plus souvent celle de la muqueuse voisine; sa surface est lisse, sa consistance à peu près normale ; son épaisseur nous a semblé être plutôt diminuée qu'augmentée.

Si l'on pratique sur une de ces plaques une incision qui la pénètre dans toute son épaisseur et que l'on examine les bords de la section, on distingue d'abord la muqueuse, puis au-dessous une couche dont l'épaisseur varie de une à deux et même trois lignes, formée d'une matière d'un blanc un peu jaunâtre, homogène, ferme, cassante, offrant une coupure lisse et brillante. Cette matière a quelque analogie avec la matière tuberculeuse non ramollie, mais en diffère par son apparence brillante qui contraste assez fortement avec l'aspect mat de la substance du tubercule cru. Au-dessous de cette couche qui occupe toute l'étendue de la plaque, on trouve ordinairement la tunique celluleuse, la couche musculeuse, et enfin le péritoine. Quelle que soit la forme et l'étendue des plaques, cette couche offre toujours à peu près la même épaisseur.

Cependant la matière blanchâtre ne se présente pas sous forme de couche dans les follicules isolés, mais y offre l'aspect d'un petit cône. Il est rare qu'on distingue un orifice sur le sommet de ceux de ces follicules isolés qui occupent la fin de l'intestin grêle, tandis que cet orifice est souvent très facile à distinguer sur les follicules isolés du cœcum et du colon, lorsqu'ils sont également altérés ; ce qui n'a lieu que dans un petit nombre de cas.

En même temps que l'on observe à l'intérieur de l'intestin ces altérations qui occupent évidemment les follicules, soit agminés, soit isolés du canal intestinal, on trouve aussi ceux des ganglions lymphatiques, situés entre les deux feuillets du mésentère et des mésocolons qui sont à la proximité de ces plaques ou de ces follicules, notablement altérés ; ces ganglions qui, dans l'état sain, ont à peine la grosseur d'une petite lentille et offrent une couleur ordinairement en rapport avec celle des tissus au milieu desquels ils sont placés, prennent à la même époque que les follicules un développement souvent considérable et une couleur plus foncée que celle qui leur est naturelle. Ils acquièrent promptement le volume d'une grosse aveline et même celui d'un œuf de pigeon. Quelquefois en même temps qu'ils augmentent de grosseur, ils se ramollisent d'une manière remarquable, au point même que dans quelques cas on peut les écraser entre les doigts à l'aide de la plus légère pression. Examinés à l'intérieur, ils offrent un mélange de rouge et de jaune; il arrive d'autres fois que malgré un développement considérable ils restent très fermes et ne peuvent être écrasés qu'avec beaucoup de difficulté.

L'altération des follicules et des glandes lymphatiques que nous venons de décrire suit dans son développement une marche ordinairement régulière, et qu'il est important d'étudier; il n'arrive peut-être jamais que tous les follicules de l'intestin soient affectés à la fois dès le commencement; c'est d'abord sur ceux de ces organes qui sont le plus rapprochés de la valvule iléo-cœcale que l'on observe la lésion la plus prononcée. En examinant, peu de jours après le début de la maladie, les plaques ou follicules du reste de l'intestin grêle, on les trouve d'autant moins altérés qu'ils sont plus éloignés de la valvule; il n'est même pas rare de les trouver, à un ou deux pieds au-dessus du cœcum, tout-à-fait à l'état normal, quand le sujet a succombé peu de temps après le début. A une époque plus éloignée de la maladie (du dixième au quinzième jour) on trouve ordinairement les plaques gaufrées et les follicules engorgés, qui en sont moins rapprochés, à un degré d'altération plus avancé; et en même temps ceux qui sont le plus près de cette valvule ont déjà commencé à éprouver quelqu'une des altérations qui succèdent à l'engorgement. Il arrive aussi quelquefois qu'on trouve chez des sujets qui ont succombé à une époque encore plus éloignée (du quinzième au vingt-cinquième jour), les follicules de la fin de l'iléum et d'une portion de la longueur du jéjunum notablement altérés, ce que l'on n'observe pas au début. L'altération des ganglions mésentériques suit la même marche que celle des follicules; ceux qui sont le plus rapprochés de la valvule iléo-cœcale sont ordinairement les premiers affectés; les autres le deviennent progressivement et toujours de bas en haut, à mesure que l'altération des follicules fait de nouveaux progrès.

Cette marche progressive d'une altération qui gagne ainsi successivement les plaques les plus voisines de celles primitivement affectées est d'accord avec ce que l'on observe dans un grand nombre d'autres affections. Nous en trouvons des exemples d'abord dans l'érysipèle qui, partant d'un point, du nez, par exemple, gagne successivement le front et les joues, les yeux, le cuir chevelu et la peau du col; et ensuite dans la variole, la rougeole, la scarlatine qui commencent constamment par la face et gagnent peu à peu le tronc et les extrémités.

Le nombre des plaques et des follicules isolés varie considérablement; dans quelques cas on n'a trouvé qu'une seule plaque qui fût affectée, dans d'autres le nombre de ces dernières dépassait vingt ou trente. Quant aux follicules isolés, il est beaucoup de cas où l'on n'en trouve pas de traces, mais ces cas sont ceux où la mort n'est arrivée qu'à une époque un peu éloignée du début de la maladie; par exemple, après le quinzième ou vingtième jour; quand elle a lieu plus tôt, on les trouve toujours à la fin de l'iléum, très nombreux, éloignés les uns des autres seulement de quelques lignes. Quelquefois ils s'étendent à un ou deux pieds dans cet intestin, mais rarement au-delà à cette époque; d'autres fois enfin on les rencontre également très nombreux dans les gros intestins.

Le fait suivant va nous offrir ces différentes lésions dans le cas le plus rapproché du début de la maladie que nous ayons observé.

PREMIÈRE OBSERVATION.

Céphalalgie, fievre, diarrhée; delire furieux, taches lenticulaires rosées; *Mort le septieme jour;* follicules isolés, engorgés à la fin du jéjunum, dans l'iléum, le cœcum et une partie du colon; plaques elliptiques gonflées, saillantes, non ulcérées; ganglions mesentériques volumineux, un peu ramollis; sang fluide dans tous les vaisseaux.

Caron, âgé de 22 ans, clerc d'huissier, dit n'avoir pas eu d'autres maladies graves que la variole, la scarlatine et quelques autres affections de l'enfance. Il y a deux ans il habita Paris pendant quelques mois, puis le quitta et y est de retour depuis un mois seulement. Il dit s'être bien nourri depuis, n'avoir point commis d'excès, n'avoir communiqué avec aucune personne malade; le 16 janvier au matin il ressentit une forte céphalalgie avec fièvre, en se levant, et qui depuis n'a pas cédé; le lendemain il fut pris de diarrhée, n'a point eu d'épistaxis ni de vomissemens; il entre le 20 janvier 1831 à l'Hôtel-Dieu, et est couché salle Sainte-Madeleine, n° 28, sans avoir fait aucun traitement.

Le soir de son entrée il est calme, sa figure est un peu injectée ; le pouls fréquent ; sans traces d'éruption typhoïde ; il accuse beaucoup de soif et de céphalalgie, mais il répond fort bien à toutes les questions qui lui sont adressées. Pendant la nuit il est pris d'un délire violent, frappant ceux qui l'entouraient et voulant se jeter par la fenêtre ; le lendemain,

Sixième jour de la maladie, le délire persiste ; la figure est bouffie et très injectée ; le pouls plein, dur donne cent dix ; à des réponses justes, le malade mêle des menaces ; il accuse beaucoup de céphalalgie et de soif. L'abdomen météorisé présente un certain nombre de taches rosées lenticulaires et est douloureux à la pression dans toute son étendue ; la langue est très sèche ; les dents sont fuligineuses. (*Saignée de douze onces, refrigérans sur la tête, solution de sirop de groseille, lavemens émolliens.*)

Septième jour. Le sang de la saignée offre un caillot moins large que le vase et nageant dans une médiocre quantité de sérosité, sans couenne. Le délire a toujours persisté ; ce matin le malade ne répond plus aux questions qui lui sont adressées ; il murmure continuellement ; le pouls est fréquent, agité ; la langue très sèche, comme redoublée en dessous et couverte ainsi que les dents d'une couche épaisse de fuliginosités noires ; absence de selles ; il lâche ses urines sous lui. (*Douze sangsues derrière chaque oreille.*) A trois heures du soir, le malade est calme et dans un état de prostration remarquable ; il répond par des monosyllabes insignifians. Son pouls est précipité ; une sueur copieuse et froide lui couvre tout le corps. Les sangsues ont fourni une grande quantité de sang. Il meurt à sept heures du soir.

Autopsie faite quarante-huit heures après la mort.

Habitude génerale : Embonpoint normal, constitution forte ; système musculaire très développé ; abdomen saillant et résonnant.

CRANE. Le système veineux contient peu de sang, celui de la pie-mère seul en offre dans les grosses veines une assez grande quantité ; la substance cérébrale est ferme et très blanche au moment où elle vient d'être incisée ; mais, quelques instans après, elle offre un piqueté assez nombreux ; les deux ventricules latéraux contiennent environ une cuillerée d'une sérosité limpide.

POITRINE. Le larynx et les bronches sont sains ; le poumon droit adhérent dans presque toute son étendue, mais par des adhérences anciennes, n'est point crépitant ; cependant il est léger, engorgé en arrière ; ailleurs rempli de sang rouge, sans tubercules, sans œdème, mais résistant ; le gauche, un peu engoué en arrière, très sain partout ailleurs excepté au sommet où il est adhérent par une fausse membrane de quelques lignes seulement de largeur et qui correspond à un petit paquet de granulations grises, demi-transparentes, lesquelles s'embranchent avec deux ou trois autres paquets semblables très rapprochés.

Le cœur est flasque, sans ramollissement ni épaississement de ses parois, mais avec une dilatation sensible de toutes les cavités qui ne sont qu'en partie remplies par du sang fluide; du côté gauche, la membrane interne des deux cavités offre une couleur rouge très foncée, surtout sur la valvule auriculo-ventriculaire; l'aorte et les autres gros troncs artériels ne présentent rien d'anormal.

Abdomen. Le pharynx et l'œsophage sont parfaitement sains; la fin de ce dernier est un peu colorée en jaune. La muqueuse de l'estomac est dans le grand cul-de-sac d'un rouge assez foncé, déterminé par la présence d'un grand nombre de grosses veines remplies de sang et toutes entourées d'un certain espace rouge aussi, et comme par imbibition; elle y est en outre un peu ramollie; dans le reste de l'estomac qui offre la capacité ordinaire et ne contient pas de liquides, mais seulement des gaz, la muqueuse est un peu rougeâtre et mamelonnée avec léger épaississement.

Le duodénum offre le même aspect mamelonné dans son premier tiers; le reste est d'un rouge jaune ainsi que le jéjunum qui est vide et n'offre rien d'anormal, sinon que son dernier tiers est assez rétréci pour ne permettre qu'avec peine l'introduction de la longue branche de l'entérotome. Ce rétrécissement continue à une certaine distance dans l'iléum qui plonge presque tout entier dans le petit bassin. Les gaz qui le distendent ne prennent pas feu à la lumière. Toute la portion supérieure est d'un blanc jaunâtre; celle au contraire qui plonge dans le petit bassin d'un rouge livide à l'extérieur. A l'intérieur, nombreux follicules isolés, d'abord rares et qui vont en augmentant de nombre depuis la fin du tiers supérieur de l'iléum, où ils commencent à être visibles jusqu'à la valvule près de laquelle ils ne sont éloignés les uns des autres que d'une ou deux lignes. Ils vont aussi en augmentant de grosseur; d'abord à peine perceptibles, et seulement par une faible saillie de la muqueuse, ils ne peuvent être vus qu'en plaçant l'intestin entre l'œil et la lumière; puis ils augmentent de volume et deviennent dans le dernier pied gros comme de très petits pois ronds; ils sont durs à la pression et remplis d'une matière blanche, un peu friable, semblable sous quelques rapports à de la matière tuberculeuse non ramollie, ou bien à la chair du marron cru.

A quatre pieds environ de la valvule on trouve deux plaques elliptiques ou glandes de Peyer, plus visibles que dans l'état naturel, faisant une petite saillie, mais très légère; elles sont blanches quoique le fond de l'intestin soit rosé; puis, à deux pieds et demi, on voit quelques plaques d'abord de la longueur d'un demi-pouce ou de trois quarts de pouce, presque rondes, faisant une saillie de une à deux lignes au-dessus de la muqueuse, d'un blanc mat, pendant que cette dernière elle-même est d'un rouge livide. Elles sont comme pédiculées, c'est-à-dire que leurs bords s'avancent sous forme de crête d'une demi-ligne ou même d'une ligne en dehors de leur attache et sur la muqueuse; on dirait des champignons; mais cette disposition est surtout remarquable dans celles qui sont le plus rapprochées de la valvule. A un pied et demi de cette dernière il y a une plaque elliptique longue de près de deux pouces, large d'un demi-pouce, saillante et offrant les mêmes caractères que celles déjà décrites ; à un pied, une autre moins longue occupe aussi bien que les précédentes la grande courbure ; sa surface brillante quoique plus inégale n'est pas ulcérée. Enfin, dans les quatre derniers pouces de l'intestin grêle quatre plaques larges de un à deux pouces, arrondies, font une forte saillie à l'intérieur de l'intestin, et par leurs surfaces et par leurs bords qui, recouverts eux-mêmes de la muqueuse plus ou moins lisse, sont rabattus sur elle ; incisées, elles paraissent formées par un tissu blanc, homogène, semblable absolument à celui contenu dans les follicules isolés.

Outre ces larges plaques et les follicules isolés déjà décrits, il y a aux environs, dans le dernier pied, des plaques de toutes les grandeurs intermédiaires et semblables pour les autres caractères. Ces dernières semblent résulter de la réunion de plusieurs follicules isolés. Tout autour, la muqueuse est d'un rouge vif qui tranche fortement avec le blanc des plaques et des follicules.

La face supérieure ou iliaque de la valvule est couverte de petits points blancs qui ne sont évidemment que des follicules isolés très peu développés ; sa face cœcale est aussi rouge, mais sans traces de ces mêmes follicules. Sur aucun point, soit des plaques, soit des follicules de l'intestin grêle, on ne remarque d'ulcération même commençante.

Le cœcum assez vaste est rempli de petites élevures ou follicules isolés, trois ou quatre fois aussi gros que ceux de l'iléum et qui se touchent presque par leurs bords ; ils deviennent plus rares à mesure que l'on s'avance dans le gros intestin, et disparaissent tout-à-fait à la fin du colon transverse ; dans le cœcum ils sont plus gros et paraissent situés plus profondément. Tous laissent distinguer facilement un orifice (ce que n'offrent pas ceux de l'iléum), qui dans quelques-uns est élargi par une espèce d'ulcération. Un seul offre, dans le cœcum, un bourbillon bien distinct, noirâtre, avec ulcération à deux lignes autour de l'ouverture.

Les gros intestins seuls contiennent quelques matières molles, presque liquides.

La muqueuse des petits et des gros intestins n'offre sur aucun point de ramollissement ni d'épaississement notables ; au-dessus des plaques elle conserve son aspect lisse et brillant et semble seulement un peu amincie par la distension.

Les ganglions mésentériques sont volumineux, ramollis, rouges, tirant déjà un peu sur le gris. Les mésocolites sont moins volumineux, moins rouges et un peu ramollis, mais sans trace de suppuration.

Le foie est volumineux et grisâtre ; la vésicule remplie d'un liquide séreux.

La rate, double de son volume ordinaire, distendue, crépite (non par des gaz) sous une forte pression.

Le système veineux est rempli de sang liquide au milieu duquel on distingue, à travers les parois des gros troncs, des bulles de gaz.

Cette observation très importante par la simplicité et la rapidité de la marche de la maladie, par l'intensité des symptômes et par l'absence de ces lésions accidentelles ou de ces complications qui surviennent dans les cas où la maladie se prolonge, nous offre un exemple remarquable de quelques-uns des phénomènes morbides qui appartiennent à la première période et des lésions que l'on observe chez les sujets qui succombent pendant le cours de cette même période; mais avant d'entrer dans l'examen de ces symptômes et de ces lésions, nous ferons remarquer qu'il ne peut y avoir de doutes sur l'exactitude du rapport et spécialement sur l'âge de la maladie. Le malade qui possédait un degré d'intelligence que l'on rencontre rarement chez les sujets qui sont ordinairement atteints de cette affection, en fit lui-même le récit le soir de son entrée, et de la manière la plus circonstanciée. On ne peut supposer qu'il eût aucun motif de vouloir nous induire en erreur.

Nous voyons d'abord la maladie débuter par une céphalalgie intense avec fièvre très forte. Déjà ces symptômes seuls auraient suffi dès les premiers jours pour faire au moins soupçonner la nature de l'affection qui se développait; mais quand le lendemain matin le malade fut pris de diarrhée, bien qu'il n'eût rien fait qui pût en motiver l'apparition, il eût été difficile de méconnaître une affection typhoïde commençante, surtout d'après cette circonstance que l'état des autres organes n'offrait aucun désordre local qui pût expliquer l'intensité des phénomènes fébriles.

Le délire, le météorisme, les taches typhoïdes qui apparurent successivement les jours suivans ne permirent plus de doutes sur la nature de la maladie, qui devint encore plus évidente par le développement des phénomènes ataxiques.

Au début, cette maladie affectait la forme inflammatoire, mais peu prononcée; cependant on n'observait ni cette stupeur, ni même cette prostration que l'on rencontre si souvent dès le commencement. Mais cette forme céda bientôt la place aux phénomènes ataxiques les mieux caractérisés. Nous fîmes remarquer, dès le premier jour, que le délire offrait un caractère particulier à l'état ataxique; délire qui, malgré sa violence, n'était pas complet, puisque les questions que nous adressions au malade étaient suivies de réponses justes et qu'au moment où il répondait on n'aurait pas soupçonné le trouble notable qu'il éprouvait, si l'expression de ses yeux hagards et le bouleversement de tous ses traits n'avaient suffi pour le faire reconnaître.

La simplicité des lésions anatomiques trouvées après la mort n'est pas moins remarquable que la simplicité des phénomènes morbides observés pendant la vie. Une seule lésion importante nous est offerte à l'ouverture, c'est celle des follicules de l'intestin et des ganglions mésentériques; lésion qui s'est présentée chez ce sujet avec des caractères que vous rencontrerez rarement aussi bien dessinés. Tous les autres organes sont pour ainsi dire intacts; l'encéphale et ses annexes ne nous offrent aucune lésion à laquelle on puisse attribuer non-seulement les phénomènes généraux de la maladie, mais encore le trouble de leurs propres fonctions.

Les organes respiratoires sont parfaitement sains.

La muqueuse de l'estomac est, il est vrai, rouge et un peu ramollie; mais cette rougeur dépend évidemment du développement anormal du système veineux vers le grand cul-de-sac, et qui a déterminé par imbibition la couleur rouge que l'on remarquait le long des gros troncs veineux. Quant au ramollissement de la muqueuse du grand cul-de-sac, c'est une lésion que l'on rencontre si fréquemment et à la suite d'états morbides si différens, que nous ne pouvons pas lui attribuer une grande valeur dans le cas dont il s'agit.

La membrane muqueuse du reste de l'intestin n'offrait aucun changement notable dans son épaisseur et sa résistance; la coloration en rouge livide n'existait que dans les points qui occupaient sur le cadavre une position déclive, et même à la surface des plaques, où elle offrait son aspect lisse et poli ordinaire, elle était beaucoup moins colorée que la muqueuse voisine, bien qu'elle se trouvât dans la même position.

L'état du sang chez ce sujet, tant pendant la vie qu'après la mort, est certainement un phénomène pathologique extrêmement remarquable; mais comme on ne l'observe que rarement dans la fièvre typhoïde, il ne doit occuper, parmi les lésions de cette affection, qu'un rang secondaire.

L'altération des follicules, soit isolés, soit agglomérés, est donc la seule lésion importante que nous observions chez ce sujet. C'est celle que nous retrouverons dans pre que tous les cas de fièvre typhoide, bien que compliquée d'autres lésions, suivant le temps qu'aura duré la maladie et suivant différentes autres circonstances variables.

SECTION II.

Ulcération des follicules.

Si le sujet, au lieu de succomber peu de jours après l'invasion de la maladie, meurt plus tard, pendant le cours de la seconde période. la lésion des follicules se montre sous une forme différente de celle que nous venons de décrire et offre elle-même des variétés, suivant les époques auxquelles le malade meurt et d'autres circonstances difficiles à apprécier.

La première modification que l'on aperçoit à la surface des plaques ou des follicules engorgés est présentée par la muqueuse qui les recouvre. Cette membrane commence en effet vers les huitième, neuvième ou dixième jours, ou même plus tard, lorsque le développement de la plaque ne remonte pas aux premiers jours de la maladie, à perdre de son aspect lisse; elle devient rugueuse, se creuse, disparaît même entièrement, et fait place à une excavation qui pénètre plus ou moins profondément dans la couche de matière jaunâtre homogène qui se trouve au-dessous; mais comme toute la plaque ne disparaît pas à la fois, il reste encore pendant un temps plus ou moins long, autour de l'ulcération produite par cette déperdition de substance, une portion de la plaque elle-même, qui suffit pour faire reconnaître l'origine de l'ulcération pendant ce temps, qui forme pour nous la seconde période de l'altération des follicules.

Lorsque ces ulcérations se développent avec rapidité sur les larges plaques, sur celles qui sont placées près de la valvule iléo-cœcale et que nous avons comparées à des champignons, il n'est pas rare qu'elles offrent plus de largeur que la base qui les supporte; elles présentent alors la forme d'un entonnoir.

L'époque de leur développement ne peut être établie d'une manière bien précise; voici cependant ce que l'observation nous a appris de plus positif sur ce point.

Sur 9 sujets qui ont succombé dans les salles de la clinique pendant le cours de la deuxième période, 4 n'ont offert à l'autopsie que des plaques gaufrées ou des follicules isolés engorgés, sans ulcération, et 5 présentaient des ulcérations à différens degrés.

Les 4 qui n'offraient pas d'ulcérations ont succombé :

2 le 8e jour de la maladie,
1 le 11e.
1 le 12e.

Les 5 chez lesquels nous avons trouvé des ulcérations pendant cette seconde période, sont morts :

1 le 9e jour de la maladie,
1 le 10e.
2 le 12e.
1 le 13e.

Il ressort donc de ces faits que c'est du neuvième au douzième jour de la maladie que la muqueuse qui recouvre les plaques gaufrées commence à s'ulcérer.

A ces résultats nous joindrons ceux obtenus par M. Louis, qui ne cite dans son ouvrage que deux cas où il ait observé les plaques gaufrées sans ulcération ; les sujets de ces deux cas étaient morts le huitième jour de la maladie. Au-delà du huitième jour il paraît avoir constamment rencontré les plaques ulcérées.

On trouve pourtant dans quelques ouvrages récens des cas où les plaques gaufrées étaient toutes intactes d'ulcération chez des sujets qui sont morts au vingt-sixième, au vingt-huitième et même au trentième jour de la maladie. Cependant, en admettant que la date de l'invasion de la maladie eût été relevée chez ces sujets avec tout le soin nécessaire, nous ne verrions dans ces cas que des exceptions très rares, puisque nous n'avons rien observé de semblable, soit dans les faits qui ont été recueillis depuis cinq ans dans les salles de la clinique, soit dans ceux que M. Louis a consignés dans son savant ouvrage, et qui, réunis aux nôtres, forment une masse imposante de quatre-vingt-douze cas de la même maladie, suivis d'autopsie ; nous croyons donc pouvoir dire d'une manière générale que c'est du huitième, au douzième ou au quinzième jour au plus, après l'invasion de la maladie, que la membrane muqueuse qui recouvre les premières plaques gaufrées commence à s'ulcérer.

L'ulcération des follicules agminés ou isolés suit la même marche que leur engorgement. Ainsi, dans la plupart des cas, c'est par ceux qui sont placés le plus près de la valvule iléo-cœcale qu'elle commence, et elle gagne ensuite les autres successivement ; en sorte que, quand un sujet succombe pendant le développement des ulcérations, jamais on ne les trouve toutes aussi larges les unes que les autres, mais on observe une gradation décroissante dans leur étendue depuis les dernières placées le plus près de la valvule jusqu'à celles qui se trouvent vers la fin de l'iléum, et que souvent l'ulcération n'a pas encore attaquées pendant que les autres sont quelquefois déjà presque complètement détruites; il est même probable que dans quelques cas où l'engorgement des plaques suit une marche lente, les plus rapprochées de la valvule iléo-cœcale sont déjà largement envahies par l'ulcération quand les plus éloignées n'offrent pas encore de traces de l'engorgement qui doit s'y développer plus tard.

L'ulcération atteint très fréquemment les glandes de Peyer, moins souvent les follicules isolés; c'est sans doute pour cela qu'on trouve moins souvent des ulcérations dans les gros intestins dont les follicules sont toujours isolés que dans l'intestin grêle. Cette différence dans la fréquence de l'ulcération, entre les follicules isolés et ceux qui sont agminés, dépend-elle de ce que les follicules isolés, offrant plus rarement l'altération que nous avons étudiée sous le nom d'engorgement, devront s'ulcérer moins souvent, ou tient-elle à quelque circonstance particulière aux follicules agminés, et par laquelle ils auraient une disposition spéciale à s'ulcérer? C'est ce que nous ne pouvons décider.

Si l'ulcération des follicules isolés est rare comparativement à celle des follicules agminés, elle est plus rare encore dans les follicules isolés seulement. Une observation que nous rapporterons plus loin est le seul exemple que nous ayons trouvé parmi les quarante-deux cas recueillis dans les salles de la clinique où les follicules isolés fussent seuls engorgés ; de même, nous n'avons rencontré parmi ces quarante-deux faits qu'un seul cas où les mêmes follicules fussent seuls ulcérés.

L'aspect des ulcérations intestinales offre deux variétés bien distinctes et dont l'examen nous semble devoir jeter quelque jour sur une question pleine d'intérêt, c'est-à-dire sur leur mode de développement.

Dans un certain nombre de cas, l'ulcération qui succède à l'engorgement des follicules agminés commence par la muqueuse qui les recouvre : elle présente d'abord sur un point de son étendue une petite ulcération qui s'étend en largeur et en profondeur, et précède la destruction de la couche de matière blanchâtre qui est au-dessous ; dans ce cas, on ne peut nier que l'altération de la muqueuse ne soit consécutive à celle des follicules qui l'a précédée, car ce n'est que sur des points où il y a des follicules engorgés que l'on trouve ces ulcérations, du moins chez les sujets morts du huitième au vingtième, ou même au trentième jour; s'il se développe des ulcères sur d'autres points de la muqueuse et sans lésion des follicules, ce ne peut être qu'après la période dont nous nous occupons maintenant : sur les quarante-deux sujets dont les autopsies ont été recueillies à la clinique, on a constamment trouvé chez ceux qui ont succombé pendant cette période les ulcérations développées sur cette couche de matière blanchâtre homogène, qui ne se forme que dans des points où existent des follicules.

Dans d'autres cas, l'ulcération de la plaque

commence par le ramollissement de la couche de matière jaunâtre et homogène, qui occasionne la saillie et le relief de la plaque elle-même. La suppuration arrive comme dans les cas de gangrène, et la muqueuse et la couche de matière blanchâtre s'en vont en débris, dont le volume varie. Ce sont ces débris qui quelquefois, mais rarement, occupent toute la largeur de la plaque que l'on a considérés comme des escarres. Ces débris qui offrent, en effet, une grande ressemblance avec les parties frappées de gangrène, présentent cependant quelques circonstances particulières que nous allons indiquer rapidement. La muqueuse qui les recouvre conserve souvent son état normal, et sur beaucoup de points n'avait pas participé à la mortification qui semble avoir uniquement frappé la couche de matière blanchâtre, placée entre la muqueuse et la celluleuse. Nous avons vu fréquemment des débris de cette matière détachés du côté de la membrane musculeuse, n'être soutenus que par le lambeau de la muqueuse qui les recouvrait et les unissait aux parties voisines, et qui avait encore conservé ses caractères physiologiques. On a vu de ces lambeaux, tenant par leurs extrémités à deux points opposés des bords de l'ulcération déjà cicatrisée, former au-dessus d'elle comme une espèce d'arcade ou de pont.

Dans ce mode de développement des ulcérations il est impossible de ne pas reconnaître que l'altération des follicules n'est pas le résultat de celle de la muqueuse, mais qu'au contraire l'altération de la muqueuse est le produit de l'état morbide des follicules, et que s'il y a eu dans ces cas gangrène ou mortification, elle n'a point été spontanée comme quelques pathologistes l'ont prétendu, puisqu'elle a été précédée de la formation, soit dans l'intérieur des follicules eux-mêmes, soit dans les mailles du tissu cellulaire qui les enveloppe, d'une couche d'une matière anormale qui peut avoir agi dans ce cas comme un corps étranger placé au milieu des parties vivantes, ou par une disposition particulière.

Les deux formes d'ulcération que nous venons de décrire, bien que différentes par leur mode de développement, se rencontrent quelquefois chez le même sujet et amènent le même résultat, la destruction de la couche du tissu engorgé ou épaissi et de la muqueuse qui le recouvre.

L'ulcération des follicules isolés diffère peu des deux modes que nous venons de décrire. Le plus souvent on trouve la muqueuse qui couvre le sommet du petit cône ramollie, et la petite masse de matière contenue dans son intérieur se présente sous l'apparence d'un bourbillon qui s'en détache ordinairement avec la plus grande facilité et en entier, ne laissant pas, comme dans les ulcérations qui se développent sur les follicules agminés, de traces de la première altération.

Nous allons présenter successivement un exemple de chacun des deux modes d'ulcération que nous venons de décrire.

ULCÉRATION COMMENÇANT PAR LE RAMOLLISSEMENT DE LA MUQUEUSE.

IIe OBSERVATION.

Séjour récent à Paris. Durant quelques jours diarrhée, puis fièvre, prostration, stupeur, taches rosées lenticulaires. *Mort le dixième jour.* Ramollissement de la muqueuse de l'estomac ; follicules agmines engorgés, quelques-uns partiellement ulcérés; follicules isolés engorgés ; ganglions mésentériques volumineux et ramollis.

Le nommé Péan, âgé de 18 ans, terrassier, habitait Paris depuis huit mois ; il n'est pas fortement constitué, mais dit n'avoir pas eu d'autre maladie qu'une fluxion de poitrine et une fièvre lente. Il y a un mois il fut pris de dévoiement avec coliques, qu'il attribue à une indigestion et qui depuis ont persisté; il avait cinq ou six selles chaque jour, n'en était que médiocrement affaibli et continua de travailler. Il y a cinq jours il fut pris de céphalalgie avec forte fièvre et impossibilité de continuer son travail. Pas de vomissemens, pas d'épistaxis; mais ballonnement du ventre. Il entre le cinquième jour de la fièvre (8 décembre 1831) sans avoir subi aucun autre traitement que la diète, et est couché salle Sainte-Madeleine, n. 19.

Sixième jour de la maladie. Prostration très prononcée, stupeur à un moindre degré ; difficulté à s'exprimer; figure animée ; peau chaude et sèche ; céphalalgie ; pouls plein, ondulant, cent vingt pulsasions ; lèvres sèches, langue blanche, bouche amère; quelques selles liquides ; abdomen d'une chaleur âcre, fortement ballonné, un peu sensible à la pression dans toute son étendue ; absence d'éruption.

(*Saignée de dix onces, solution de sirop de groseilles, lavement émollient.*)

Septième jour. Délire presque continuel, agitation, fuliginosités sur les lèvres et les dents.

Huitième jour. Le délire est continuel; la faiblesse extrême; la langue et les dents sont couvertes d'une couche épaisse et noire; le malade lâche sous lui. Le soir, il est dans le même état, mais moins agité, et, en outre, offre sur l'abdomen une éruption nombreuse de taches rosées lenticulaires, éloignées les unes des autres de quelques lignes seulement.

Le neuvième jour. Le délire est tombé; le malade répond assez bien, mais la prostration est extrême; l'éruption est moins colorée, la mort arrive à dix heures du soir.

Autopsie faite trente-quatre heures après la mort.

Habitude extérieure. Contraction des membres très forte; embonpoint médiocre; ballonnement du ventre.

Crane. Le *cerveau* et ses membranes n'offrent rien d'anormal.

Thorax. Le *poumon droit* est enveloppé dans sa totalité d'une poche membraneuse adhérente aussi à la plèvre costale; il n'est pas crépitant et paraît comme carnifié. Au sommet, tubercule crétacé, en partie dur, en partie mou; l'autre poumon est parfaitement sain. Le *cœur* peu volumineux, non ramolli. Le ventricule gauche contient du sang liquide, et le droit un petit caillot fibrineux adhérent à ses parois.

Abdomen. *L'œsophage* est sain; *l'estomac* contient

un peu de liquide, sa muqueuse est ramollie et presque détruite dans le grand cul-de-sac; ailleurs elle conserve son épaisseur et sa résistance ordinaires. Le *duodénum* et le *jéjunum* offrent une teinte rouge clair; au commencement de *l'iléum* les plaques elliptiques prennent tout à coup une telle épaisseur qu'elles font une saillie d'une à deux lignes, due évidemment à la présence au-dessous de la muqueuse qui la recouvre du tissu blanc déjà décrit. Sur les quatre ou cinq dernières qui occupent les dix-huit derniers pouces de l'iléum, la muqueuse est ulcérée de la largeur de quelques lignes seulement sur les premières, et de celle d'une pièce de dix sous sur la plus rapprochée de la valvule. La dernière ulcération seule présente des bords épais, correspondant à la saillie de la plaque, et comprenant dès lors le tissu blanc; sur les autres plaques l'ulcération ne paraît comprendre que la muqueuse qui, sur les points non ulcérés de ces plaques, offre un degré notable de ramollissement. A la fin du jéjunum on voit quelques follicules isolés, d'abord rares, mais qui deviennent et plus nombreux et plus volumineux à mesure qu'on les examine plus près de la valvule; ils sont durs, blancs, non ulcérés. Ils s'étendent jusqu'au colon transverse et présentent dans les gros intestins la trace d'une ouverture ou d'un orifice quelquefois assez large, mais sans ulcération; en outre, dans les deux derniers pieds de l'intestin grêle, on voit de nombreuses plaques non elliptiques, absolument semblables aux autres, sinon qu'elles sont plus petites, rondes ou de formes différentes.

Les *ganglions mésentériques* ont le volume de gros haricots ou d'avelines; quelques-uns sont rouges, d'autres gris, avec commencement de suppuration et de ramollissement.

Sur les points de l'intestin grêle et des gros intestins, différens de ceux qu'occupent les plaques et les follicules isolés, la muqueuse offre l'épaisseur et la résistance ordinaires; elle est tantôt blanche, tantôt rosée, suivant qu'elle occupe des points qui se trouvaient dans la partie déclive ou dans la portion supérieure des circonvolutions.

Le *foie* paraît sain; la *rate* a environ deux fois le volume ordinaire et est un peu ramollie.

Nous retrouvons ici les mêmes symptômes et les mêmes altérations morbides que dans la première observation. La seule différence importante qu'offre la marche de la maladie dans ces deux affections, c'est que, dans la dernière, il y a eu pour phénomènes précurseurs ou préludes un dévoiement qui avait duré près de trois semaines quand les phénomènes propres à la fièvre typhoïde ont apparu, tandis que, chez le premier malade, l'invasion fut subite. La seule différence qu'offre l'état anatomique des intestins, c'est l'ulcération des follicules agminés, que nous voyons commencer ici par la muqueuse qui recouvre les plaques.

Quant au ramollissement de l'estomac, et à ces larges taches rouges qu'offrait l'intestin grêle, disposées par zones placées successivement et occupant la partie déclive des circonvolutions, on ne peut considérer ces modifications de la muqueuse gastro-intestinale comme des altérations propres à la fièvre typhoïde, et surtout la dernière qui n'est évidemment qu'un effet de la stase du sang dans les parties déclives.

Nous pensons qu'en général on a trop exagéré la valeur de la coloration en rouge de l'extrémité inférieure de l'intestin grêle dans l'appréciation de la nature des maladies du tube digestif. On a voulu rattacher dans presque tous les cas la rougeur de cette partie à l'inflammation, et on a même établi des distinctions entre des colorations que l'on a supposées différentes et dépendant de causes tout-à-fait distinctes; mais on a été beaucoup trop loin sous ce rapport : la rougeur des tissus qui est, pendant la vie, un signe important de l'inflammation, est presque sans valeur sur le cadavre quand elle y existe seule ; et on aurait également tort d'affirmer à la seule inspection de la couleur d'un intestin que cet intestin était enflammé, ou de nier qu'il le fût parce qu'il n'offrirait pas de coloration rouge.

Ces considérations sont d'autant plus applicables ici que l'examen impartial des parties et des circonstances dans lesquelles elles s'offrent à la vue dans l'autopsie des sujets qui ont succombé aux affections typhoïdes semble indiquer, au moins dans la plupart des cas, que cette rougeur est l'effet d'une simple stase du sang. Le plus souvent on trouve à l'autopsie de ces sujets la dernière moitié de l'intestin grêle plongée dans le petit bassin où elle a été refoulée par le développement du gros intestin, de l'estomac et du reste du tube digestif. Ce développement, en même temps qu'il trouble la circulation générale par l'obstacle mécanique qu'il met à l'expansion pulmonaire et aux libres mouvemens du cœur, ralentit aussi considérablement la circulation veineuse abdominale par la forte pression qu'il exercé sur tous les vaisseaux de l'abdomen, empêche le retour du sang des parties plongées dans le petit bassin et contribue à déterminer cette coloration souvent très prononcée de tous les intestins, mais plus spécialement de la dernière moitié de l'intestin grêle.

Nous devons encore faire ici une remarque qui viendra de nouveau à l'appui de la manière dont nous venons d'expliquer la rougeur si prononcée de la dernière portion de l'intestin grêle, que l'on trouve souvent à la suite de la fièvre typhoïde. Dans les cas où la coloration en rouge n'est pas générale et n'occupe que les derniers pieds de l'intestin grêle, on est quelquefois étonné de voir les deux ou trois derniers pouces de l'iléum, ceux où les plaques ou bien les ulcérations (suivant l'époque) sont le plus prononcées et le plus nombreuses, beaucoup moins rouges que la partie la plus voisine du même intestin. Cependant, si la rougeur était dans ce cas un effet de l'inflammation, c'est certainement dans les trois ou quatre derniers pouces de l'intestin grêle qu'elle serait le plus prononcée. Le simple examen de la position anatomique des parties nous donne l'explication de ce fait. Le cœcum, étant presque immobile, n'est pas entraîné vers le petit bassin et soutient au contraire, du moins dans quelques cas, la portion la plus rapprochée de l'intestin grêle, celle qui vient se terminer à la valvule iléo-cœcale dans une position élevée relativement au reste de l'intestin grêle, qui est plongé dans la cavité pelvienne et ainsi soustrait cette courte portion à la congestion passive qu'éprouve le reste de l'intestin.

ULCÉRATION COMMENÇANT PAR LA DÉSORGANISATION DES PLAQUES.

IIIe OBSERVATION.

Sejour récent à Paris. Céphalalgie, fièvre, diarrhée; stupeur. *Mort le douzième jour.* Ulcération des plaques gaufrées avec debris et suppuration abondante.

Le nommé Bouchard, âgé de 25 ans, couvreur, demeurant à Paris depuis un an, n'avait jamais été malade, quand, vers le milieu de juillet 1831, il commence à souffrir de la tête et à perdre l'appétit, ce qui ne l'empêche pas de continuer à travailler durant huit jours encore; mais alors, la céphalalgie ayant pris beaucoup d'intensité et étant devenue continue, avec fièvre très forte, débilitation extrême, insomnie, quelques vomissemens et de la diarrhée, il est obligé de prendre le lit, et entre le 4 juillet à l'Hôtel-Dieu, où il est couché salle Sainte-Madeleine, n° 16, et offre l'état suivant:

Le neuvième jour de la maladie, prostration avec stupeur très prononcée; parole lente et difficile avec dureté de l'ouïe; face colorée; le malade a été en délire pendant toute la nuit: ce matin il est assez tranquille; soubresauts dans les tendons très fréquens; langue rouge et tendant à la sécheresse; soif vive; peau sans chaleur notable; pouls 80, peu développé; selles liquides et involontaires pendant la nuit; absence d'éruption sur l'abdomen, qui n'est pas douloureux à la pression; la respiration est faible et accompagnée d'un peu de râle crépitant. (*Saignee de huit onces, fomentations sur l'abdomen, riz, sirop de gomme, lavemens émolliens.*)

L'état du malade va en s'aggravant les deux jours suivans; les soubresauts des tendons deviennent continuels et le malade meurt le douzième jour, après avoir eu quelques convulsions générales.

Autopsie faite trente-deux heures après la mort.

CRANE. Le *cerveau* est très légèrement piqueté; les ventricules latéraux, non dilatés, contiennent chacun deux cuillerées à café de sérosité.

THORAX. Les *poumons* sont parfaitement sains, sans adhérence aucune, ni tubercules, ni engouement. Le *cœur* flasque, légèrement ramolli dans toutes ses parois, ne contient que du sang liquide.

ABDOMEN. L'*œsophage* est sain; l'*estomac*, de couleur gris d'ardoise, ne contient pas de liquide; sa muqueuse n'offre ni ramollissement, ni induration, ni épaississement. Le *duodénum* n'offre également rien d'anormal ainsi que le *jéjunum;* mais au commencement de l'*iléum* on trouve les glandes de Peyer toutes engorgées, faisant une saillie considérable à l'intérieur de l'intestin; on en compte au moins une vingtaine dans une longueur de trois pieds. La muqueuse qui les recouvre n'offre ni rougeur ni ramollissement. Mais dans les huit derniers pouces de l'iléum elles sont très nombreuses et toutes sont ulcérées, avec destruction complète de la substance blanche et de la muqueuse sur quelques points, tandis que le reste paraît être intact. Sur quelques-unes on voit des lambeaux de cette substance blanchâtre, qui ne tiennent plus que par la muqueuse qui les recouvre, et sont détachés de la musculeuse ou du tissu sous-muqueux. Tout l'espace où sont ces plaques ulcérées est couvert de pus de bonne nature, où l'on trouve de petits fragmens d'une matière blanche qui semblent être des débris des plaques gaufrées. Les *follicules isolés* sont très nombreux dans les dix-huit derniers pouces de l'iléum, et engorgés; mais aucun n'est ulcéré. Entre les plaques et les follicules, la muqueuse, même sur les points où elle est couverte de pus, n'offre ni ramollissement ni coloration anormale. Le *cæcum* contient une matière jaunâtre semblable à de la purée. Les *ganglions mésentériques* sont volumineux, quelques-uns sont gros comme des œufs de pigeon, très rouges à l'extérieur, d'un rouge jaunâtre à l'intérieur; un peu ramollis et se réduisant en putrilage sous une pression peu forte.

La *rate* est volumineuse, un peu ramollie. Les autres organes n'offrent rien d'anormal.

Une circonstance remarquable que nous présente cette observation, c'est la présence du pus qui recouvrait la face de l'intestin grêle. De tous les cas où nous avons trouvé, à l'autopsie, des plaques gaufrées en voie d'ulcération, trois seulement nous ont présenté du pus de bonne nature à la surface de la muqueuse. Loin de considérer dans ces cas la présence du pus comme un fait exceptionnel, nous serions plutôt étonnés de ne l'avoir pas observé un plus grand nombre de fois dans les circonstances analogues, si la diarrhée, qui souvent persiste jusque dans les derniers instans de la vie du malade, ne nous donnait l'explication de son absence dans la plupart des cas.

Nous avons vu dans cette observation et dans les précédentes que c'est toujours sur les follicules les plus rapprochés de la valvule iléo-cœcale que l'ulcération commence. Cependant quelque générale que soit une loi, il est rare qu'elle n'offre pas quelque exception, et ici nous en donnerons un exemple remarquable; c'est l'histoire d'un sujet qui a succombé à la fièvre typhoïde dans la salle Sainte-Madeleine, et chez lequel l'ulcération avait envahi entièrement les premières plaques gaufrées les plus voisines du jéjunum et allait en diminuant graduellement sur les suivantes jusqu'aux dernières près du cœcum qui étaient intactes. La cause de cette déviation à la règle générale nous est restée aussi inconnue que celle qui préside à la loi elle-même.

IVe OBSERVATION.

Céphalalgie, vomissemens, fièvre, diarrhée, épistaxis, prostration, taches rosées lenticulaires, stupeur. *Mort subite le dixième jour.* Follicules isolés engorgés; nombreuses plaques de Peyer gaufrées à la fin du jéjunum et dans tout l'iléum; les plus éloignées de la valvule seules ulcerées.

Boulanger. maçon, âgé de 27 ans, habitant Paris depuis cinq ans, d'une bonne constitution, éprouve le 22 février, sans cause appréciable, un frisson suivi de douleurs à la région épigastrique avec des nausées, des vomissemens, inappétence complète, soif vive, céphalalgie, deux épistaxis et dévoiement. Il reste quelques jours sans traitement, et est couché le 28 février salle Sainte-Madeleine, n° 32.

Le huitième jour de la maladie, prostration sans stupeur, lèvres rouges et sèches, langue rouge, sèche et couverte d'un léger enduit muqueux; chaleur sèche à la peau; pouls fréquent; deux selles liquides dans les vingt-quatre heures; toux. assez fréquente, respiration normale par toute la poitrine, mais avec râle sibilant en arrière. Abdomen légèrement météorisé, indolent à la pression, avec quelques taches rosées lenticulaires. (*Saignée de douze onces, petit-lait, lavemens émolliens.*)

Le neuvième jour, le malade dit ne plus souffrir du tout, cependant la chaleur de la peau reste âcre; le sommeil est agité et pénible; les traits du visage sont altérés; la langue sèche est couverte d'un enduit blanchâtre; le pouls fréquent.

Le dixième jour, stupeur et prostration très prononcées; il y a eu une épistaxis et six selles liquides; pouls intermittent, langue sèche et gercée; insomnie. A deux heures de l'après-midi, sans que rien pût faire préjuger une terminaison aussi rapide, le malade est pris tout à coup de convulsions générales; on se porte vers son lit, il était déjà mort.

Autopsie faite quarante-trois heures après la mort.

Habitude générale. Face naturelle, embonpoint médiocre.

Crane. Le *cerveau* et ses membranes n'offrent rien d'anormal.

Poitrine. Les *poumons* sont parfaitement sains; le *cœur*, de volume ordinaire, ne contient que du sang liquide.

Abdomen. L'*œsophage* est sain; la muqueuse de *l'estomac* est rouge, épaisse et un peu ramollie sur presque toute son étendue. Le *duodénum* et le *jéjunum* paraissent sains, mais à la fin de ce dernier on voit apparaître quelques plaques gaufrées, rondes et ulcérées sur presque toute leur surface ; la muqueuse qui les entoure ne paraît pas altérée ; puis à mesure que l'on avance vers le cœcum, on voit les plaques qui étaient d'abord fort éloignées se rapprocher, augmenter de largeur et les ulcérations diminuer, puis disparaître. Les sept ou huit premières sont seules ulcérées, les suivantes en offrent encore quelques traces, mais ensuite elles sont tout-à-fait intactes, et près de la valvule elles sont très saillantes, larges, blanches, offrant un rebord qui s'avance sous forme de crête et déborde tout autour; la muqueuse qui les recouvre et celle qui les entoure n'offre aucune altération notable dans son épaisseur, sa résistance et sa coloration. Dans les deux derniers pieds de l'iléum, follicules isolés, engorgés, blancs comme les plaques elles-mêmes, non ulcérés et qui augmentent de volume et de nombre à mesure que l'on avance vers le cœcum. Les *gros intestins* n'offrent aucune altération notable. Les *ganglions mésentériques* sont gros comme de grosses noisettes et ramollis ; à l'intérieur ils contiennent un peu de pus. La *rate* a bien deux fois son volume ordinaire. Le *foie* et les autres organes ne présentent rien d'anormal.

Cette observation nous offre un état particulier de l'estomac sur lequel nous voulons arrêter d'abord pendant quelques instans votre attention : c'est la réunion des trois circonstances anatomiques considérées généralement comme caractérisant l'inflammation des muqueuses, savoir : la rougeur, le ramollissement et l'épaississement ; car si la rougeur seule de la muqueuse gastrique peut dépendre d'une congestion passive qu'il est très difficile, pour ne pas dire impossible de distinguer de la rougeur inflammatoire ; si le ramollissement de la muqueuse est attribué par quelques pathologistes à des causes autres que l'inflammation, tous sont d'accord pour considérer les trois altérations qu'elle nous a offertes chez ce sujet, savoir : la rougeur, le ramollissement général et l'épaississement, comme l'expression anatomique de son état inflammatoire.

ESCARRES JAUNES.

L'un des phénomènes les plus remarquables que l'on observe pendant la période que nous étudions en ce moment, c'est la coloration que prennent chez quelques sujets les plaques gaufrées lorsqu'elles ont commencé à s'ulcérer, coloration que l'on pourrait presque considérer comme étrangère à la maladie et qui en réalité n'est qu'accidentelle ; mais comme c'est une circonstance qui frappe la vue et l'attention au premier abord, nous allons nous arrêter quelques instans sur ce sujet.

Il arrive quelquefois, mais non dans le plus grand nombre des cas, que les débris de plaques qui tiennent encore, soit au fond de l'ulcération, soit à ses bords, soit seulement au lambeau de la muqueuse qui les recouvre, offrent, lorsqu'ils ont été bien lavés, une couleur soit jaune, soit verte, soit d'une nuance mixte et qui est évidemment due à l'action de la bile dans laquelle ils ont baigné. Cette coloration une fois donnée peut être conservée pendant plusieurs jours, bien que les selles aient cessé de contenir de la bile; car dans quelques cas nous avons trouvé qu'elle pénétrait toute l'épaisseur de la plaque ou des débris de plaques.

Il est facile de concevoir que les plaques ne doivent prendre cette coloration que dans le cas où l'ulcération se fait par la désorganisation des plaques elles-mêmes, parce qu'alors étant libres sur leurs côtés et souvent même sur leur face inférieure elles sont plus facilement pénétrées par la matière colorante de la bile. Du reste, hors cette coloration, les cas où l'on trouve des escarres jaunes ne diffèrent nullement des autres cas. Le fait suivant va nous en offrir un exemple remarquable.

Ve OBSERVATION.

Céphalalgie, diarrhée, épistaxis, stupeur profonde. *Mort le dix-huitième jour.* Plaques gaufrées partiellement ulcérées, avec escarre jaune et hypertrophie des tissus sous-muqueux et musculeux.

Le nommé Taillandier, âgé de vingt ans, professeur de langues anciennes, demeurant à Paris depuis quatre mois, est amené à l'Hôtel-Dieu, le 17 février 1831, et couché salle Sainte-Madeleine, n. 21, dans un état qui ne permet de tirer de lui aucun éclaircissement sur les antécédens; mais depuis on a appris de ses parens que du 3 au 6 février il avait été pris, sous l'influence de peines morales, d'une forte céphalalgie, d'inappétence et de plusieurs saignemens de nez abondans; que le 9 février il avait été obligé de prendre le lit et que depuis cette époque il l'avait constamment gardé sans faire aucune espèce de médication.

Le 18 février, ou onzième jour de la maladie, prostration et stupeur très prononcées; le malade répond aux questions les plus simples, mais il ne prononce qu'avec beaucoup de lenteur et fait attendre long-temps ses réponses. La peau est peu chaude; le pouls peu fréquent, 72; on ne voit sur la peau de l'abdomen, qui est très blanche, que cinq à six taches rosées; la langue est collante, blanche au milieu, d'un rouge vif sur les bords, la pression sur l'abdomen est peu douloureuse; il y a un peu de météorisme; les évacuations sont liquides, involontaires et très fréquentes; il y a peu de dyspnée; toute la poitrine est remplie de râle sibilant. (*Riz, tisane gommée, demi-lavement de lin.*)

Douzième jour. L'état général va en s'aggravant; on ne peut plus se mettre en rapport avec le malade. La stupeur et la prostration sont extrêmes; cependant le malade s'est levé seul au milieu de la nuit pour aller près de son lit déposer une selle liquide; le météorisme est plus prononcé; le malade paraît insensible à la pression sur l'abdomen; les selles continuent involontaires; la respiration est accélérée; la peau sans chaleur; le pouls donne 70.

Quatorzième jour. Le malade reste dans le décubitus dorsal sans mouvement, sans plaintes; la respiration haute, rare et pénible; il ne lui manque que le râle trachéal pour croire qu'il va succomber à l'instant, et cependant à l'aide de quelques cuillerées de vin de Malaga et de quelques potions de quinquina, cet état se prolonge jusqu'au dix-septième jour de la maladie où il semble éprouver un peu d'amélioration, et au moins il recouvre pendant quelques heures sa connaissance; mais il retombe dans son premier état et meurt le dix-huitième ou dix-neuvième jour.

Autopsie faite dix-huit heures après la mort.

CRANE. Les *méninges* offrent à la face convexe des hémisphères quelques traces d'œdème. Chacun des ventricules latéraux contient deux cuillerées à café de sérosité limpide. La substance du *cerveau* paraît à l'état normal.

THORAX. Les *deux poumons* n'offrent aucune autre altération que quelques adhérences anciennes. Le *larynx* et l'*epiglotte* paraissent à l'état normal. Le *cœur* flasque, sans ramollissement, contient un peu de sang noir et fluide.

ABDOMEN. *l'œsophage* n'offre aucune altération; l'*estomac* d'une grande capacité contient une petite quantité d'un fluide noir, sa muqueuse est ramollie dans le grand cul-de-sac, mais non uniformément. Le *duodénum* et le *jéjunum* n'offrent rien d'anormal; mais à la fin de ce dernier on voit trois ou quatre glandes de Peyer, présentant un enfoncement notable et des marbrures très tranchées, sans ramollissement ni épaississement; dans toute la longueur de l'iléum, on en observe qui sont tout-à-fait semblables, à l'exception de celles qui occupent les six derniers pouces où elles sont saillantes, en partie ulcérées, et offrent des débris d'escarre qui ont une couleur d'un jaune assez vif. Il y a quatre plaques seulement à cet état; elles sont rondes et la plus large n'a pas plus de dix à douze lignes de diamètre. Elles sont cependant ulcérées sur presque toute leur étendue et n'offrent de débris que sur leur circonférence ; mais ces débris sont encore beaucoup plus élevés que la muqueuse voisine, et celle qui les recouvre n'offre d'autre lésion qu'un peu d'induration. La *musculeuse* qui en fait partout le fond est très facile à distinguer et est même notablement hypertrophiée. Le tissu sous-muqueux qui se trouve au-dessous des bords de ces ulcères offre aussi une hypertrophie très appréciable, et qui contribue un peu à la saillie des débris d'escarres avec lesquels cependant on ne peut pas confondre cette hypertrophie. Sur quelques points ces débris sont colorés en jaune dans toute leur épaisseur qui n'est pas de moins d'une ligne à une ligne et demie ; sur d'autres points cette coloration n'est que très superficielle.

Les *gros intestins* distendus par des gaz n'offrent aucune altération. La *rate* présente un volume double de celui qu'elle a ordinairement. Le *foie* et les autres organes ne présentent rien d'anormal.

Nous trouvons ici, comme dans les observations précédentes, que c'est près de la valvule iléo-cœcale que sont les plaques les plus altérées, celles qui offrent l'altération pour laquelle nous avons rapporté ce fait.

Le sujet était arrivé au dix-huitième ou au plus au vingt-unième jour de sa maladie et l'état dans lequel étaient, chez lui, les plaques gaufrées, nous indique bien que l'ulcération de ces plaques devait remonter au moins à huit ou dix jours. Ainsi ce fait vient encore à l'appui de ce que nous avons dit de l'époque où commence l'ulcération.

Nous ferons remarquer l'hypertrophie du tissu

sous-muqueux qui, dans ce cas, existait en même temps que la matière blanche homogène, au-dessous de laquelle il se trouvait placé. Il était très facile de l'en distinguer par sa nuance, qui était plus blanche, opaline, par sa résistance, car il n'offrait pas la friabilité de la matière des plaques, et enfin par sa continuité avec la couche mince du tissu cellulaire voisin, qui était à l'état sain et qu'il était facile de suivre; tandis que la matière blanchâtre homogène finissait abruptement sur la circonférence des plaques.

PLAQUES A SURFACE RÉTICULÉE. (*Plaques molles de M. Louis.*)

En étudiant avec soin l'aspect que présentent les plaques pendant la période dont nous nous occupons, nous reconnaissons qu'outre les deux formes que nous venons de décrire et qui ont entre elles tant d'analogie que M. Louis les réunit sous le nom commun de plaques dures, elles offrent encore une troisième variété de formes que nous désignons sous l'expression de plaques à surface réticulée. parce qu'elle indique parfaitement l'aspect qu'offre la membrane muqueuse qui les recouvre.

Ces plaques, le plus ordinairement, ne font pas de saillie à l'intérieur de l'intestin où même quelquefois elles se dessinent en creux; mais, dans tous les cas, le réseau membraneux qui les recouvre est percé de beaucoup de petites ouvertures très rapprochées, et se continue manifestement avec la muqueuse voisine. Ce tissu paraît formé d'un grand nombre de petites mailles très faciles à distinguer, laissant entre elles des espaces presque égaux et qui sont eux-mêmes très visibles, mais le deviennent encore plus lorsqu'on verse quelques gouttes d'eau à la surface de la muqueuse ou dans le creux qu'elle présente. Chez quelques sujets l'eau soulevant ces espèces de mailles, et les écartant, laisse voir facilement les ouvertures qui les séparent. Dans cet état ce tissu ressemble assez bien, à la couleur près, au parenchyme de la cerise ou de la prune.

La consistance de ces plaques est très faible; quelquefois la muqueuse qui les revêt est si ramollie qu'on l'enlève par le plus léger frottement; d'autres fois elle l'est moins, mais dans tous les cas le ramollissement est assez prononcé; quelquefois il l'est plus sur un point que sur le reste de la plaque, ainsi il arrive souvent qu'en cherchant à enlever avec des pinces une des lamelles dont elle se compose on emporte des lambeaux assez considérables de ce tissu.

Sa couleur est ordinairement d'un rouge brun assez foncé et même noire dans quelques cas.

Cette altération de la muqueuse est exclusivement bornée aux points sur lesquels il existe des follicules, et au-delà elle reprend tout à coup son aspect, sa couleur et sa résistance normales.

Dans beaucoup de cas, ce tissu recouvre intégralement la plaque entière; cependant il en est quelques-uns où on le trouve partiellement détaché. Au-dessous de ce tissu lamelleux on rencontre ordinairement la couche celluleuse et quelquefois la tunique musculeuse à nu; d'autres fois enfin, mais plus rarement, une légère couche de la matière blanche homogène des plaques gaufrées; mais quel que soit le tissu sur lequel repose la muqueuse ainsi altérée, jamais elle ne conserve d'adhérences avec ce tissu, et s'en détache avec la plus grande facilité.

Il est rare que toutes les glandes de Peyer du même intestin offrent l'aspect réticulé; le plus souvent on trouve cette forme accompagnant la forme gaufrée; tantôt la muqueuse qui recouvre une plaque gaufrée a pris l'aspect réticulé; tantôt on voit une plaque gaufrée succéder à une plaque réticulée, et ainsi de suite. Quelquefois on voit deux ou trois plaques gaufrées suivies d'un nombre égal de plaques réticulées et disposées également de suite. Dans quelques cas une partie de la plaque est gaufrée et offre une saillie plus ou moins forte, tandis que le reste de la plaque est couvert de tissu réticulé et présente moins de saillie ou même une dépression. Le tissu réticulé se rencontre très fréquemment sur les follicules agminés, mais beaucoup plus rarement sur les glandes de Brunner. Dans les cas rares où on l'y rencontre elles offrent une espèce de bourbillon qui se détache avec beaucoup de facilité.

Bien que nous ayons observé cet état réticulé de la muqueuse dans un assez grand nombre de cas, cependant nous n'avons pas pu suivre sa formation ainsi que nous l'avons fait pour les autres modes d'ulcération. Nous n'avons pas remarqué d'autre différence sensible entre les ulcérations qui succèdent à la chute de ce tissu et celles qui proviennent de la destruction des plaques gaufrées que celle qui résulte de la présence, sur ces derniers, des débris de la substance blanchâtre qui forme les plaques gaufrées.

Le fait suivant va nous offrir un exemple remarquable de cette altération anatomique.

VIe OBSERVATION.

Epoque de l'invasion incertaine. *Mort après deux jours de séjour à l'hôpital.* Melange de plaques gaufrées et réticulées, avec commencement d'ulcération, ramollissement des ganglions mésentériques.

La fille Tortet, cuisinière, âgée de 23 ans, fut reçue le 11 décembre 1831, salle Saint-Lazare, à l'Hôtel-Dieu; à ce moment elle conservait sa connaissance, et tout ce qu'on apprit d'elle c'est qu'elle était malade et avait la diarrhée depuis huit jours et que sa maladie avait commencé par de la douleur à la tête; elle avait ses règles depuis le matin et accusait un endolorissement général. Dans la nuit elle fut prise de délire violent et ses règles s'arrêtèrent.

Le 12 décembre, prostration sans stupeur, impossibilité de se mettre en rapport avec la malade, qui est cependant assez tranquille et reste immobile dans son lit, les yeux ouverts, les pupilles largement dilatées, mais mobiles; elle ne veut pas tirer la langue; le ventre est ballonné, sensible à la pression dans toute son étendue, et n'offre pas de taches typhoides; le pouls est vif, très fréquent (cent dix-huit). Elle a lâché son urine involontairement cette nuit. (*Saignée de douze onces, boissons chlorurées, lavemens émolliens chlorurés, etc.*)

La surface du caillot de la saignée est marbrée;

sa partie inférieure est presque diffluente; il y a beaucoup d'agitation pendant toute la journée; le soir elle était immobile comme le matin et ne voulait pas montrer la langue. Le pouls donnait cent quarante; dix sangsues furent appliquées derrière chaque oreille.

Le lendemain 13, les symptômes vont en s'agravant, l'agitation est continuelle; le pouls reste à cent quarante; les deux côtés de la poitrine offrent un râle sibilant prononcé; la malade meurt dans la nuit.

Autopsie faite trente heures après la mort.

Habitude générale. Roideur des extrémités; embonpoint remarquable pour l'âge du sujet.

Crane. En arrière, sur une petite longueur de la grande scissure, adhérence des deux feuillets de l'arachnoïde et de la pie-mère, mais sans altération de la substance du cerveau.

Poitrine. Les deux *poumons* parfaitement sains, sans adhérences ni tubercules, à peine un léger degré de congestion en arrière.

Le *cœur*, de volume ordinaire, offre une hypertrophie concentrique du ventricule gauche équivalant au quart de l'épaisseur ordinaire, sans aucune altération des orifices. Les parois du ventricule droit sont extrêmement minces et flasques, avec un peu de dilatation, sans altération des orifices. L'aorte est étroite dans toute sa longueur, on y introduit avec peine le doigt index. La substance du cœur est grisâtre et notablement ramollie dans toutes ses parties; le péricarde contient une once de sérosité limpide.

ABDOMEN. L'*estomac* est dilaté par des gaz, la muqueuse n'offre ni rougeur ni ramollissement notables ; elle est très mince, transparente et jaune dans le grand cul-de-sac.

Le *duodenum* n'offre rien d'anormal.

Le *jéjunum* contient une grande quantité d'un liquide grisâtre sans odeur; sa surface est en outre recouverte sur plusieurs points d'une couche d'un liquide absolument semblable au pus, sans que l'état de la muqueuse, qui n'offre ni rougeur, ni ramollissement, ni induration, ni épaississement, puisse en expliquer la production. Vers la fin de cette portion de l'intestin on voit cinq glandes de Peyer placées à huit ou dix pouces de distance et à l'état sain; on ne les distingue que par le reflet de la lumière et par la cessation subite des plis et des valvules sur leurs bords.

A sept pieds au-dessus du cœcum, une plaque saine par son extrémité supérieure offre à l'inférieure une surface large de plusieurs lignes avec gonflement, sans rougeur ni ramollissement ; à huit pouces au-dessous, une autre plaque offre absolument le même aspect et la même disposition relative à la différence entre les deux extrémités. A six pouces au-dessous, une plaque ronde fait une saillie d'une demi-ligne sur toute sa surface qui est inégale, sans coloration ni ramollissement de la muqueuse qui la recouvre, puis une seconde plaque semblable. A cinq pouces au-dessous on trouve une plaque elliptique longue de deux pouces à l'état de plaque gaufrée dans presque toute son étendue, excepté à la partie inférieure où elle offre une dépression sur une largeur de plusieurs lignes remplie par du tissu réticulé, à mailles larges et jaunes ; ce tissu est ramolli et ressemble tout-à-fait à une escarre ; au-dessous on trouve immédiatement la musculeuse ; sur le reste de la plaque la muqueuse qui se continue évidemment avec le tissu réticulé est intacte et le passage d'un état à l'autre est subit. Plus bas, deux ou trois autres plaques, à distances à peu près égales, présentent le même genre d'altération ; des bords larges de quatre à cinq lignes, saillant au-dessus de la muqueuse sous la forme de champignons, et offrant au centre un espace rempli par du tissu réticulé ramolli, au-dessous duquel on trouve sur l'une une masse du tissu blanc jaune de l'engorgement, et sur une autre la musculeuse à l'état sain. Plus bas, les autres plaques sont très larges et offrent la même disposition de leurs bords; sur toute la muqueuse est plus ou moins altérée et laisse à découvert de larges plaques gaufrées dont le tissu est ramolli sur les unes, très ferme sur les autres. Elles offrent toutes une coloration jaune à leur surface, mais on retrouve la couleur blanche en les cassant, ce qui est très facile sur les points où elles ont le plus d'épaisseur. Toute la surface des quatre ou cinq derniers pouces de l'intestin grêle est couverte d'une couche de pus de bonne nature au-dessous de laquelle les plaques n'offrent plus que quelques légers débris du tissu blanc jaunâtre, et une dépression ulcéreuse, dont la surface est inégale, bourgeonnée ; elles présentent les bords saillans déjà décrits, mais qui ici sont uniquement formés par le reploiement de la muqueuse sur elle-même, en sorte que l'ulcère qui résulte de la chute du tissu engorgé ou réticulé offre presque l'apparence d'un entonnoir, l'ouverture étant beaucoup plus évasée que le fond.

En même temps qu'on voit les glandes de Peyer s'altérer graduellement de haut en bas, on trouve aussi les follicules isolés engorgés, d'abord rares, puis dans le dernier pied très nombreux. Dans cette dernière partie il y en a plusieurs qui offrent une espèce de bourbillon noirâtre, jaune sur d'autres, que l'on détache facilement avec le doigt; quelques-uns cependant n'offrent qu'un ulcère d'où l'escarre paraît s'être détacheé.

Les *ganglions mésentériques* sont, dans toute la longueur de l'iléum, gros comme de fortes noisettes, ramollis et d'un gris jaune à l'intérieur.

La *rate* offre un volume double de celui qu'elle devrait avoir. Le *foie* paraît aussi plus volumineux. Les autres organes ne présentent rien d'anormal.

Cette observation nous offre des points d'étude importans que nous allons passer successivement en revue.

Et d'abord, nous sommes déjà assez familiarisés avec les divers degrés de développement de la lésion des glandes de Peyer pour reconnaître qu'ici la maladie devait remonter à une époque plus éloignée que celle fixée par la malade, qui disait n'être indisposée que depuis huit jours. Les malades qui sont reçus dans les hôpitaux ont mis souvent une grande importance, surtout lorsqu'ils sont dans l'état de domesticité, à dissimuler leurs maladies; ils cherchent à continuer leurs travaux et ne s'arrêtent que quand il leur est impossible de faire autrement; c'est ordinairement de l'époque où ils sont obligés de garder le repos qu'ils datent le commencement de leur maladie, bien que souvent l'origine en remonte beaucoup plus loin. Aussi lorsqu'on interroge un malade appartenant à cette classe, on ne doit pas se contenter de la réponse qu'il fait après qu'on lui a demandé depuis quand il est malade, mais on doit le questionner sur chaque symptôme en particulier; et l'on parvient facilement à connaître, dans la plupart des cas, l'époque du début de la fièvre typhoïde, en lui demandant s'il peut se rappeler quel jour a commencé la céphalalgie, la diarrhée, etc.

Depuis la mort de cette femme on a fait, dans le but d'obtenir des renseignemens plus positifs, des recherches qui n'ont fourni aucun résultat; tout ce qu'on a pu apprendre sur elle, c'est que depuis quelque temps elle avait éprouvé une peine morale très vive.

Déjà nous avons vu un cas (4e observation) où l'inflammation de la fin de l'intestin grêle était attestée par la présence du pus; mais dans ce cas ce liquide était en plus grande quantité; il y en avait non-seulement à la fin de l'intestin grêle, mais encore dans le trajet du jéjunum; et ici nous sommes amenés naturellement à nous demander si le pus qui occupait plusieurs points de la longueur de ce dernier intestin avait été produit dans les endroits où il existait, ou si au contraire il y avait été transporté par un mouvement anti-péristaltique de la fin de l'intestin grêle; bien que cette dernière explication laisse beaucoup encore à désirer, cependant elle est la seule admissible puisque, sur la plupart des points où il existait du pus, on n'apercevait aucune altération de la membrane muqueuse qui pût en expliquer la formation.

L'état morbide des plaques chez cette femme est extrêmement remarquable; d'abord les plus éloignées du cœcum sont à l'état sain; puis on en voit une à la fin du jéjunum qui offre un commencement d'engorgement, borné seulement à la moitié inférieure de la plaque. A mesure ensuite que nous nous rapprochons davantage du cœcum nous trouvons que cette altération augmente d'étendue, et à la troisième ou quatrième plaque elle en occupe déjà toute la surface. Plus loin à l'épaississement des plaques nous voyons succéder le tissu réticulé, qui d'abord n'occupe aussi que la partie inférieure des premières plaques et les envahit ensuite tout entières. Enfin nous voyons disparaître sur les plaques suivantes toute trace du tissu réticulé et de la muqueuse, et il ne reste que la couche de matière homogène, colorée en jaune, brisée sur plusieurs plaques, et même complètement détruite sur les dernières. Nous trouvons ici toutes les altérations des follicules que nous avons déjà signalées et dans l'ordre qu'elles suivent dans leur développement successif. Nous trouvons en outre un exemple de chacun des deux genres d'escarre que nous avons dit succéder à l'altération des follicules: l'escarre jaune, qui n'est autre chose que la matière blanche homogène qui remplit les follicules ou occupe leur place, et le tissu réticulé.

Nous voyons encore dans ce cas que le tissu

réticulé s'est développé d'abord sur un point où il n'y avait pas de traces de la couche blanche, et ensuite que sur beaucoup d'autres il recouvrait cette couche elle-même. On ne peut cependant pas conclure du premier de ces deux faits que ce tissu se développe indépendamment de l'altération des follicules, car il serait possible qu'une couche très mince de matière blanche eût été déjà absorbée à l'époque de la mort, ou qu'un autre genre d'altération des follicules eût déterminé le même effet. Bien que nous ne puissions préciser le genre de lésion des follicules qui produit cet état de la muqueuse, cependant on ne peut admettre qu'il se développe primitivement et indépendamment d'une lésion des follicules; car constamment nous avons trouvé ce tissu réticulé borné à l'espace qu'occupaient les glandes de Peyer; jamais nous ne l'avons vu s'étendre au-delà. D'ailleurs l'élargissement des orifices des follicules qui donne à la muqueuse cet aspect réticulé suppose presque nécessairement une altération de ces organes.

SECTION III.

Ulcères intestinaux.

Si le sujet succombe à une époque plus éloignée encore que tous ceux dont nous avons vu l'histoire jusqu'à ce moment, l'altération des follicules, soit isolés, soit agminés, présente de nouvelles modifications qu'il n'est pas moins important d'étudier que celles qui les ont précédées. Chez quelques sujets non-seulement on ne trouve plus de plaques gaufrées ou réticulées sur aucune portion de la longueur de l'intestin, mais encore on ne trouve aucune trace de ces deux altérations : il n'y a plus sur les bords des ulcérations de ces débris de plaques qui suffiraient dans tous les cas pour faire connaître leur origine, et auraient pu éclairer sur la nature de la maladie si elle était restée ignorée. Avec quelque soin qu'on examine l'intestin, on ne trouve que des ulcères dont la forme et la position rappellent, dans beaucoup de cas, celles des larges glandes de Peyer, mais qui, dans beaucoup d'autres, occupent des points différens et offrent des formes assez variées pour qu'on puisse avoir des doutes sur leur siége et leur origine.

La forme de ces ulcères varie singulièrement : dans quelques cas, plusieurs ont la forme elliptique très prononcée; d'autres ont une forme arrondie. Quelquefois on n'en voit qu'un seul qui couvre la fin de l'intestin grêle dans une longueur d'un ou deux pouces et dans tout son contour ; d'autres fois, ces ulcères sont très petits et n'ont pas plus de deux à trois lignes de diamètre; entre ces deux extrêmes il existe un grand nombre d'intermédiaires. Dans tous les cas, les bords n'offrent plus ces anfractuosités si remarquables décrites dans la section précédente; ils sont au contraire arrondis; on dirait qu'ils auraient été faits avec un emporte-pièce.

Tantôt ces ulcères reposent sur la tunique celluleuse et la muqueuse a été seule enlevée; d'autres fois, la celluleuse et la musculeuse ont disparu et le péritoine seul en fait le fond.

Le nombre de ces ulcères offre aussi beaucoup de

variétés; cependant il est rare qu'il égale celui des plaques gaufrées ou des ulcérations que l'on rencontre dans la plupart des cas où la mort arrive dans la première ou la seconde période. Le plus souvent ils sont peu nombreux, cependant on ne peut établir de règle générale à cet égard.

Leur siége correspond à celui qu'occupent ordinairement les plaques gaufrées et les follicules engorgés. Il est pourtant assez rare qu'on trouve un grand nombre d'ulcères complètement débarrassés de débris d'escarre au-dessus des deux derniers pieds de l'iléum. Le plus souvent ces ulcères sont dans les dix-huit ou vingt derniers pouces, et même il arrive fréquemment que l'on n'en trouve que dans les six derniers. Dans quelques cas, ces ulcères occupent diverses portions de la longueur du gros intestin; mais alors ils sont toujours très petits, les plus grands n'ayant pas plus de quatre à cinq lignes de diamètre.

Après avoir donné la description de ces ulcères, il nous reste à traiter une question importante, celle de leur origine. Doit-on, dans les cas où l'on trouve à la suite d'une affection aiguë des ulcères qui n'offrent pas de traces matérielles de la couche blanchâtre homogène que nous avons décrite ou de débris d'escarre, les attribuer à la lésion des follicules ou y voir le résultat d'une altération primitive de la muqueuse, dépendant soit de l'inflammation soit de la mortification spontanée de cette membrane?

La réponse à cette question est facile pour un grand nombre de cas; et d'abord pour ceux où, bien que les ulcères les plus rapprochés du cœcum n'offrent plus de traces de l'altération des follicules, on retrouve ces traces autour d'ulcères qui en sont plus éloignés et qui ne permettent pas de doutes sur l'origine des premiers. Quant à ceux où l'on ne trouve sur toute la longueur de l'intestin aucune autre trace de cette altération que ces ulcères, il en est encore beaucoup où l'origine de ces derniers ne serait pas moins facile à reconnaître. Ainsi, quand à la suite d'une maladie aiguë, dont les symptômes ont été ceux de l'affection typhoïde, on trouve des ulcères ayant la forme et occupant l'emplacement des larges plaques elliptiques, il ne peut encore y avoir de doutes sur leur origine, bien que ces plaques aient elles-mêmes disparu; et, dans ces cas, qui sont les plus nombreux de ceux où la mort arrive après le vingtième jour, l'identité des symptômes, l'identité du siége et de la forme des ulcères suffisent pour faire connaître la nature de la lésion.

Il y a encore des cas où les ulcères se trouvent sur d'autres points que ceux qu'occupent ordinairement les larges glandes de Peyer et affectent des formes tout-à-fait différentes, et où il pourrait paraître plus difficile de remonter à leur origine. Ici nous devons rappeler ce que nous avons dit ailleurs sur les plaques intermédiaires entre les follicules isolés et les plaques elliptiques, et qui offrent de nombreuses variétés dans leur forme, leur siége et leur étendue. Or, comme il est des sujets qui ne présentent que cette dernière espèce de plaques, et chez lesquels on chercherait en vain les plaques elliptiques, on ne sera pas étonné de trouver, dans quelques cas, des ulcères dont la forme et le siége seront différens de ce qu'ils sont dans le plus grand nombre. Et, comme il n'est pas un point de l'intestin depuis la fin du tiers supérieur du jéjunum jusqu'à la fin du rectum où nous n'ayons trouvé des follicules à l'état d'engorgement, il est évident qu'on peut trouver sur toute cette longueur des ulcères qui soient la suite de cet engorgement des follicules.

Dans ce cas, les phénomènes observés pendant la vie viendront encore aider à rattacher ces ulcères à la lésion des follicules de l'intestin lorsque la maladie aura présenté la marche et les symptômes qu'elle offre ordinairement dans la fièvre typhoïde. Les seuls cas où l'on pourrait éprouver un embarras réel seraient donc ceux où l'on trouverait des ulcères dans l'intestin grêle, à la suite d'une affection aiguë qui aurait paru différente de la fièvre typhoïde. Mais nous ne devons point oublier que bien que les différentes variétés de cette maladie offrent des caractères communs assez tranchés pour que pendant la vie du sujet il ne puisse y avoir de doute dans la plupart des cas sur la nature de l'affection, cependant il en est quelques-uns où l'on ne trouve ni la forme ni la marche ordinaire, et où pourtant les lésions anatomiques ne diffèrent nullement de ce qu'elles sont dans les cas les plus réguliers. Ainsi, même dans ces cas obscurs, si les autres circonstances qui ont rapport à la durée de la maladie et à sa forme aiguë sont les mêmes, on ne doit pas balancer à reconnaître la même origine aux ulcères que peut offrir l'intestin.

Les cas seulement qui pourraient faire exception

à cette règle sont ceux où l'on trouverait des ulcères semblables à ceux que nous venons de décrire, à la suite d'une maladie aiguë de quelques jours seulement de durée, et qui aurait été précédée d'un état de santé parfaite ; mais aucun cas de ce genre ne s'est présenté à notre observation. Dans tous ceux où nous avons trouvé ces ulcères, la durée de la maladie avait été au moins de dix-huit jours. Il nous est donc permis de conclure, jusqu'à ce que de nouveaux faits viennent modifier notre opinion, que les ulcères que l'on rencontre dans les intestins à la suite d'une affection aiguë sont le résultat de la lésion des follicules, et ne dépendent pas d'une altération primitive de la muqueuse; et quand nous trouverons dans les auteurs, soit anciens soit modernes, des observations de maladies aiguës à la suite desquelles on aura rencontré des ulcères à la fin de l'intestin grêle, nous aurons le droit de les considérer comme des cas d'affection typhoïde.

Une autre question de quelque intérêt se présente encore ici : il s'agit d'examiner si les ulcérations déterminées par l'altération des follicules peuvent s'étendre par la suite au-delà de l'espace qu'occupaient primitivement ces follicules. Il nous semble difficile de donner la solution de cette question d'une manière positive. Cependant nous sommes portés à croire que les ulcères intestinaux peuvent s'étendre dans quelques occasions au-delà de ces limites; en voici la raison : dans tous les cas que nous avons observés, où la maladie était récente et où il restait encore des traces de l'engorgement des follicules, les plaques étaient discrètes, celles même qui sont le plus rapprochées de la valvule iléo-cœcale étaient isolées, bien que souvent très grandes ; tandis que nous avons trouvé, à une époque plus avancée de la maladie, tout le contour de la fin de l'intestin grêle envahi par un seul et vaste ulcère.

Si cette opinion, que les ulcères de l'intestin peuvent après la chute des escarres s'agrandir encore, est exacte, elle ajoutera un nouveau motif à l'appui de ceux que nous avons rapportés à l'instant pour démontrer que les ulcères dont les formes sont différentes de celles qu'affectent ordinairement les follicules, n'en doivent pas moins être rapportés à l'altération des follicules, et que l'on aurait tort de nier cette origine d'un ulcère de l'intestin uniquement, parce que sa forme serait différente de celle qu'offrent ordinairement les follicules agminés ou isolés.

Le temps que mettent les ulcères à se débarrasser de tous les débris de plaques et d'escarres ne peut être fixé exactement ; il doit varier beaucoup suivant les individus et d'autres circonstances inappréciables. De deux bubons, de deux abcès qui apparaissent le même jour et dans des circonstances à peu près analogues, l'un arrivera à la suppuration au bout de huit ou dix jours, l'autre mettra le double de temps pour parvenir au même point, sans que l'on puisse, dans beaucoup de cas, indiquer la cause de cette différence. Ici nous trouvons encore plus d'incertitude que pour le moment où commence l'ulcération, en sorte qu'il est impossible de déterminer, même à un certain nombre de jours près, l'époque où l'ulcération est complète, où il ne reste plus de traces de l'engorgement des follicules.

L'aspect que présentent ces ulcères, bien qu'il offre de nombreuses variétés que nous avons déjà indiquées, nous semble cependant pouvoir être rapporté à deux formes principales, l'une que nous désignerons sous le nom d'ulcères intestinaux simples, et l'autre sous celui d'ulcères intestinaux avec hypertrophie des tuniques musculeuse et celluleuse. Dans la première, la muqueuse qui forme les bords des ulcères est blanche et extrêmement mince; elle semble se confondre quelquefois avec le fond des ulcères dont on a de la peine à la distinguer; elle ne présente aucun signe de travail inflammatoire local et n'offre ni coloration rouge, ni ramollissement, ni épaississement, ni aucune dégénérescence appréciable; le fond seul présente quelques petits boutons charnus extrêmement fins et qui ressortent facilement sur la muqueuse, ordinairement lisse, de la fin de l'intestin grêle. Ces ulcères sont presque toujours très régulièrement arrondis; quelquefois la muqueuse qui forme leurs bords est détachée à la distance d'une ou deux lignes de la membrane celluleuse dans toute leur circonférence; d'autres fois elle ne l'est que dans une partie. Cette disposition devient surtout très visible quand on verse de l'eau à la surface de l'intestin, placé de manière à ce qu'elle s'introduise au-dessous de la muqueuse; alors on croirait voir de petites valvules analogues à celles que l'on trouve dans les veines.

La seconde forme se reconnaît aux bords saillans et taillés à pic du côté de l'ulcère, à leur coloration plus ou moins ardoisée et surtout à l'épaississement des membranes sous-muqueuse et musculeuse

Lorsque cette dernière n'a pas été détruite par l'ulcération, elle forme le fond de l'ulcère où elle devient très visible par son hypertrophie. Lorsqu'au contraire elle a été détruite, alors le fond de l'ulcère est formé par la tunique péritonéale, et on la retrouve sur les bords qui ordinairement sont très épais et acquièrent quelquefois de trois à quatre lignes de hauteur. En examinant ces bords, par leur tranche, on trouve d'abord la muqueuse qui est souvent rouge et elle-même légèrement hypertrophiée; puis au-dessous, la membrane celluleuse qui a quelquefois acquis une épaisseur considérable, une ou deux lignes, par exemple; enfin, au-dessous on trouve la membrane musculeuse également hypertrophiée, ayant quelquefois une épaisseur de deux ou trois lignes. Cette altération très remarquable autour de l'ulcère va ordinairement en diminuant à mesure que l'on observe ces membranes plus loin des bords, et disparaît le plus souvent à trois ou quatre lignes. Ces parties offrent en même temps une fermeté et une densité qui leur donne quelque ressemblance avec le tissu squirrheux.

Nous allons voir des exemples de ces deux états.

1 ULCÈRES INTESTINAUX SIMPLES.

VIIe OBSERVATION.

Sejour récent à Paris. État fébrile developpé ; prostration et stupeur; hémorrhagie intestinale, taches rosées lenticulaires, délire aigu. *Mort au bout de six semaines.* Ulcères nombreux dans les deux derniers pieds de l'intestin grêle, à bords plats et régulièrement arrondis, infiltration sanguine de la muqueuse de l'iléum.

Hermans, âgée de vingt-sept ans, domestique, habitant Paris depuis trois mois, bien constituée et qui avait toujours été bien portante, fut prise vers le milieu de décembre 1830, sans cause appréciable pour elle, de fièvre très forte avec faiblesse et malaise général. Elle entra alors salle Saint-Lazare, dans un état qui ne réclama pas de médication active, et au bout de quelques jours ayant recouvré une partie de ses forces et se trouvant assez bien elle voulut absolument sortir. A peine fut-elle chez elle qu'elle fut prise, sans que nous ayons pu savoir si elle avait commis quelques excès, de céphalalgie avec vomissemens, diarrhée et fièvre forte. Elle rentra de nouveau à l'Hôtel-Dieu, salle Saint-Lazare, n° 7, le 17 janvier. A cette époque, la céphalalgie et les vomissemens avaient cessé, mais à une prostration et à une stupeur très prononcées il se joignait une dureté de l'ouïe considérable; la diarrhée et la fièvre persistaient; l'abdomen était météorisé, peu sensible à la pression et couvert, ainsi que la poitrine, de taches rosées lenticulaires. Des délayans lui furent prescrits, mais ces symptômes continuèrent et l'état adynamique fut en se prononçant de plus en plus. Le 3 février, elle rendit par les selles du sang qui se trouva mêlé aux urines au fond desquelles etaient des caillots en grande quantité. De ce moment il fut impossible de se mettre en rapport avec la malade qui fut dans un état continuel d'agitation comme frénétique, que l'on combattit par des applications réfrigérantes sur la tête pendant le bain, et auquel succéda, pendant trois jours, un état comateux, suivi de mort le 15 février, six semaines environ après le commencement de la céphalalgie.

Autopsie.

CRANE. Les *méninges* n'offrent aucune trace d'altération ainsi que le *cerveau*, dont la fermeté et la coloration sont tout-à-fait normales.

POITRINE. Les deux *poumons* présentent un peu d'engouement avec ramollissement en arrière; le droit est complètement enveloppé d'une fausse membrane sous forme de poche qui est à peine adhérente aux deux plèvres dont on la sépare facilement et qui paraît ancienne. Le *cœur*, de volume ordinaire, ne contient que du sang liquide.

ABDOMEN. L'*œsophage* est sain; *la muqueuse de l'estomac* est blanche, sans ramollissement ni épaississement. Dans le *duodenum* et le *jejunum* la muqueuse est plus pâle qu'à l'ordinaire, sans autre altération. L'*iléum* offre, dans l'étendue des deux derniers pieds, des ulcères qui sont d'autant plus nombreux qu'on l'examine plus près du cœcum. Les plus larges occupent la grande courbure de l'intestin; tout autour il y en a beaucoup d'autres, mais plus petits. Le fond de tous ces ulcères est blanc comme la muqueuse qui les entoure, et repose sur la musculeuse qui offre son aspect normal. Sur aucun d'eux on ne voit de débris de plaques; leurs bords sont uniformément arrondis, aplatis, et sont sur quelques points difficilement distingués du fond de l'ulcère lui-même. A un pied et demi au-dessus du cœcum la muqueuse offre tout à coup sur une longueur de trois à quatre pouces et dans toute sa circonférence une rougeur pointillée assez intense, avec épaississement et infiltration; mais l'épaississement est évidemment le résultat de cette dernière; car, par une forte pression, on en fait sortir un liquide semblable à du sang et l'épaississement a disparu. Les *ganglions mésentériques* sont volumineux, rouges et ramollis. La *rate* a trois ou quatre fois son volume ordinaire. Tous les autres organes paraissent sains, si ce n'est qu'ils sont généralement décolorés.

Aucun des ulcères ne nous offre de traces du tissu blanchâtre qui forme les plaques gaufrées ou du tissu réticulé. Cependant la marche de la maladie, tous les symptômes nous indiquent bien la même affection que déjà nous avons observée lorsque ces altérations existaient; mais aussi la femme qui en est le sujet n'est morte qu'au bout de six semaines de maladie, laps de temps bien suffisant pour que tous les débris des plaques gaufrées ou réticulées aient disparu.

On voit combien sont importans les détails dans lesquels nous sommes entrés sur les différentes modifications qu'éprouvent les follicules, soit agminés soit isolés dans leur altération, et les changemens qui en résultent dans les parties avec lesquelles ils se trouvent en rapport; car, à moins d'avoir suivi ces altérations dans leurs différentes périodes comme nous l'avons fait, il serait difficile de reconnaître dans des ulcères de formes aussi variées et dont le fond est si net, la conséquence des plaques gaufrées ou réticulées de forme elliptique que l'on considère trop généralement comme la seule forme qu'affectent les agrégations de follicules.

Nous trouvons encore chez ce sujet une altération sur laquelle nous devons fixer un instant votre attention en attendant que nous traitions ce point avec les détails qu'il exige. Nous voulons parler de l'infiltration sanguine qu'offrit la muqueuse vers la fin de l'iléum ; infiltration à laquelle il nous semble bien difficile de ne pas rattacher l'hémorrhagie intestinale qui eut lieu dans les derniers jours de l'existence de cette malade, et que l'on ne pourrait attribuer, dans ce cas, à la rupture d'une branche artérielle d'un certain volume, résultant du progrès de l'ulcération.

L'observation suivante va nous offrir un exemple du second état dont nous parlions à l'instant.

2° ULCÈRES INTESTINAUX AVEC HYPERTROPHIE DES TISSUS SOUS-MUQUEUX ET MUSCULEUX.

VIII. OBSERVATION.

Céphalalgie, diarrhée, épistaxis, taches rosées. *Mort le vingtième jour de la maladie.* Plaques gaufrées au commencement de l'iléum; plus loin ulcérations avec debris d'escarres jaunes; plus loin encore, ulcères avec hypertrophie des tissus musculeux et celluleux.

Dix jours avant d'être admis à l'hôpital, le nommé Leleu, charpentier, âgé de 23 ans, est pris, sans cause appréciable, de perte de l'appétit qui ne l'empêche pas de travailler; puis, au bout de deux jours, de forte céphalalgie avec douleurs à la gorge et phénomènes fébriles très prononcés; le lendemain diarrhée peu abondante, affaiblissement considérable qui force le malade à venir à l'hôpital où il entre le 3 janvier 1831, huitième jour de sa maladie; il est couché salle Sainte-Madeleine, n° 26.

Le neuvième jour, intelligence très bornée, *facies* naturel, prostration des forces, légère céphalalgie, un peu de douleur à l'épigastre et à la gorge; le bord du voile du palais est un peu rouge, la bouche sèche; l'abdomen volumineux, sonore à la percussion; pression sur la région cœcale douloureuse; pas de selles depuis vingt-quatre heures; râle sibilant des deux côtés de la poitrine, pouls résistant, fréquent; chaleur à la peau. (*Saignée de dix onces, violette miellée, potion gommeuse.*)

Le dixième jour, la saignée est peu abondante et paraît avoir coulé lentement; l'état du malade est à peu près le même. (*Nouvelle saignee de huit onces.*)

Elle est jetée par une méprise de l'infirmier avant d'avoir été examinée.

Le onzième jour, à la prostration est jointe maintenant une stupeur très prononcée ; le pouls conserve toujours beaucoup de fréquence. (*Nouvelle saignée de huit onces.*)

Le douzième jour, la saignée d'hier a été faite beaucoup plus forte qu'elle n'avait été prescrite ; elle est au moins de seize onces, et couverte d'une couenne peu épaisse adhérente aux bords du vase, et au-dessus est une certaine quantité de sérosité limpide ; le météorisme est plus prononcé, la stupeur considérable ; le malade a évacué plusieurs fois cette nuit sans demander le vase et sans en avoir la conscience. Le pouls est toujours très fréquent, vif, agité.

Le treizième jour, aux symptômes précédens se joignent des taches typhoïdes assez nombreuses et bien caractérisées sur l'abdomen.

Le quatorzième jour, épistaxis cette nuit ; le malade réclame les secours de l'infirmier pour aller à la selle ; le pouls est toujours très fréquent, la langue se sèche de plus en plus.

Le dix-septème jour, les mêmes symptômes persistent ; les selles sont redevenues involontaires ; elles sont toujours liquides et jaunâtres ; la langue est sèche, épaisse ; elle offre vers son milieu une large fente transversale et une autre en arrière et dans le sens de la longueur qui tombe perpendiculairement sur la première ; la respiration est fréquente, laborieuse ; des deux côtés on trouve des bulles de crépitation plus grosses et plus humides que dans la pneumonie. Crachats peu abondans, épais, adhérens au vase.

Le malade persiste dans cet état avec quelques intervalles d'agitation, et la faiblesse va continuellement en s'accroissant jusqu'au moment de la mort, qui a lieu le vingtième jour de la maladie.

Autopsie après quarante-quatre heures.

Habitude générale: Roideur des membres, maigreur médiocre.

Crane. Légère infiltration du tissu cellulaire sous-méningien; quelques cuillerées à café de sérosité dans les ventricules latéraux; toute la substance cérébrale offre un léger degré de ramollissement.

Tube digestif. La muqueuse de la bouche et du pharynx n'offre aucune altération; celle de l'*œsophage* présente les orifices de quelques follicules à l'état normal. L'*estomac*, de capacité ordinaire, est dilaté par des gaz et ne contient pas de liquide; la muqueuse est, dans tout le grand cul-de-sac, d'un blanc mat et légèrement ramollie; tout le reste est plus ou moins ardoisé, avec la consistance et l'épaisseur ordinaires. La muqueuse de l'intestin grêle est rouge dans sa moitié inférieure, à l'exception des huit ou dix derniers pouces de l'iléum, où elle est blanche. Le *duodénum* est fortement coloré en rouge orangé; le *jéjunum*, vide dans toute sa longueur, offre vers son tiers supérieur un rétrécissement de huit à dix pouces, sans épaississement d'aucune de ses membranes, dans lequel l'extrémité du petit doigt ne pénètre qu'avec peine. Dès le commencement de l'*iléum* on aperçoit quelques plaques gaufrées faisant une demi-ligne de saillie, rares et larges de cinq à six lignes; entre elles on voit des glandes de Peyer beaucoup plus grandes et avec leurs caractères ordinaires; cependant la muqueuse y est plus plissée, plus lâche que de coutume; on dirait que, tendue outre mesure par une cause quelconque, la muqueuse ne ferait que de revenir sur elle-même, ce qui rend lès glandes bien plus visibles : il y en a ainsi deux ou trois entre chaque plaque gaufrée; puis ces dernières commencent à s'ulcérer par un petit point et deviennent plus nombreuses; plus loin l'ulcération augmente d'étendue et occupe toute la largeur des plaques, qui ont différentes formes, mais non la forme elliptique des glandes de Peyer; dans ces plaques la muqueuse est seule détruite, et sur plusieurs la musculeuse est à nu. Les bords de ces ulcères sont à pic; quelques-uns conservent des portions d'escarre jaune, dont plusieurs ne tiennent presque plus au contour de l'intestin et que l'eau versée à la surface fait flotter.

Ces ulcères sont plus nombreux vers la fin de l'iléum et complètement débarrassés de débris d'escarres; mais le tissu musculaire qui forme leur fond offre un épaississement considérable, une ligne à une ligne et demie; en outre, le tissu cellulaire sous-muqueux, qui forme en partie le bord de ces ulcères, présente aussi un épaississement notable avec coloration d'un blanc nacré ayant tout-à-fait l'aspect du tissu squirrheux; incisé dans tous les sens, il offre partout le même aspect, la même dureté, et donne à l'un de ces ulcères une profondeur de trois à quatre lignes par l'épaisseur des bords. Ces ulcères, examinés à la face externe de l'intestin, sont faciles à remarquer par la coloration blanche qu'offre le péritoine que l'on pourrait croire épaissi, mais c'est le tissu cellulaire sous-péritonéal qui lui donne cette apparence. Deux petits ulcères sont sur la *valvule iléo-cæcale* elle-même, du côté de l'iléum; la muqueuse de l'iléum est légèrement ramollie sur quelques points, mais non constamment dans les parties qui présentent de la rougeur.

Le *cæcum* offre trois ulcères étroits, ronds, entourés également d'un bourrelet assez épais; le *colon* en présente aussi quatre ou cinq tout-à-fait semblables et dont le dernier se trouve à la fin de l'S iliaque, où il y a aussi quelques arborisations.

Les *ganglions mésentériques* sont tuméfiés; quelques-uns ont le volume de grosses amandes; ils sont rouges, durs, et contiennent, au milieu de leur substance rouge et ramollie, une matière pultacée, blanchâtre, que l'on en fait sortir par la pression.

Appareil respiratoire. Le cartilage de l'épiglotte est en partie détruit, mais circulairement; la muqueuse, détachée, vient former autour de ce qui en reste une espèce de prépuce, qui permet de recouvrir et de découvrir ce cartilage corrodé; le larynx offre entre les cordes vocales deux ulcérations larges de deux à trois lignes. Les deux *poumons* ne crépitent pas, et ne contiennent pas de traces de tubercules, mais un peu d'œdème; le droit seul offre dans son lobe postérieur un commencement d'engouement avec ramollissement. Le cœur est flasque, mou, ramolli et rempli, ainsi que tout le système sanguin, de sang fluide; le *foie* est sain; la *rate*, un peu plus volumineuse que dans l'état normal, est légèrement ramollie.

Vous trouvez ici dans l'état de la coloration de l'intestin grêle ce que nous avons déjà fait observer plusieurs fois. Le ramollissement de la muqueuse intestinale, à ce degré, est une lésion rare, surtout comparativement avec la fréquence du ramollissement de celle de l'estomac; mais il est évident que ces lésions, quelle que soit leur cause, sont très différentes de celles qui appartiennent nécessairement à la fièvre typhoïde.

L'état des glandes de Peyer, chez ce sujet, est extrêmement remarquable; toutes celles de l'iléum paraissent avoir été affectées, mais déjà quelques-unes de celles placées au commencement de cet intestin avaient éprouvé une modification dont nous vous parlerons bientôt en décrivant le retour des plaques gaufrées à l'état normal; d'autres étaient probablement aussi sur le retour, mais moins avancées; d'autres enfin étaient ulcérées et à des degrés très variés; mais l'état le plus curieux, celui pour lequel nous avons surtout rapporté ce fait, c'est l'épaississement des tissus musculeux et sous-muqueux des bords de l'ulcère, et qui était assez considérable pour leur donner l'apparence d'ulcères squirrheux. Ici nous voyons à l'intérieur ce que nous observons à l'extérieur, dans quelques cas où un ulcère sur un membre, par exemple, prend, après un laps de temps ordinairement long, l'aspect du tissu lardacé; mais avec cette différence pourtant que la mort étant arrivée le vingtième jour, on ne peut attribuer à l'ancienneté de l'affection, à un état chronique, la dégénérescence que nous rencontrons, tandis que dans les plaies extérieures la longue durée de la maladie est une condition indispensable de cette dégénérescence. Il est encore important de faire remarquer que les ulcérations, quelque long-temps qu'elles persistent, n'entraînent pas nécessairement cette dégénérescence, puisque sur un grand nombre de sujets qui nous ont offert des ulcérations dépendant de la lésion des follicules agminés ou isolés, trois seulement présentaient des ulcères avec ce caractère spécial. Il est donc quelque autre circonstance indispensable, peut-être une disposition individuelle.

PERFORATION INTESTINALE.

Nous avons déjà vu que, dans un assez grand nombre de cas, l'ulcération, au lieu de se borner à la muqueuse et au tissu anormal qui forme les plaques gaufrées, envahit la musculeuse; il ne reste alors au fond de la plaie que le mince feuillet du péritoine qui recouvre l'intestin et empêche seul la sortie des matières contenues dans le tube digestif. Cette membrane elle-même a, dans quelques cas, participé à l'ulcération, et la perforation intestinale, qui établit une libre communication entre l'intérieur du canal intestinal et la cavité péritonéale, est le résultat de cette extension de l'ulcération.

Dans les cas où cet accident survient pendant le cours de l'affection typhoïde, le malade est ordinairement pris tout à coup, sans causes appréciables, de douleurs atroces qui sont suivies de tous les symptômes d'une péritonite générale suraiguë laquelle, presque constamment, ne tarde pas à entraîner la mort. A l'autopsie, on trouve ordinairement, avant même d'avoir ouvert les intestins, outre les lésions qui appartiennent à la péritonite aiguë, une perforation des trois tuniques de l'intestin et quelquefois un épanchement de matière fécale aux environs de cette perforation. En pressant avec la main l'intestin sur un point peu éloigné de cette ouverture, on en voit sortir des matières liquides mêlées de gaz. Examinée à l'intérieur, cette perforation répond toujours à une ulcération qui est plus large que l'ouverture elle-même et où l'on voit évidemment que la perforation s'est faite de dedans en dehors et non de dehors en dedans. Quelquefois la perforation se trouve sur une grande ulcération; d'autres fois, mais plus rarement, elle correspond à un ulcère d'une petite dimension. Dans tous les cas, la largeur de l'ouverture elle-même est très peu considérable. Dans aucune des observations recueillies par M. Louis, et où il a noté cette largeur, elle ne dépassait trois lignes; le plus souvent elle n'avait qu'une ligne ou une ligne et demie, et quelquefois elle aurait à peine suffi pour laisser passer la tête d'une épingle. Des deux cas recueillis dans les salles de la clinique, dans l'un, celui où elle avait le plus de largeur, elle ne dépassait pas quatre à cinq lignes dans son plus grand diamètre; dans l'autre elle avait à peine trois lignes.

Ces perforations se forment presque constamment sur le dernier pied de la longueur de l'intestin iléum. Aussi, dans les dix cas de ce genre qui ont été recueillis et publiés par M. Louis, cet habile observateur a toujours trouvé la perforation dans cette portion de l'intestin grêle; dans l'un des deux cas recueillis à l'Hôtel-Dieu, la perforation se trouvait à plus de douze pouces au-dessus de la valvule iléo-cœcale, et dans l'autre elle était dans le gros intestin au point d'union de l'S iliaque avec le rectum.

L'aspect et la forme de l'ouverture offrent peu de variétés; ordinairement arrondie, elle présente quelquefois l'escarre du péritoine, dont la chute a déterminé la perforation, attenant encore sur un point de ses bords; d'autres fois on a trouvé le péritoine détaché de la musculeuse tout autour de l'ouverture et à une ou deux lignes de distance.

Bien qu'une seule de ces ulcérations suffise pour déterminer une péritonite promptement mortelle, cependant il est des cas où l'on en a observé deux et même jusqu'à trois dans le même intestin.

Cet accident formidable peut survenir à des époques variées de la maladie. Dans l'un des deux cas observés à la clinique, la perforation eut lieu le quinzième jour de la maladie, et dans l'autre le trentième. M. Louis l'a observée à des époques non moins diverses, du douzième jour au quarantième.

L'examen des parties qui entourent la perforation est d'un assez grand intérêt, car c'est uniquement sur la disposition de ces parties que l'on peut fonder quelque espoir de guérison. Constamment on trouve à l'ouverture de l'abdomen, ainsi que nous le disions à l'instant, des traces d'une péritonite suraiguë, et ces traces sont la présence d'une quantité notable de pus ou des adhérences très récentes entre les circonvolutions. Il n'est pas rare de trouver, dans ces occasions, une ou plusieurs pintes de pus dans l'abdomen ou toutes les circonvolutions de l'intestin grêle réunies en une seule masse par de nombreuses adhérences; dans les cas où la péritonite se montre sous cette dernière forme, c'est surtout aux environs de la perforation que les adhérences sont le plus nombreuses et le plus rapprochées. Aussi, dans ces cas, on est très souvent obligé, pour découvrir cette perforation, après avoir incisé l'abdomen, de détacher successivement toutes les circonvolutions intestinales, qui sont accolées les unes aux autres jusqu'à ce que l'on parvienne à l'ouverture extérieure. Il arrive quelquefois que ces adhérences sont tellement nombreuses aux environs de la perforation, que l'anse intestinale qui s'y trouve adhérente l'oblitère complètement et empêche un nouvel épanchement de matières fécales. Si la péritonite reste bornée à une partie de l'abdomen, et que le malade soit mis dans les conditions les plus favorables, on peut ne pas désespérer de la guérison; mais cet heureux résultat exige la réunion de tant de circonstances différentes qu'on a pu long-temps le considérer comme impossible. Cependant la plus importante de ces circonstances c'est la condition anatomique que nous venons de décrire, c'est-à-dire la formation d'adhérences tout autour de la perforation et avant que la péritonite soit devenue générale.

Quant aux autres lésions, différentes de celles qui dépendent de la perforation, si nous en jugeons d'après les deux faits observés dans le service de la clinique, d'après ceux plus nombreux recueillis par M. Louis dans notre service à la Charité, elles ne diffèrent nullement de celles que l'on rencontre dans tous les cas de fièvre typhoïde.

L'étude des lésions anatomiques que l'on observe à la suite de cette grave complication nous conduit à rechercher les causes auxquelles on peut, avec le plus de probabilité, attribuer la perforation de l'intestin.

La première que nous signalerons, c'est l'extension de l'ulcération au péritoine; si l'ulcération détruit, sans que nous en connaissions la cause, la tunique celluleuse, puis la musculeuse, il n'y a aucun motif pour qu'elle n'envahisse pas également le péritoine quand elle a fait disparaître les membranes qui le recouvrent.

Il est cependant des cas où une véritable escarre s'est formée sur le péritoine; et ici nous devons reconnaître encore un effet de cette disposition à la gangrène, si manifeste à l'extérieur sur les points qui ont été le siége d'une irritation un peu vive. Sous ce rapport, il n'est point de partie qui puisse présenter des circonstances plus favorables au développement d'une escarre que la portion du péritoine qui fait le fond d'un ulcère.

Une autre cause qui peut dans quelques cas agir seule, mais qui, le plus souvent, doit accélérer l'action des deux premières que nous venons de signaler, c'est la distension du tube digestif par des gaz, distension qui doit suffire dans quelques cas pour produire la perforation, quand la résistance de l'intestin a été diminuée par la destruction des membranes muqueuse, celluleuse et musculeuse, et par l'inflammation consécutive du péritoine. L'inertie de l'intestin et l'accumulation des gaz dans sa cavité sont donc des circonstances qui peuvent exercer quelque influence dans la production de cet accident funeste.

Peut-être trouverait-on, dans cette distension gazeuse des intestins, l'une des causes pour lesquelles la perforation est plus fréquente dans la fièvre typhoïde que dans la phthisie, dans laquelle on observe si souvent des ulcérations intestinales, mais où le météorisme est beaucoup moins fréquent que dans la première de ces affections. M. Louis qui, sur cinquante sujets atteints d'affection typhoïde, en a vu succomber sept à la perforation intestinale, rapporte n'avoir observé cet accident qu'une seule fois sur cent cinquante phthisiques qu'il a ouverts; et sur soixante-dix phthisiques qui ont succombé dans les salles de la clinique, depuis cinq ans, un seul aussi a offert cet accident. Toutefois, cette condition n'est pas la seule cause de la différence que nous indiquons; la lenteur de la marche de la maladie dans la phthisie et l'épaississement qu'acquièrent chez beaucoup de phthisiques les membranes qui occupent le fond des ulcères doivent nécessairement contribuer à rendre plus rares ces perforations.

IXe OBSERVATION (1).

Séjour récent à Paris. Céphalalgie, fièvre intense, douleur abdominale, prostration et stupeur, selles involontaires, symptômes de perforation intestinale. *Mort le trente-deuxième jour de la maladie.* Ulcères à la fin de l'intestin grêle; un seul à la fin du colon avec perforation intestinale.

Roux, âgé de 18 ans, ramoneur, habitant à Paris depuis trois mois, est pris, vers le milieu d'octobre, d'un dévoiement abondant accompagné de fortes coliques pendant les premiers jours. Il ne cesse cependant pas de travailler, quand, le 21 octobre, il éprouve, sans aucune cause appréciable, un frisson suivi d'une forte chaleur avec céphalalgie; il est obligé de garder le repos pendant deux jours; puis, la fièvre ayant un peu diminué, il veut reprendre son travail qu'il est bientôt obligé d'abandonner. Le 28, il prend une bouteille de vin chaud, et, la fièvre augmentant, il entre à l'Hôtel-Dieu le 29, et est couché salle Sainte-Madeleine, n° 3.

Le 30 octobre, dixième jour de la maladie, teint animé, yeux brillans; peau chaude, un peu sèche; céphalalgie encore intense, faiblesse générale très prononcée, dyspnée légère, toux assez fréquente; langue rouge, un peu sèche; plusieurs selles liquides chaque jour; douleur dans la région iliaque droite, augmentant par la pression. (*Riz gommé, saignée de deux palettes, cataplasme sur l'abdomen, lavement émollient.*)

Le onzième jour, le sang de la saignée présente

(1) Recueillie dans le service de M. le professeur Récamier.

un caillot sans couenne et très mince qui nage dans une grande quantité de sérosité. La prostration est beaucoup plus prononcée, avec stupeur légère ; la céphalalgie paraît moins violente ; le pouls est moins fréquent ; la chaleur de la peau est moins forte et plus sèche ; la langue est sèche et rouge, les lèvres décolorées, la douleur abdominale un peu moins vive.

Le dix-neuvième jour, la stupeur se prononce davantage ; le météorisme est considérable et gêne beaucoup la respiration ; les selles continuent liquides mais peu nombreuses ; on remarque sur les lèvres et les dents une légère couche d'un enduit noirâtre ; le pouls reste sans frequence.

Tous ces symptômes persistent les jours suivans à peu près au même degré ; le météorisme, qui augmente beaucoup, paraît gêner considérablement la respiration ; la sensibilité de l'abdomen reste assez vive ; la nuit, l'insomnie est presque continuelle. Les selles deviennent involontaires à plusieurs reprises ; la stupeur augmente et diminue également plusieurs fois ; la fréquence du pouls et la chaleur de la peau offrent aussi quelques variations.

Le vingt-cinquième jour, le malade a notablement maigri ; il reste presque continuellement dans la même position ; l'abdomen est tendu, sonore, un peu douloureux à la pression ; la respiration très gênée ; trois ou quatre selles dans les vingt-quatre heures ; le pouls a repris un peu de fréquence ; le malade urine difficilement et offre un commencement d'excoriation dans la région du sacrum.

Le vingt-neuvième jour, les traits du malade sont

tout-à-fait changés ; il se plaint de douleurs extrêmement vives par tout l'abdomen, qui a pris un volume beaucoup plus considérable qu'il ne l'était avant. C'est au milieu de la nuit que ces douleurs ont commencé à se faire sentir et de suite avec beaucoup de vivacité ; il y a eu quelques nausées, et le malade a lâché encore ce matin sous lui ; le pouls est petit, à peine fréquent ; la peau sans chaleur.

Le trentième jour, le ballonnement du ventre s'est encore accru ; les parois abdominales dépassent les côtes et sont le siége d'une douleur exquise ; le sommet de l'abdomen est très sonore, mais on le trouve mat à deux pouces au-dessous du nombril, et malgré sa distension et son excessive sensibilité, on y distingue la fluctuation. Le malade meurt le trente et unième jour de la maladie.

Autopsie faite vingt-quatre heures après la mort.

Habitudes générales. Maigreur extrême du corps ; l'abdomen est beaucoup moins tendu que dans les derniers jours de la maladie ; il est mat partout.

Le *cerveau* n'offre rien d'anormal.

POITRINE. Les cavités du cœur contiennent un peu de sang liquide ; les parois du ventricule gauche sont hypertrophiées ; les *poumons*, gorgés de sang, n'offrent aucune trace d'altération.

ABDOMEN. L'incision des parois abdominales fait écouler une grande quantité d'un liquide séro-purulent où nagent des portions de fausses membranes. La quantité de ce liquide est au moins de trois pintes ; le péritoine est dans toute son étendue d'un blanc mat et a perdu en partie sa transparence ; on voit, au point où le rectum se joint à l'S iliaque, une tache noire de la largeur d'un centime environ. En enlevant et ouvrant avec soin cette partie d'intestin, on reconnaît qu'il existe sur ce point une perforation due à l'ulcération des deux membranes internes et à la mortification du péritoine ; car on trouve attenant encore aux bords de l'ouverture une petite escarre dont la forme correspond à celle de l'ouverture elle-même ; cette escarre est très mince et paraît ne comprendre que le péritoine ; il n'existe rien autour de la perforation qui atteste qu'il se soit fait un épanchement de matières fécales dans l'abdomen. L'*estomac* est en partie rempli d'un liquide jaunâtre, sans odeur ; quatre ou cinq vers lombriques sont réunis près du cardia ; sa muqueuse présente une teinte rouge foncée et générale ; du reste sans ulcérations ni ramollissement. L'*iléum* présente dans son dernier pied de nombreux ulcères de forme et de grandeur variables ; leurs bords sont plats, sans rougeur ; sur aucun d'eux on ne trouve de débris d'escarres, excepté sur celui qui entoure la valvule iléo-cœcale, où il reste encore quelques portions d'escarres jaunes. Le *cæcum* et le *colon* ascendant n'offrent rien d'anormal ; le transverse présente, dans la plus grande partie de son étendue, de petites taches noires ou brunes éloignées seulement de quelques lignes et sans saillie. La muqueuse qui les sépare n'offre aucune altération appréciable ; le colon descendant, l'S iliaque et le rectum ne présentent pas d'autre ulcération que celle qui correspond à la perforation et qui n'est pas plus large que la perforation elle-même ; en sorte que l'ulcération des membranes muqueuse, celluleuse, et musculeuse et la perforation du péritoine, sembleraient avoir été pratiquées avec un emporte-pièce ; la muqueuse qui forme ces bords n'offre aucune altération appréciable. Les *ganglions mésentériques* qui correspondent aux deux derniers pieds de l'iléum sont tuméfiés ; quelques-uns ont la grosseur d'une noisette ; ils sont fermes et rouges à l'intérieur.

Les circonstances les plus importantes que nous offre cette observation sont : 1° la gravité de la maladie typhoïde chez ce sujet, et qui fut telle que la perforation intestinale semble n'avoir abrégé son existence que de quelques jours ; 2° l'invasion subite d'une douleur très vive suivie d'un épanchement abondant dans l'abdomen et qui était déjà très facile à constater le lendemain du jour où l'on dut croire que la perforation s'était faite ; 3° la présence de l'escarre, qui attestait que ce n'est point par l'ulcération du péritoine, mais bien par la gangrène de cette membrane, que la perforation s'est faite.

Xe OBSERVATION (1).

Séjour récent à Paris. Fièvre avec douleur dans tout l'abdomen ; diarrhée, puis tout à coup douleurs extrêmement vives dans l'abdomen. *Mort le quatorzième jour de la maladie.* Une seule ulcération près de la fin de l'intestin grêle, avec perforation et péritonite suraigue.

Fournier, âgé de 30 ans, scieur de long, habitant Paris depuis un an, et jouissant d'une bonne santé, travaille très fort le 18 décembre, et, ayant bien chaud, est saisi par le froid ; presque aussitôt il est pris d'une forte fièvre avec douleurs

(1) Recueillie dans le service de M. le professeur Récamier.

dans tous les membres et sentiment de lassitude générale. Il se couche, et au bout de quelques heures on lui fait prendre du vin sucré pour le faire suer, dit-il. La nuit suivante l'abdomen devient douloureux; il survient du dévoiement et les douleurs générales augmentent. Le malade est couché, le 25 décembre 1828, salle Sainte-Madeleine, n° 7.

Le neuvième jour de la maladie, figure rouge, sans stupeur ni somnolence; la peau est chaude et humide, le pouls développé, peu fréquent; le ventre, de volume ordinaire, sans tension, sensible à une forte pression vers l'épigastre et dans la région du foie; mais on ne sent pas cet organe dépasser le rebord des fausses côtes. Plusieurs selles liquides chaque jour, mais sans efforts, sans coliques; la bouche est mauvaise, la langue large, sans rougeur, légèrement chargée. (*Quinze sangsues sur l'abdomen, fomentations, quart de lavement.*)

Le dixième jour, le malade est toujours dans le même état, si ce n'est que l'abdomen est un peu plus douloureux et qu'il reste continuellement en transpiration. (*Fomentations, quart de lavement, bain.*)

Le onzième jour, le malade se trouve beaucoup mieux; il est sans sueurs et n'éprouve plus de douleurs à l'abdomen; le dévoiement diminue, la bouche est amère, la langue large et humide; moins de fièvre. (Même prescription.)

Le treizième jour, état de prostration avec dyspnée; pouls développé et fréquent; peau chaude et un peu sèche; abdomen indolent; le dévoiement est plus fréquent, les poumons n'offrent rien de remarquable.

Le quatorzième jour, au moment de la visite, le malade est calme et n'accuse rien d'extraordinaire; mais quelques instans après, l'interne, en repassant près de son lit, s'aperçoit d'un changement notable dans sa physionomie; la figure est toute bouleversée, les yeux sont ternes et paraissent excavés; le malade se plaint de douleurs exquises dans tout l'abdomen; il éprouve quelques nausées; le pouls est fréquent, vif, petit. (*Vingt sangsues sont appliquées à l'instant même sur l'abdomen, fomentations, bain.*)

Le quinzième jour, le malade est à peine reconnaissable; le facies est profondément altéré et exprime le sentiment de vives douleurs; les yeux sont cernés et ternes; la peau très sèche; le pouls est fréquent, très petit; la bouche et la langue sèches; le ventre dur sans être météorisé, très sensible à la moindre pression, est le siége de vives douleurs qui augmentent à chaque instant. (*Trente sangsues sont appliquées sur l'abdomen, bain; nouvelle application de sangsues pour le soir, fomentations.*)

Le malade meurt dans la nuit, après avoir vomi une grande quantité d'un liquide noir, inodore, présentant évidemment des traces de sang dans les points où il est couvert d'écume.

Autopsie faite vingt-six heures après la mort.

Habitudes extérieures. Bonne conformation générale; embonpoint médiocre; système musculaire fortement dessiné; il s'est écoulé du sang par les narines.

THORAX. Les deux *poumons* ne présentent rien

d'anormal, si ce n'est un peu d'emphysème. Le *cœur*, sain, contient, à droite, un caillot fibrineux blanc engagé dans l'ouverture auriculo-ventriculaire droite. Le ventricule gauche offre un peu d'hypertrophie.

Abdomen. Dur, volumineux, mat à la percussion, contient une grande quantité de pus. Tous les intestins sont agglutinés ensemble par de nombreuses adhérences récentes et baignent dans le pus. A l'extérieur ils sont, au moment de l'ouverture, d'un rouge vif, et surtout dans les points où ils sont en contact avec eux-mêmes. Le pus qui remplit le petit bassin et s'écoule en partie à l'incision des parois abdominales n'offre pas d'odeur remarquable.

En examinant les intestins à l'intérieur et avec soin, on trouve une perforation de l'intestin grêle à dix pouces ou un pied environ au-dessus de la valvule iléo-cœcale. Cette perforation est complètement entourée d'adhérences semblables aux autres et qui l'auraient probablement oblitérée si elles avaient pu se consolider. L'ouverture du péritoine, qui est due évidemment à une perte de substance, a environ trois lignes de diamètre ; tout autour, jusqu'à une distance de quatre à cinq lignes, le péritoine est d'un rouge livide qui va en diminuant en dehors.

L'*estomac* n'offre rien d'anormal. L'intestin, ouvert avec soin, présente, dans le quart inférieur de l'intestin grêle, jusqu'à la valvule iléo-cœcale, une rougeur assez uniforme, plus forte cependant dans quelques endroits, et ayant son siége dans la muqueuse, qui est considérablement épaissie ; mais en passant par-dessus, et avec force, le dos de la lame d'un bistouri, on en fait sortir un liquide séro-sanguinolent, et la membrane semble avoir repris son épaisseur et sa couleur naturelles. Cette rougeur est due à de petits vaisseaux dont on distingue facilement, à l'œil nu, les extrémités à la surface de la muqueuse où elles viennent se terminer plongées dans une couche d'une substance transparente, tremblante et comme gélatineuse. Cet état occupe tout le pourtour de l'intestin.

Les glandes de Peyer sont peu nombreuses dans la longueur de l'iléum, et toutes elles sont à l'état sain ; une seule est ulcérée, et cette ulcération correspond à la perforation du péritoine ; elle a de dix à sept lignes de longueur sur trois ou quatre de largeur; les bords sont à pic et la muqueuse qui les forme n'offre aucune altération; ils se réunissent aux deux bouts à angles aigus.

Les intestins sont remplis d'une grande quantité de matières fécales liquides, presque sans gaz ; on a cherché en vain des traces de cette matière aux environs de la perforation dans les fausses membranes qui l'entourent.

Un seul *ganglion mésentérique* qui est dans la portion correspondante à l'ulcération de l'intestin, est à l'état de suppuration ; les autres qui sont aux environs et en petit nombre, sont volumineux et rouges.

Les *gros intestins* n'offrent pas de traces d'altération ; le foie et la rate sont à l'état sain.

Le *cerveau* n'a pu être examiné.

L'une des circonstances les plus remarquables qu'offre cette observation, c'est la marche simple et bénigne de la maladie, comparée avec la gravité des symptômes déterminés par la perforation intestinale. L'état fébrile, accompagné d'une diarrhée légère et la sensibilité de l'abdomen sont les seuls phénomènes qui pussent, pendant le cours de la maladie, indiquer la lésion des follicules intestinaux; mais nous n'y voyons aucun des symptômes graves, la prostration, la stupeur, les évacuations involontaires, etc., que l'on rencontre dans le plus grand nombre des cas d'affection typhoïde.

Cette observation n'est pas la seule où une aussi grave complication soit survenue pendant le cours d'une affection en apparence légère. Sur dix observations de perforation intestinale survenue pendant le cours de l'affection typhoïde qui ont été recueillies par M. Louis, dans un cas seulement la maladie avait présenté des symptômes graves avant la perforation; mais chez les neuf autres sujets la fièvre avait débuté comme une fièvre continue légère, et n'avait présenté aucun symptôme grave avant l'époque de la perforation; trois d'entre eux se croyaient convalescens et étaient regardés comme tels, de sorte qu'en réunissant aux dix faits publiés par M. Louis les deux recueillis dans les salles de la clinique, nous trouvons que, sur douze cas de perforation intestinale, cette complication est survenue dix fois chez des sujets dont l'état n'offrait auparavant rien d'alarmant, ni aucun des symptômes graves de la maladie typhoïde, et deux fois seulement chez des individus dont la maladie offrait quelque gravité.

Si maintenant nous nous rappelons que, dans les circonstances ordinaires, le nombre des cas où l'affection typhoïde offrait une forme grave est beaucoup plus considérable que celui des cas où elle est légère, nous ne pourrons penser qu'une différence aussi considérable soit un simple effet du hasard, et nous serons obligés de reconnaître une espèce de liaison entre les cas où la maladie est légère et la perforation intestinale. Mais pourquoi cet accident survient-il de préférence pendant le cours d'une maladie légère, tandis qu'on l'observe si rarement dans les cas les plus graves? C'est ce qu'il nous est impossible de déterminer.

Remarquons encore, dans cette observation, le passage subit de l'état de calme et de tranquillité où était le malade aux symptômes les plus graves d'une péritonite suraiguë générale. Cette circonstance est l'un des caractères les plus importans pour le diagnostic de cette funeste complication, dans les cas où le malade conserve la connaissance; d'autant plus que dans le plus grand nombre des cas, comme nous le disions à l'instant, l'état du malade n'offre aucune gravité apparente.

Nous devons aussi faire remarquer ici l'état d'infiltration sanguine de la muqueuse dans une partie de la longueur de l'intestin grêle, altération que nous avons déjà rencontrée dans un cas. (*Voyez* la huitième observation.) Mais, chez le dernier malade, on n'a pas eu connaissance qu'il y eût eu d'hémorrhagie intestinale pendant la vie comme chez celui de la huitième observation. Cependant, comme l'état peu grave du malade ne réclamait pas des soins assidus, il est possible qu'il ait eu des selles sanguinolentes qui aient échappé à l'attention.

Enfin, la dernière circonstance que nous signalerons dans cette observation, c'est le peu d'étendue de l'altération des follicules; il n'y avait, chez ce sujet, qu'une seule ulcération, et dans tout le reste de l'intestin on ne distinguait ni plaques gaufrées ni ulcérations; et cependant la maladie n'était pas assez avancée pour que l'on pût croire que les plaques, si elles avaient été très développées, eussent eu le temps de revenir à l'état sain.

La perforation était, chez ce sujet, très étroite, comme elle l'est dans la plupart des cas, ce qu'il nous semble rationnel d'attribuer au peu de temps qui s'écoule ordinairement entre le moment où la perforation vient de se faire et celui où la mort arrive. Sous ce rapport, nous trouvons une grande différence entre deux lésions qui, sous d'autres points de vue, ont beaucoup de ressemblance; la perforation intestinale qui survient pendant le cours de l'affection typhoïde et la perforation pulmonaire qui, ordinairement, offre une plus large ouverture, parce qu'alors la mort arrivant, au moins dans le plus grand nombre des cas, à une époque plus éloignée, la perforation des poumons, sous l'influence de la toux et des autres circonstances qui tendent à l'agrandir, s'élargit et acquiert une étendue quelquefois considérable.

On observe le même effet dans la perforation intestinale quand la mort n'arrive pas immédiatement, c'est-à-dire quand il existe des adhérences qui empêchent la péritonite, résultant de l'épanchement des matières fécales, de devenir générale, et qui cependant permettent une espèce de circulation entre l'intérieur de l'intestin et la cavité qu'elles circonscrivent. Nous allons rapporter un exemple remarquable d'une perforation de ce genre; bien que la maladie qu'elle est venue compliquer ne fût pas une affection typhoïde, elle nous fera facilement comprendre l'influence que les adhérences exercent dans ces cas graves et le seul motif d'espoir que l'on puisse avoir encore de conserver le malade après que cette complication a été constatée.

XIe OBSERVATION.

Péritonite générale suraigue; amélioration par les émissions sanguines et les mercuriaux; nouveaux accidens. *Mort.* Suppuration et adhérences péritonéales; perforations intestinales; pneumonie lobulaire.

La fille Grillet, âgée de 27 ans, arrivée de Metz à Paris depuis trois mois, était habituellement bien portante et bien réglée; ses menstrues durent ordinairement huit jours. Le 8 décembre, les ayant depuis trois jours, elle s'expose au froid, et aussitôt elles s'arrêtent. En même temps tuméfaction des grandes lèvres, coliques très fortes et vives douleurs dans le bas-ventre, puis dans tout l'abdomen et même dans le côté droit de la poitrine, avec symptômes fébriles très intenses. Trente sangsues sont appliquées dans la nuit suivante sur l'abdomen, ce qui n'empêche pas l'augmentation de tous les symptômes précédens, auxquels se joignent des vomissemens fréquens, de la constipation et le météorisme du ventre. Elle reste sans traitement les 9 et 10, et entre le 11 décembre salle Saint-Lazare, n. 9, où quarante sangsues sont appliquées sur l'abdomen dans la soirée.

Le 12, les symptômes sont moins alarmans que la veille, le pouls ne donne que cent au lieu de cent vingt; la respiration est descendue à trente de quarante-huit; le ballonnement de l'abdomen ainsi que la sensibilité à la pression sont moindres; cependant le facies de la malade exprime un état de vives souffrances; il n'y a point eu de vomissemens durant la nuit; absence de selles depuis quatre jours. (*Saignée de dix onces; potion gommeuse, avec huile de ricin une once; demi-lavement émollient.*)

Le lendemain, plusieurs des symptômes avaient encore diminué, mais les vomissemens étaient revenus avec de grands efforts et de vives douleurs. La malade, n'ayant pu supporter sa potion, elle a pris quatre grains de calomel, qui lui ont procuré plusieurs selles. Le sang tiré s'était couvert d'une couenne épaisse et pris en masse. (*Quarante sangsues sur l'abdomen, huit grains de calomel.*)

Le 14, la prostration est très prononcée; l'abdomen, très ballonné, n'est douloureux qu'à la pression; absence de vomissemens, mais nausées fréquentes, insomnie continuelle; cinq selles dans les vingt-quatre heures et épreintes répétées. (*Deux frictions avec l'onguent mercuriel, de deux gros chacune; seize grains de calomel en quatre doses.*)

Le lendemain, l'état général était à peu pres le même; on lui continue et les frictions mercurielles portées à une once, et les seize grains de calomel. Le

16, le mercure commence à agir sur la bouche, et on le continue le 17 seulement. Sous l'influence de ce traitement le ventre perd son ballonnement et sa sensibilité, mais le pouls reste fréquent, les forces ne reviennent pas; il y a encore de temps à autre des vomissemens, et chaque jour de cinq à dix ou douze selles, et tous les symptômes de la salivation. Cependant, au moment où la salivation semblait cesser, il survint de la dyspnée, quelques crachats rouillés et une crépitation fine et sèche dans les deux poumons et en arrière. Une petite saignée et un vésicatoire parurent calmer un peu ces accidens, et la malade rentrait encore en convalescence, quand la fièvre, la diarrhée et la faiblesse augmentèrent de nouveau. Vers le milieu de janvier on remarqua, dans les matières qu'elle rendait par les selles, une certaine quantité d'une matière blanche semblable à une purée, et au milieu de laquelle étaient quelques grumeaux de sang. Cette matière blanche, qui avait les caractères du pus, se précipitait en partie au fond du vase. Les vomissemens de liquide vert étaient redevenus très fréquens, et furent calmés par une potion gazeuse, mais tous les autres symptômes allèrent en augmentant; dans les derniers jours de janvier, la membrane muqueuse de la bouche se couvrit d'une exsudation blanche assez épaisse, et la malade mourut le 6 février, après avoir maigri considérablement dans les trois dernières semaines de sa maladie.

Autopsie faite trente-huit heures après la mort.

Habitude générale. Roideur médiocre des membres. Le *cerveau* et ses membranes n'offrent aucune trace d'altération.

Thorax. Le *larynx*, la *trachée*, les *bronches* paraissent sains. Les deux *poumons* présentent à la surface du lobe supérieur l'emphysème commun, et, en outre, un grand nombre de bulles grosses comme des pois, quelques-unes agglomérées, d'autres isolées, qui se trouvent sur divers points du poumon. Par le toucher on distingue dans le lobe inférieur des deux poumons un bon nombre de noyaux durs, placés en général assez près de la plèvre. Ces masses, incisées, présentent tous les caractères des pneumonies lobulaires que l'on observe souvent en chirurgie, à la suite des opérations graves, et en médecine dans les cas de grandes suppurations et de phlébite. Dans quelques-unes. c'est un tissu blanc, plus sec que dans la pneumonie ordinaire. Dans d'autres on voit sortir de ce tissu, par la pression, un grand nombre de petits points purulens. Aucun n'offre l'apparence des ecchymoses ou de l'apoplexie pulmonaire que l'on rencontre dans ces sortes de cas, et qui ne sont que le premier degré de ces noyaux pneumoniques; dans aucun, aussi, on ne trouve de pus amassé en collection. Ils varient du volume d'une grosse noix à celui d'un pois rond.

Le cœur, l'aorte et les gros vaisseaux, tant de la poitrine que de l'abdomen, n'offrent rien d'anormal.

Abdomen. Les parois abdominales ne sont adhérentes qu'avec le foie, le cœcum et un petit nombre de circonvolutions intestinales. Mais le grand épiploon qui recouvre uniformément les intestins est partout adhérent avec eux. Ces parois, ayant été enlevées, on voit à droite un épanchement de matière fécale renfermé par des adhérences latéralement, mais qui s'étend depuis le foie jusqu'à la matrice, et, à gauche, une assez vaste collection de pus, qui occupe depuis le colon descendant jusqu'au rectum; en sorte qu'une portion de ces intestins est plongée au milieu du pus, qui est crémeux, sans odeur désagréable. On trouve encore deux autres collections purulentes, mais moins considérables et bornées de toutes parts par des adhérences, au milieu desquelles elles se sont développées, l'une au-dessous du lobe gauche du foie près de l'estomac, l'autre entre les circonvolutions de l'intestin grêle.

Tout le tube digestif, enlevé et ouvert avec soin, présente les altérations suivantes: L'exudation couenneuse ne dépasse pas la bouche; le pharynx et l'œsophage sont sains; l'estomac contient une quantité notable de liquide vert; sa muqueuse est blanche, et, dans toute son étendue, résiste plus à l'instrument tranchant que dans les cas ordinaires; du reste, sans épaississement, mais mamelonnée dans la moitié pylorique. L'intestin grêle ne présente rien de notable; le cœcum offre à deux pouces environ au-dessous de la valvule une perforation de la largeur d'un sou, à bords réguliers, rosés dans la largeur d'une ligne, et par laquelle avait dû sortir la matière fécale épanchée autour de cette perforation; la muqueuse est parfaitement saine; la portion du colon qui avoisine le rectum, celle qui est plongée au milieu de la vaste collection purulente, offre également une perforation à peu près aussi large que la précédente; l'intestin grêle contient des matières liquides; le colon, au contraire, des matières solides et même d'une dureté remarquable; au-dessous de la perforation du colon, il y a une petite quantité d'une matière crémeuse, semblable à celle de la collection purulente et à celle que contenaient les garde-robes de la malade ; les follicules agminés sont rares et peu apparens ; ils n'offrent, ainsi que les ganglions mésentériques, aucune trace d'altération.

L'histoire de cette maladie nous offre trois périodes distinctes, à chacune desquelles appartiennent des affections différentes et qui sont séparées par des intervalles pendant lesquels l'amélioration donnait l'espoir d'une guérison que de nouveaux accidens faisaient évanouir.

La première, c'est la péritonite générale dont nous voyons tous les symptômes se dissiper sous l'influenee du traitement mercuriel, et au moment où le mercure commençait à agir sur la bouche. Ce fait n'est pas le seul où nous ayons vu, pendant cette médication, l'amélioration survenir, dans des cas aussi graves au moment où la salivation apparaissait. Nous avons, à l'époque où la malade était dans les salles, appelé votre attention sur cette coïncidence remarquable.

La seconde affection que nous voyons survenir dans les premiers jours de janvier après une amélioration notable, c'est la pneumonie lobulaire qui fut mieux caractérisée qu'elle ne l'est dans la plupart des cas, ce qui permit de la combattre à temps; bien que l'autopsie ait démontré que cette pneumonie n'était pas encore arrivée à résolution, cependant lacessation de la fièvre et la diminution de la toux indiquaient que, sans de nouveaux accidens, la malade pouvait échapper à cette espèce de rechute.

Enfin, la troisième période est caractérisée par le retour de la fièvre et des vomissemens auxquels succèdent, au bout de quelques jours, les selles purulentes qui indiquent la perforation intestinale. Il nous serait difficile de dire quel a été, dans cette troisième circonstance, l'organe malade; serait-ce le péritoine qui, sous l'influence d'une cause inappréciée, se serait enflammé de nouveau et dont l'inflammation se serait terminée par gangrène sur deux points, et aurait ainsi produit les deux perforations que présentait l'intestin; ou bien l'inflammation aurait-elle envahi primitivement les adhérences que l'on peut supposer avoir été générales après la péritonite, et amené la destruction d'une partie d'entre elles par la suppuration. Cette dernière supposition nous expliquerait la disposition de ces grands espaces où l'on ne rencontrait plus d'adhérences, et qui étaient remplis soit par du pus, soit par des matières fécales épanchées; nous avons encore si peu de connaissances sur les lésions que peuvent éprouver les adhérences, et surtout celles de formation récente, que nous nous bornerons à offrir ces deux explications d'une manière douteuse et sans y attacher plus d'importance qu'elles n'en méritent.

Il n'est pas douteux que le fluide purulent qui se trouvait chaque jour dans les selles de la malade ne vînt de la suppuration de l'abdomen, en passant par la perforation du colon gauche; ainsi cette perforation remontait donc déjà au moins à trois ou quatre semaines. Nous concevons dès lors comment elle a pu acquérir une largeur aussi considérable que celle qu'elle a présentée. Quant à la perforation qu'offrait le cœcum, il n'est pas probable qu'elle fût d'origine plus récente que celle de la fin du colon. Bien que les cavités circonscrites par des adhérences fussent assez vastes, cependant il est encore facile de concevoir comment la seconde péritonite, celle qui a succédé à la suppuration des adhérences et à la perforation, n'a pas été aussi immédiatement mortelle que dans les cas de fièvre typhoïde où l'on rencontre bien rarement des adhérences anciennes.

SECTION IV.

Cicatrisation des ulcères intestinaux.

Jusqu'ici nous avons suivi les altérations qu'éprouvent les follicules dans la fièvre typhoïde, depuis leur gonflement jusqu'à leur destruction complète ; maintenant nous allons les étudier sous un autre point de vue ; nous suivrons ces différentes lésions dans leur retour vers l'état sain, et nous les verrons revenir graduellement, tantôt vers l'état normal, tantôt vers une condition qui, bien que différente de l'état normal, peut cependant coïncider avec la santé.

Quand le malade succombe à une époque encore plus éloignée que celles que nous avons étudiées, six semaines ou deux mois, par exemple, après la maladie ou même plus tard, les bords des ulcères que nous avons décrits sous le nom d'ulcères simples sont encore plus aplatis ; souvent même sur quelques points il est difficile de les distinguer de la surface qui en fait le fond, et on ne peut reconnaître au juste la ligne où finit la muqueuse et où commence l'ulcère. Au centre de ce dernier on voit bien, au moins pendant quelque temps, de petites inégalités qui semblent y tenir la place des bourgeons charnus que l'on remarque sur les ulcères extérieurs. Ces petites inégalités, qui sont souvent visibles à l'œil nu, le sont presque constamment quand on les examine sous l'eau, et en faisant arriver la lumière obliquement; elles deviennent de moins en moins apparentes, du centre vers la circonférence des ulcères.

Ce changement qui s'est opéré dans l'aspect des plaques, cette confusion des bords et du fond de l'ulcère que nous considérons comme un commencement de cicatrisation, ne s'offrent pas également et en même temps sur toute la circonférence à la fois; dans quelques cas c'est sur un point seulement, tandis que sur le reste les bords sont très distincts du fond de l'ulcère, et même quelquefois sont décolés dans une partie de leur étendue, circonstance qui, à l'intérieur, doit retarder aussi bien qu'à l'extérieur la marche de la cicatrisation.

Quand les sujets succombent à une époque plus éloignée encore du début de la maladie, quelquefois on ne trouve plus aucune trace des ulcères que nous avons décrits; la muqueuse semble se continuer sur tous les points; on voit partout le même aspect, peut-être une apparence plus lisse, sur ceux où ont été les ulcères, à cause de l'absence des villosités; mais comme ces ulcères sont ordinairement sur des points où l'on ne rencontre pas constamment des villosités, l'absence de ces dernières ne peut suffire pour caractériser la cicatrisation des ulcères intestinaux. Cependant quand le sujet meurt dans le cours d'une convalescence avancée ou peu de temps après, on voit quelquefois sur les points qu'occupent ordinairement les follicules agminés une dépression assez légère avec rougeur ordinairement un peu plus foncée; si l'on détache un lambeau de la muqueuse voisine, il s'arrête le plus souvent vers la ligne où paraît commencer cette dépression qui est bien peu notable.

Tels sont les caractères anatomiques des ulcères intestinaux que l'on trouve chez les sujets qui ont survécu assez long-temps pour que ces ulcères aient commencé à se cicatriser, ou même se soient cicatrisés entièrement; cependant on ne doit pas s'attendre à retrouver ces caractères chez tous les sujets qui ont eu une affection typhoide et qui ne meurent qu'au bout de plusieurs années. A une certaine époque que nous ne pouvons assigner, car les faits nous manquent pour le faire avec précision, on ne peut distinguer les points où l'on pourrait soupçonner qu'il y a eu des ulcères d'avec ceux où la muqueuse avait dû rester intacte. Chez tous les sujets qui ont succombé à la clinique depuis plusieurs années de maladies différentes de la fièvre typhoïde, on a constamment cherché à trouver dans le tube digestif des traces de cicatrices; mais jamais on n'a rien trouvé qui pût être considéré comme une ancienne cicatrice d'un ulcère intestinal; et cependant plusieurs fois ces recherches ont été faites sur des sujets qui, d'après leur rapport, devaient avoir éprouvé à une époque antérieure une fièvre typhoïde grave.

Une circonstance que nous devons noter encore ici et qui est de quelque intérêt, c'est que chez tous les sujets qui ont succombé à l'affection typhoïde dans les salles de la clinique et qui présentaient des ulcères intestinaux cicatrisés, ou en voie de cicatrisation, ces ulcères se trouvaient constamment près de la fin de l'intestin grêle, à peu de distance du cœcum ; jamais on n'en a observé dans les deux tiers supérieurs de l'iléum, ni surtout dans le jéjunum, où cependant on rencontre fréquemment des plaques gaufrées et des ulcérations. A quoi tient cette différence dans la disposition à la cicatrisation ? Il serait difficile de l'attribuer uniquement à l'effet du hasard, car sur quarante-deux cas qui se sont terminés par la mort, onze ont offert un commencement de cicatrisation ou une cicatrisation complète; tous les ulcères qui étaient l'objet de ce travail occupaient les six ou huit derniers pouces de l'iléum; peut-être aurait-on le droit de penser que la gravité de la maladie augmentant avec le nombre des ulcères, la mort arrive chez les sujets qui ont des ulcères dans toute la longueur de l'intestin grêle avant que ceux qui se trouvent dans le jéjunum ou dans le premier tiers de l'iléum aient commencé à se cicatriser.

On a, il est vrai, quelquefois décrit comme des cicatrices des ulcères intestinaux, les dépressions que l'on observe chez quelques sujets dans l'intestin jéjunum et au commencement de l'iléum, et où les valvules conniventes s'abaissent tout à coup ou même disparaissent tout-à-fait; car la question n'est pas encore décidée entre les anatomistes; mais ces dépressions, au lieu d'être des cicatrices, sont des plaques de Peyer à l'état normal, plus apparentes chez quelques individus qu'elles ne le sont chez d'autres, ainsi qu'on le reconnaît souvent lorsque l'orifice des follicules est entourée d'un petit cercle noir qui donne à la partie l'aspect de la peau du menton lorsque la barbe vient d'être faite.

Nous voyons ici un phénomène analogue à ce que l'on observe à l'extérieur, quand une plaie d'une certaine étendue avec perte de substance de la peau se cicatrise; c'est la même marche et le même résultat, avec cette différence pourtant qu'à l'intérieur la couleur et l'apparence de la cicatrice se rapprochent beaucoup plus de la couleur et de l'apparence des parties voisines qu'à l'extérieur. Ainsi, on ne doit pas s'attendre à trouver une différence aussi facilement appréciable entre la cicatrice d'un ulcère intestinal et la muqueuse qui l'environne, qu'entre la cicatrice d'une plaie extérieure et la peau voisine. Cette considération suffit pour nous expliquer l'incertitude qui a régné longtemps sur l'existence des cicatrices des ulcères intestinaux et celle qui règne encore aujourd'hui sur les caractères de ces cicatrices, et pour nous faire comprendre, pourquoi les cicatrices des muqueuses disparaissent au bout de peu de temps, tandis que celles de la peau sont souvent faciles à reconnaître pendant toute la vie.

Nous allons maintenant rapporter un cas où il est facile de suivre la cicatrisation.

XIIe OBSERVATION.

Céphalalgie, fièvre, prostration, diarrhée, sudamina, emploi des toniques, amelioration ; érysipele de la face. *Mort le trente-sixième jour.* OEdème des meninges ; plaques de Peyer en partie ulcérées, en partie recouvertes de la muqueuse sous forme de tissu réticulé ; ulcères en voie de cicatrisation.

David, âgé de 28 ans, taillandier, habitant Paris depuis deux ans, ordinairement bien portant, est pris, sans cause appréciable, le 15 novembre 1830, de céphalalgie, malaises généraux, soif intense et autres symptômes fébriles qui ne l'empêchent cependant pas de travailler jusqu'au 18, époque où il est obligé de garder le lit ; le 19, douleur au côté gauche et à l'épigastre ; le 22, diarrhée ; il est couché le 23 novembre, au huitième jour de la maladie, salle Sainte-Madeleine, n° 32, n'ayant pas pris autre chose que du vin chaud sucré, dans les premiers jours de la maladie, ce qui augmenta beaucoup la fièvre.

Le neuvième jour de la maladie ; prostration, intelligence nette, transpiration considérable, sudamina très nombreux sur la poitrine ; céphalalgie violente ; sommeil rare et interrompu ; bouche sèche et amère ; langue rouge sur les bords, un peu sèche ; épigastre douloureux à la pression, hypogastre météorisé ; trois ou quatre selles dans les vingt-quatre heures ; soif vive ; urine rare, pouls médiocrement fréquent ; toux fréquente, poitrine sonore ; râle sibilant des deux côtés, en avant et en arrière. (*Saignée de huit onces, solution de sirop de groseilles, orge miellé, lavement de lin, fomentations émollientes.*)

Dixième jour; la douleur de tête, qui avait disparu après la saignée, est revenue; la douleur épigastrique est moins forte; pouls 72. Le caillot, ferme, nage dans beaucoup de sérosité, sans couenne.

Les jours suivans le malade éprouve, à plusieurs reprises, de l'amélioration, puis retombe, sous l'influence des simples émolliens.

Le vingt-septième jour, il est toujours très faible, a plusieurs selles dans les vingt-quatre heures; l'abdomen est un peu sensible à la pression et météorisé; le pouls peu fréquent, petit; la langue collante, avec chaleur faible de la peau; léger enduit fuligineux sur les lèvres. (*Eau de Seltz, deux bouteilles, avec deux onces de sirop de quinquina dans chaque; potion gommeuse avec extrait de quinquina, une once; lavement de camomille; fomentations avec le vin aromatique.*)

Le vingt-neuvième jour, la chaleur de la peau est beaucoup augmentée ainsi que la fréquence du pouls; il n'y a pas de selles depuis deux jours. (*On suspend l'usage des toniques. un bain.*)

Le malade retombe bientôt dans une prostration extrême; le trente-deuxième jour on recommence l'usage des toniques, qui ne le relèvent pas comme ceux administrés la première fois; le trente-quatrième jour il est pris d'un érysipèle à la face qui continue ses progrès, quoique d'une manière peu active, jusqu'au trente-sixième jour, où le malade succombe sans avoir éprouvé de délire aigu pendant sa longue maladie.

Autopsie faite quarante-six heures après la mort.

Habitude genérale. Roideur des membres à gauche, flaccidité à droite ; tégumens de la face œdémateux.

TÊTE. Infiltration non purulente du cuir chevelu ; léger œdème des méninges qui recouvrent la convexité des hémisphères ; les ventricules latéraux contiennent environ une cuillerée de sérosité claire sans autre altération.

POITRINE. Le *poumon* droit, adhérent dans presque toute son étendue, non crépitant, ferme, offre quelques ecchymoses à la partie postérieure ; le gauche, très légèrement crépitant, est complètement libre. Le *cœur*, de volume et de forme ordinaire, contient des caillots fibrineux dans les deux ventricules.

ABDOMEN. L'*estomac*, rétréci, offre sur la muqueuse, qui est d'un gris ardoisé général, sans ramollissement ni induration, un grand nombre de plis ; le reste de l'intestin paraît sain jusqu'à ce que l'on arrive à trois pieds au-dessus de la valvule iléo-cœcale ; là, on voit, à un pied ou huit pouces de distance, deux ou trois plaques elliptiques qui sont partiellement ulcérées. Ce qui reste de la muqueuse à leur surface y forme un réseau de l'épaisseur de cette membrane et que l'on distingue très bien à l'œil nu ; mais à l'aide de l'eau les fibriles dont il est formé venant à s'écarter, sa texture devient très apparente et ressemble alors assez à celle du parenchyme de certains fruits, de la cerise et de la prune, par exemple. On reconnaît évidemment que ce réseau est la continuation de la muqueuse, en apparence saine, qui entoure les plaques, mais perforée d'un grand nombre de trous. Ce tissu, d'un brun foncé, ainsi que le tissu cellulaire sous-muqueux, est très facile à déchirer et s'enlève par lambeaux; au-dessous, quelques autres ulcérations n'offrent pas aussi exactement la forme elliptique. Enfin, dans le dernier pied de l'intestin grêle on voit environ une douzaine d'ulcérations dont la largeur varie de trois à six lignes, dont les bords sont partout de niveau avec le fond des ulcères, et sur quelques points se confondent tellement avec ce fond, qu'on ne peut distinguer où commencent les bords; le fond de l'ulcère est blanc comme la muqueuse au milieu de laquelle il se trouve; cependant en regardant la pièce de manière à ce que la lumière tombe dessus obliquement, on distingue de petites inégalités très rapprochées qui sont probablement des boutons charnus; les *gros intestins* n'offrent aucune altération appréciable; les *ganglions mésentériques* sont gros, rouges et un peu ramollis; le *foie* est sain, la vésicule remplie d'un fluide aqueux.

L'époque avancée de la maladie (le trente-sixième jour), l'état des ulcères, dont il était difficile de distinguer le fond, de la muqueuse voisine, sont les circonstances qui nous portent à penser que ces ulcères marchaient vers la cicatrisation, et que si le malade eut succombé à une époque encore plus reculée on les aurait trouvés confondus avec la muqueuse intestinale par une cicatrisation complète.

Il n'est pas douteux également que si le sujet fût mort, soit pendant la première période, soit pendant la seconde ou au commencement de la troisième, on aurait trouvé les altérations que nous avons décrites comme appartenant à ces différentes époques, car la marche de la maladie et la plupart des symptômes offraient une identité parfaite avec ce que nous avons vu dans les observations des sujets qui sont morts pendant ces premières périodes. On peut donc regarder comme certain que ces ulcères avaient succédé à de larges et profondes ulcérations, telles que celles que nous avons vues chez les sujets des troisième et quatrième observations, et qui elles-mêmes avaient remplacé les plaques gaufrées ou réticulées.

Il est évident que chez ce sujet la mort a été hâtée par la complication de l'érysipèle survenu le trente-quatrième jour de la maladie, au moment où il restait encore quelque espoir de le voir se relever de l'état de faiblesse dans lequel il était plongé.

Nous devons aussi faire remarquer quelle fut chez ce malade l'influence des toniques, bien qu'il n'ait point encore été question du traitement dans ces leçons. La première fois qu'ils furent administrés les forces furent relevées subitement avec une augmentation assez forte de la chaleur de la peau et de la fréquence du pouls pour nous en faire suspendre l'usage au bout de deux jours; mais bientôt la prostration revint plus prononcée qu'avant, et alors l'effet des mêmes moyens ne fut plus aussi efficace que la première fois. Nous nous contentons de signaler ce fait, nous réservant d'en tirer les conséquences lorsque nous parlerons du traitement.

Cette observation nous a offert un exemple d'un ulcère qui était en voie de cicatrisation; le suivant va nous en offrir un d'une cicatrice parfaite.

XIIIe OBSERVATION.

Mort pendant la convalescence d'une fièvre typhoïde; plaques réticulées dans la moitié supérieure de l'intestin iléum; ulcères cicatrisés au-dessus de la valvule iléo-cœcale.

Le nommé Pagès, architecte, âgé de 27 ans, est reçu, salle Sainte-Madeleine, le 2 août 1831. Il est amené par un jeune médecin qui avait suivi les cours de clinique médicale et était très familiarisé avec les caractères de la fièvre typhoïde; il nous rapporte que, depuis dix jours, ce malade était convalescent d'une fièvre typhoïde dont le début remontait à plus de six semaines et qui avait été fort grave. Quelques jours avant d'entrer à l'Hôtel-Dieu le malade qui se sentait beaucoup mieux, et ne conservait plus de sa maladie que de la faiblesse et un peu d'œdème aux pieds voulut se promener en voiture; peut-être eut-il froid. L'œdème gagna les jambes, les cuisses et enfin tout le tronc.

Ce fut alors que ne pouvant plus recevoir chez lui les soins que réclamait son état, ce malade entra à l'Hôtel-Dieu où il nous offrit un œdème assez considérable des membres inférieurs, mais à peine sensible au tronc, sans douleur ni décoloration de la peau; la moitié inférieure du côté droit de la poitrine donnait un son mat, avec absence complète du bruit respiratoire ; il n'y avait pas de toux, mais une oppression continuelle et de temps en temps quelques palpitations. Le bruit et l'impulsion du cœur étaient faibles ; l'abdomen offrait une fluctuation évidente avec un certain degré de tension. Depuis quelques jours seulement le malade n'avait plus de selles liquides ; il y avait un peu de fièvre et de la faiblesse.

Pendant les premiers temps du séjour du malade à l'Hôtel-Dieu l'œdème du tronc disparut et celui des extrémités diminua ; mais bientôt cette diminution s'arrêta, la faiblesse allant en augmentant, la fièvre persistant. Vers le milieu du mois d'août, ce malade, qui était réduit à une grande faiblesse, présenta sur la langue une exsudation couenneuse qui s'étendit sur les gencives et toute la muqueuse buccale. Il mourut le 22 août, ayant conservé la liberté de son intelligence jusqu'au dernier moment.

Autopsie faite vingt-six heures après la mort.

Le *cerveau* n'offre rien d'anormal.

Le *poumon* droit présente à sa base un peu d'infiltration rouge, et à côté un peu d'apoplexie pulmonaire. Du reste, pas d'œdème, pas de traces de tubercules. Le gauche, parfaitement sain, offre au sommet quelques petites concrétions osseuses, mais sans tubercules.

Le *cœur* offre à peine la moitié du volume qu'il devrait avoir ; le ventricule gauche est assez rétréci par l'épaississement considérable de ses parois, pour qu'on ne puisse y introduire l'extrémité de l'indicateur; sans aucun rétrécissement des orifices ; le calibre de l'aorte correspond au volume du cœur.

ABDOMEN. La cavité abdominale contient peut-être deux verres de sérosité citrine et transparente.

La muqueuse de l'*estomac* ne présente ni rougeur ni ramollissement ; le *duodénum* et le *jéjunum* n'offrent rien d'anormal ; l'*ileum* présente, trois pieds au-dessus de la valvule iléo-cœcale, les plaques de Peyer couvertes d'un tissu réticulé très lâche, très facile à déchirer et de la couleur de l'intestin lui-même ; mais dans les six derniers pouces ce tissu prend une nuance noirâtre ardoisée ; dans les trois derniers pouces on distingue quatre ou cinq dépressions qui paraissent être le résultat d'une perte de substance de la muqueuse ; la membrane qui recouvre ces espaces est brillante, lisse, et n'offre aucune trace de granulations. Cependant il y a deux de ces ulcères où la cicatrisation est moins avancée et au milieu desquels on distingue encore de petits mamelons ou bourgeons charnus, mais sans qu'on puisse dire exactement où commencent les bords et jusqu'où s'étend la cicatrisation.

Les *gros intestins* sont à l'état sain ; les *ganglions mésentériques*, plus volumineux qu'à l'état normal, sont durs, d'un rouge tirant sur le gris.

La *rate* offre un volume double de celui qu'elle devrait avoir, cependant l'incision et la pression n'en font pas sortir une goutte de sang.

Les extrémités inférieures offrent à peine quelques traces d'infiltration séreuse ; leurs grosses veines sont libres dans toute leur étendue.

Ce fait nous offre un exemple remarquable d'un accident que l'on observe très fréquemment à la suite de la maladie typhoïde, mais qui bien rarement atteint un degré aussi prononcé que chez ce sujet : c'est l'œdème des extrémités inférieures dont il a été question ailleurs et qui chez ce malade paraît avoir contribué, au moins pour une part considérable, aux causes qui ont amené la mort.

Parmi les plaques qu'offre l'intestin, nous en voyons qui ont l'aspect réticulé, d'autres, mais plus bas, et seulement vers la fin de l'intestin grêle, qui sont cicatrisées, et d'autres seulement en voie de cicatrisation. La coïncidence de ces ulcères, à trois degrés différens d'altération, est une circonstance curieuse, mais qu'au reste on retrouve dans beaucoup de cas analogues, et qui vient bien à l'appui de ce que nous avons dit dans la description des altérations, que c'est toujours auprès de la valvule qu'elles commencent; ainsi, tandis que dans l'intestin grêle de Pagès, nous trouvons aux deux extrémités deux formes d'altérations différentes, dont l'une est toujours postérieure à l'autre, il y a aussi au milieu une altération intermédiaire entre la cicatrisation parfaite et l'ulcération.

Un autre fait important que nous présente cette observation et que nous nous contenterons de signaler pour le moment, c'est l'existence de nombreuses ulcérations ou de plaques réticulées, partiellement ulcérées à une époque où le malade semblait avoir été presque complètement rétabli et être sous l'influence d'une maladie différente. Jusqu'à quel point pourrait-on rattacher ces lésions, qui existaient encore dans l'intestin de ce malade, aux accidens qu'il a éprouvés pendant sa convalescence? C'est ce qu'il est impossible de déterminer d'après ce fait seulement.

Enfin nous avons ici la preuve que l'anasarque qui succède aux fièvres graves ne dépend pas de l'inflammation des veines des membres inférieurs.

SECTION V.

Résolution des plaques gaufrées.

Chez les sujets qui succombent à une époque postérieure à celle où les plaques gaufrées commencent à s'ulcérer, ces dernières, lorsqu'elles ne sont pas ulcérées, offrent ordinairement une saillie moins considérable que chez ceux qui ont succombé pendant les premiers jours ; à une époque plus éloignée encore, cette saillie paraît moins prononcée, et nous pourrions, à l'aide d'un petit nombre de faits recueillis à des époques différentes, voir diminuer graduellement la saillie, et les plaques revenir ainsi dans un espace de temps nécessairement très variable à leur état primitif.

Dans les cas où il existe un certain nombre de plaques gaufrées dans la longueur de l'intestin iléum, il arrive quelquefois que les dernières, c'est-à-dire les plus rapprochées de la valvule iléo-cœcale, offrent une moindre saillie que celles qui en sont plus éloignées, et cette saillie va ensuite en augmentant à mesure qu'on les examine plus loin de la valvule. C'est le contraire de ce que nous avons vu dans les premiers jours, et cependant cette disposition est tout-à-fait d'accord avec la marche que nous avons vu suivre aux différentes altérations que nous avons étudiées jusqu'ici, et la résolution doit suivre la même marche et commencer aussi par les plus rapprochées du cœcum, puisque ces plaques ont été les premières engorgées. Nous avons même observé des cas où les plaques les plus rapprochées du cœcum n'offraient plus aucune trace de gonflement, aucune apparence de saillie, mais où les suivantes, à six ou huit pouces, offraient une saillie d'un quart de ligne; à un pied ou quinze pouces une demi-ligne, et plus loin une saillie encore plus forte.

Dans ces cas, c'est-à-dire dans ceux où les plaques offrent une moindre saillie, on observe à leur surface de nombreux plis dans la muqueuse qui les recouvre. Ces plis sont souvent très visibles, et comme ils se croisent dans tous les sens, ils ne peuvent être pris pour la continuation des valvules conniventes avec lesquelles il est probable qu'ils ont été souvent confondus. Bien que nous ayons toujours examiné avec beaucoup d'attention les glandes de Peyer chez les sujets morts d'affections différentes de la maladie typhoïde, nous n'avons jamais rien observé d'analogue dans les autres maladies ni dans les cas où les plaques étaient très tuméfiées, en sorte que nous ne pouvons lier cette disposition particulière de la muqueuse qui recouvre la surface des plaques qu'à la résolution de ces dernières.

On pourrait demander si les plis qu'on rencontre dans cette circonstance à la surface de ces plaques sont le résultat de leur diminution, et s'ils dépendent de la même cause que ceux que l'on observe dans l'estomac des sujets qui succombent à la suite d'une diète sévère et où une diminution considérable de la capacité de l'estomac entraîne la formation de plis nombreux dans la muqueuse qui en tapisse l'intérieur ; mais en attendant que de nouveaux faits viennent éclairer cette question, la laxité habituelle de la muqueuse ne permet pas d'adopter cette explication d'une manière trop exclusive.

Quelquefois toutes les plaques d'un intestin offrent l'état que nous venons de décrire; d'autres fois on l'observe seulement sur quelques-unes, tandis que d'autres très rapprochées sont ulcérées.

L'époque où commence la résolution des plaques doit nécessairement varier beaucoup, et ne pourrait être déterminée avec exactitude qu'à l'aide d'un plus grand nombre de faits que ceux qui se sont offerts à notre observation. Nous l'avons vue très avancée au vingtième jour de la maladie, tandis que dans d'autres cas les plaques semblaient avoir à peine éprouvé un commencement de résolution après le trentième jour.

Il serait encore plus difficile de fixer le temps que doivent mettre les plaques pour parcourir la période de résolution ; il doit régner autant de variété sur ces phénomènes qui se passent à l'intérieur que sur la résolution des tumeurs placées à l'extérieur.

Il est inutile de dire que les plaques gaufrées seules peuvent offrir ce retour vers l'état normal ; comme la muqueuse qui recouvre les plaques réticulées a toujours subi une altération analogue à la gangrène, on ne peut attendre que les plaques qu'elle recouvre éprouvent le travail de résolution.

Les deux observations suivantes vont nous offrir des exemples de cet état des follicules, lié aux altérations que nous avons déja étudiées.

XIV$_e$ OBSERVATION

Malaise, céphalalgie, anorexie délire furieux, prostration et stupeur; diarrhée, metéorisme de l'abdomen. *Mort le vingt et unième jour.* Les glandes de Peyer couvertes de plis offrent une saillie d'autant plus forte qu'on les considère plus loin du cœcum; ganglions mésenteriques volumineux et ramollis.

Toubeau, âgé de 28 ans, cocher de cabriolet, habitant Paris depuis neuf ans, sujet aux excès alcooliques, fut pris, à la suite d'un de ces excès, dans les derniers jours du mois d'août, de malaises avec anorexie, céphalalgie et fièvre. Le 5 septembre il entre à la Pitié (service de M. Louis), où deux saignées lui sont pratiquées, et d'où il sort le 7 comme un furieux, après avoir renversé ceux qui voulaient le retenir; il rentre chez son portier, qui était son ami, et y reste dans un état de délire continuel, jusqu'au 11 septembre, qu'il fut reçu à l'Hôtel-Dieu, salle Sainte-Madeleine, n° 34 (service de M. Bouillaud).

Le 12 septembre, on ne peut rien retirer de ce malade sur son état antérieur. La stupeur et la prostration sont extrêmes; il n'y a pas de délire aigu; la langue est sèche et recouverte d'un enduit noir, lisse et brillant; odeur de fièvre très forte; abdomen météorisé et sensible à la pression; absence de taches rosées lenticulaires; une selle liquide cette nuit; pouls fréquent, développé. (*Solution de sirop de gomme; trente sangsues sur l'abdomen, lavement emollient.*)

Le 13, le malade ne répond plus aux questions qu'on lui adresse; le pouls est presque insensible, les extrémités sont froides, l'abdomen est moins météorisé; trois selles dans les vingt-quatre heures. Le lendemain le malade était un peu relevé; trente sangsues sont de nouveau appliquées sur l'abdomen; il n'en résulte pas de bon effet sur l'état général du malade, qui succombe le 19, malgré l'emploi du chlorure de soude à l'intérieur, commencé quatre jours avant la mort.

Autopsie.

CRANE. *Méninges* normales; *cerveau* pâle, non piqueté, sans ramollissement ni dureté remarquable; une cuillerée à café de sérosité dans chaque ventricule latéral.

POITRINE. *Cœur* de volume ordinaire, flasque, non ramolli, contenant un peu de sang liquide; les deux *poumons* offrent un peu d'engouement à leur partie postérieure; la plèvre gauche contient deux onces d'une sérosité teinte par du sang.

ABDOMEN. Le *pharynx* est couvert de mucosités desséchées; l'épithélium qui tapisse la muqueuse œsophagienne se détache par le plus léger frottement; l'estomac est de capacité ordinaire; sa muqueuse est grisâtre dans la portion qui correspond à la rate, légèrement ramollie dans le grand cul-de-sac où elle offre un peu de rougeur; le *duodénum* et le *jéjunum* n'ont pas d'altération notable, sans follicules visibles; les portions de l'iléum qui plongent dans le petit bassin sont rouges à l'extérieur;

les autres conservent leur transparence ordinaire; à l'intérieur et vers le haut de l'iléum, quelques plaques elliptiques font une saillie d'un quart de ligne à une demi-ligne environ ; sans ramollissement, sans coloration différente de celle de la muqueuse qui les entoure ; celle qui les recouvre ne paraît pas altérée, mais présente de nombreux plis sur leur surface et dirigés dans tous les sens, ce qui leur donne un aspect ridé; les plaques qui se rapprochent davantage de la valvule iléo-cœcale offrent les mêmes caractères, mais sont plus petites; la saillie qu'elles font est à peine visible et les plis sont plus apparens; la couche de substance blanchâtre homogène est fort mince, la muqueuse et les plaques sont rouges dans les points correspondans à la rougeur extérieure dans les quatre derniers pouces; la première est blanche, brillante et un peu infiltrée dans cet espace; follicules isolés, nombreux, avec un point blanc, peu développés. Le *cœcum* et la moitié supérieure du *colon* offrent une teinte olivâtre un peu foncée; follicules isolés, nombreux, visibles par un point noir; les *ganglions mésentériques* vis-à-vis le cœcum et les derniers dix-huit pouces de l'iléum sont rouges, gros comme des avelines; si on les incise il en sort un liquide blanc semblable à des mucosités. Le *foie* est sain; la *rate*, très ramollie, a bien une fois et demi son volume ordinaire; tous les vaisseaux ne contiennent que du sang liquide.

L'une des circonstances les plus importantes que nous offre l'altération des plaques de Peyer, chez ce sujet, pour l'objet qui nous occupe en ce moment, c'est la disposition de ces plaques qui sont d'autant moins altérées qu'on les examine plus près du cœcum. Ainsi, sur les plus rapprochées de la valvule, l'altération est si peu appréciable qu'elles n'auraient certainement pas fixé l'attention si la nature de la maladie, l'aspect ridé qu'elles présentaient et surtout l'état des plaques situées plus haut, ne l'eût appelée d'une manière particulière. Plus nous nous éloignons ensuite du cœcum en remontant vers le jéjunum, plus la saillie augmente.

C'est ici le contraire de ce que nous avons rencontré dans presque tous les cas. Or, bien que nous en ayons observé un (IVe observ.) où l'altération des follicules présentait, au dixième jour, cette disposition, cependant il est plus naturel d'admettre que cet état dépend d'une nouvelle modification dans la lésion des follicules que d'en chercher l'explication dans une exception. D'ailleurs, nous avons déjà démontré que dans les circonstances ordinaires c'est du huitième au quinzième jour de la maladie que les plaques gaufrées commencent à s'ulcérer; ainsi nous aurions encore ici une exception, puisque, bien que Toubeau soit mort vers le vingt-unième jour de sa maladie, cependant aucune des plaques n'offrait encore de commencement d'ulcération.

Nous sommes donc obligés d'admettre dans ce cas, ou que les follicules étaient déjà en partie de retour à l'état normal, ou qu'ils n'avaient pas offert, pendant tout le cours de la maladie, plus de saillie qu'à l'époque de la mort; mais comme dans tous les cas dont nous avons pratiqué l'autopsie peu de jours après le début de la maladie les plaques ont offert constamment un relief considérable, la seconde supposition ne peut être admise.

L'état des follicules isolés mérite également de fixer l'attention ; nous y voyons, comme dans les follicules agminés, une petite quantité de cette matière blanchâtre qui, dans les premiers jours, leur donne un volume beaucoup plus considérable. Il est évident qu'ils avaient éprouvé la même modification dans leur altération que les follicules agminés.

Les symptômes observés pendant le peu de jours que le malade est resté à l'Hôtel-Dieu, le délire furieux auquel succèdent la prostration et la stupeur avec diarrhée, le météorisme, les fuliginosités sur les dents et la langue, ne devaient laisser aucun doute sur la nature de l'affection dont ce sujet était atteint. Des renseignemens pris à la Pitié apprirent aussi qu'il avait été considéré dès les premiers jours par M. Louis, qui avait obtenu de lui des renseignemens sur les antécédens, comme affecté de fièvre typhoïde, et l'absence d'aucune autre lésion à laquelle on pût rapporter des phénomènes aussi graves a complètement confirmé le diagnostic.

XVe OBSERVATION.

Préludes durant huit jours; céphalalgie, diarrhée, épistaxis, hémorrhagie intestinale. *Mort le dix-septième jour de la maladie.* Plaques gaufrées sur le retour à l'état normal; ulcères dans l'iléum.

Grandidier, âgé de 31 ans, fabricant de chaussons, demeurant à Paris depuis onze ans, affirme n'avoir jamais été malade. Au commencement de juin 1832 il fut pris, sans aucune cause appréciable, de malaises, avec douleur dans tous les membres et bourdonnement d'oreilles qui ne l'empêchent cependant pas de travailler. Le huitième jour il s'y joint une céphalalgie intense, des défaillances: de là, nécessité de garder le lit; depuis, la céphalalgie a augmenté graduellement ainsi que la faiblesse; mais sans diarrhée, sans douleur abdominale; le quatrième jour de la maladie, il éprouve une épistaxis, ce qui ne lui était pas arrivé depuis bien des années. Le cinquième jour, il est apporté à l'Hôtel-Dieu sur un brancard et couché salle Sainte-Madeleine, n° 98, n'ayant fait encore aucun traitement.

Le 19 juin, ou sixième jour de la maladie. Expression de faiblesse dans la physionomie, sans stupeur; traits mobiles, réponses nettes, céphalalgie très incommode; impossibilité de se tenir debout; soif extrêmement vive; langue un peu blanche vers sa base, humide; ventre indolent, dans tous ses points, excepté dans la région iliaque droite où la pression détermine un peu de douleur et de gargouillement. Il n'y a point eu de selles depuis quatre jours, que le malade en eut une à l'aide d'un lavement; toux assez fréquente et déterminant un sentiment de douleur et de chaleur derrière le sternum; respiration un peu accélérée et plaintive; expectoration de quelques crachats opaques, muqueux, pelotonnés; pouls, quatre-vingt-dix; chaleur élevée sans être âcre; absence de sueur et d'éruption typhoïde. (*Saignée de douze onces, solution de sirop de gomme chlorurée, six pots; potion gommeuse; lotion chlo-*

rurée, quatre fois; deux demi-lavemens chlorurés; diète.)

Le septième jour. Le malade a rêvassé toute la nuit, mais sans délire aigu et a eu plusieurs évacuations liquides pendant la nuit; il est moins présent qu'hier et est plus accablé; forte répugnance à parler; soif très vive. On aperçoit quelques taches rosées sur l'abdomen.

Les jours suivans, les mêmes symptômes persistent, mais en s'agravant; les taches rosées deviennent très nombreuses sur l'abdomen et la poitrine; les évacuations alvines continuent involontaires et très fréquentes.

Le onzième jour; pendant la nuit, hémorrhagie intestinale considérable que l'on arrête par des lavemens froids et des applications froides sur l'abdomen.

Cette hémorrhagie se répète trois fois en quatre jours et détermine un état de faiblesse extrême. Cependant l'intelligence du malade semble plus nette pendant un ou deux jours; puis les treizième, quatorzième et quinzième jours, le malade retombe dans un état d'insensibilité presque complète; il devient tout-à-fait impossible de se mettre en rapport avec lui; il reste continuellement dans le décubitus dorsal, et ne faisant aucun mouvement. Cependant la déglutition se faisait toujours facilement.

Depuis la fin du quinzième jour, la faiblesse du pouls était extrême, la respiration bruyante et presque trachéale. Cet état persiste jusqu'au commencement du dix-septième jour où il succombe après avoir encore rendu une petite quantité de sang semblable à du chocolat.

Autopsie faite dix-huit heures après la mort.

CRANE. Léger œdème des méninges à la face convexe des hémisphères seulement; deux cuillerées à café de sérosité limpide dans chacun des ventricules latéraux; la substance du *cerveau* paraît à l'état normal dans toute son étendue.

THORAX. Les *deux poumons* sont parfaitement sains; le *cœur* flasque, non ramolli, ne contient qu'un peu de sang noir et fluide.

ABDOMEN. L'*œsophage* n'offre aucune altération; l'*estomac* d'une grande capacité contient un peu d'un fluide jaunâtre; sa muqueuse est ramollie dans le grand cul-de-sac, mais non uniformément. Le *duodénum* et le *jéjunum* n'offrent rien d'anormal. A la fin de ce dernier on voit quelques plaques de Peyer, saines, puis dans l'*iléum* elles commencent à offrir un léger relief avec des marbrures très tranchées et approchent presque sous ce rapport de l'état réticulé. Les plis qui forment ces marbrures sont dirigés dans tous les sens et laissent à peine entre eux des espaces d'une ligne à une ligne et demie de diamètre. La muqueuse qui les recouvre offre la consistance et la couleur de la muqueuse voisine. On observe cet état des plaques presque jusqu'à la fin de l'iléum où il disparaît tout à coup et où l'on trouve dans les derniers pouces de la longueur de cet intestin, six ulcères, dont le diamètre varie de quatre à dix lignes, ronds, à bords nets, sans aucune trace de débris d'escarres; la musculeuse qui en fait le fond est un peu hypertrophiée; la muqueuse qui les sépare n'offre ni épaississement ni ramollissement, ni trace d'aucune autre altération appréciable. Les *ganglions mésentériques* sont gros, violacés et durs sur presque toute la longueur de l'iléum. Les *gros intestins*, distendus par des gaz, n'offrent aucune altération. La *rate* a un volume double de celui qu'elle devrait avoir; les autres organes paraissent à l'état sain.

Les phénomènes observés pendant la vie chez ce malade présentent assez d'intérêt pour que nous nous y arrêtions quelques instans. L'époque tardive à laquelle apparut la diarrhée, qui fut de prime abord involontaire, la présence du gargouillement avant que la diarrhée fût déclarée, l'apparition d'une hémorrhagie le dixième jour, sont autant de circonstances qui doivent fixer l'attention. Il est rare, surtout dans les cas qui se terminent d'une manière funeste, que la diarrhée ne survienne qu'à la fin de la première période, ainsi que nous le voyons chez ce sujet; mais l'existence du gargouillement avant que la diarrhée fût déclarée, semble nous indiquer que bien qu'elle n'eût point encore apparu, cependant l'état des intestins différait peu de ce qu'il est quand une fois elle s'est manifestée. Le gargouillement produit par la pression que nous n'observons pas dans l'état de santé suppose vers la fin de l'intestin grêle un mélange de gaz et de matières liquides, et probablement aussi un état morbide de la valvule iléo-cœcale, qui annoncent que la diarrhée est imminente, si déjà il n'y a pas eu de selles liquides.

Dans l'avant-dernière observation nous avons eu un exemple remarquable du retour de toutes les plaques de l'intestin vers l'état normal ; ici nous n'en voyons qu'une partie, les plus rapprochées du cœcum étant déjà ulcérées et ne conservant même plus de traces des plaques gaufrées, bien que le sujet ne fût encore arrivé qu'au dix-septième jour de la maladie ; mais ces ulcères étant très petits ont dû probablement exiger moins de temps pour se débarrasser des débris que les larges plaques que nous avons observées chez d'autres sujets.

Les hémorrhagies très abondantes qu'a éprouvées ce malade et qui ont dû accélérer sa mort, n'ont pu être attribuées à l'infiltration sanguine que nous avons vu chez un autre sujet (X[e] observation). On n'a pu constater non plus la présence dans les ulcères d'une branche artérielle qui eût pu fournir cette grande quantité de sang.

COLORATION ARDOISÉE DES PLAQUES ET DES FOLLICULES ISOLÉS.

La seule variété que nous ayons quelquefois rencontrée dans les plaques pendant leur résolution, c'est une couleur d'un bleu foncé ou ardoisé, ou même noir, exactement bornée à l'étendue qu'occupent les plaques de Peyer dans l'état sain ou à une tache de une à trois lignes de diamètre sur le point où se trouvent les follicules isolés.

Comme dans le petit nombre de cas où nous avons observé cette coloration anormale, la mort n'est arrivée qu'à une époque éloignée du début de la maladie, et que les mêmes plaques ou les plaques voisines présentaient les caractères que nous avons donné comme signalant la résolution des plaques gaufrées, nous pensons que cette coloration se rattache à leur résolution; mais puisqu'on ne l'observe pas dans tous les cas, il existe donc une cause spéciale qui la produit dans quelques-uns. Quelle est cette cause? Il nous serait impossible de la déterminer; peut-être la trouverait-on dans la durée de la maladie, dans la forme qu'elle a offerte ou dans son intensité; mais nous avons jusqu'à ce moment recueilli trop peu de faits sur ce point pour hasarder une explication.

Dans quelques cas, la plaque n'offre pas la même coloration sur toute son étendue. Il arrive quelquefois que sur un fond généralement bleu, qui est la couleur de toute la plaque, on voit un certain nombre de taches d'un bleu beaucoup plus foncé, ou même tout-à-fait noire. Il est probable que, sur ce point, l'altération ou avait été plus prononcée, ou avait duré plus long-temps.

L'époque du développement de cette coloration nous est aussi inconnue que sa cause; de même nous ignorons encore combien de temps elle persiste, si elle disparaît après la guérison complète ou si elle se prolonge beaucoup après. Nous avons plusieurs fois, chez des sujets qui étaient morts de maladies différentes, trouvé les glandes de Peyer avec cette coloration ardoisée qui contrastait fortement avec celle du reste de la muqueuse intestinale. Devions-nous y voir les suites d'une fièvre typhoïde dont les antécédens des malades ne nous avaient donné aucun soupçon? C'est ce qui n'est nullement démontré d'après les faits peu concluans que nous avons observés.

Les follicules isolés présentent plus rarement que les agminés la coloration ardoisée; cependant on y observe quelquefois ces phénomènes; ainsi nous avons trouvé chez le sujet de la IXe observation, qui est mort après trente-deux jours de maladie, tout le gros intestin parsemé de taches noires de quelques lignes de largeur et dont plusieurs offraient l'orifice d'un follicule vers leur centre.

Il est important de distinguer cette coloration des follicules que nous avons observée plus souvent à la suite de l'affection typhoïde que d'aucune autre maladie, d'un autre état avec lequel il a quelque analogie et a été probablement souvent confondu, mais qui s'offre dans des circonstances différentes. Chez un grand nombre d'individus de tout âge et dont la plupart n'ont rien éprouvé d'analogue à la fièvre typhoïde, on trouve chacun des follicules agminés ou isolés remarquable par un petit cercle noir qui ordinairement entoure leur orifice et donne aux larges plaques un aspect particulier qui les a fait comparer à la couleur qu'a la peau du menton quand la barbe vient d'être faite chez les personnes qui l'ont noire. Après avoir comparé un grand nombre de faits où nous avons trouvé cette couleur, nous pensons qu'elle n'est pas le résultat d'une maladie et spécialement de la fièvre typhoïde, mais la couleur normale des follicules chez ces individus.

XVIe OBSERVATION.

Séjour récent à Paris. Céphalalgie, fièvre, prostration, stupeur, état adynamique. *Mort le trente-deuxième jour.* Ulcères et matière pulpeuse dans l'œsophage; plaques elliptiques peu saillantes, de couleur ardoisée; ulcération des follicules isolés dans toute la longueur des gros intestins; infiltration sanguine de la muqueuse intestinale.

Médard, âgé de 20 ans, tonnelier, n'a jamais été malade; il vint à Paris, il y a cinq mois, mais ne pouvant y trouver d'ouvrage de son état il fut obligé de travailler comme terrassier. Il se nourrissait mal et couchait dans une chambre où ils étaient environ une vingtaine d'ouvriers, et avait pour camarade de lit un individu qui tomba malade dix jours avant lui, et est en ce moment dans la même salle, affecté d'une fièvre typhoïde grave. Lui-même fut pris, le premier janvier 1831, de frissons avec céphalalgie, douleur dans les reins et fièvre très forte. Au bout de deux ou trois jours il lui survint un dévoiement fréquent, sept ou huit selles, sans coliques, sans épreintes et une toux qui depuis a persisté. Il a cependant travaillé jusqu'au 8, mais alors il a été obligé à garder le lit et n'a subi aucun traitement. Il entre, le 10 janvier, salle Sainte-Madeleine, n° 34, le dixième jour de sa maladie.

Le 11, prostration très prononcée, sans stupeur; intelligence intègre; chaleur de la peau développée; fréquence du pouls; langue blanche au milieu et rouge sur les bords, fendillée, tendant à la sécheresse; abdomen un peu météorisé, douloureux à la pression dans la région cœcale, sans taches lenticulaires rosées; deux ou trois selles dans les vingt-quatre heures; râle sibilant des deux côtés de la poitrine. (*Saignée de huit onces; riz, sirop de groseilles.*)

Les jours suivans la prostration augmente il s'y joint de la stupeur; la diarrhée persiste; les dents et les lèvres deviennent fuligineuses; la langue reste couverte de débris de fausses membranes semblables à du caséum et qui se détachent facilement; les phénomènes adynamiques restent les mêmes; le pouls redescend à 72, puis il se relève vers le vingt-quatrième, sous l'influence de quelques toniques qui furent aussitôt supprimés, et le malade succomba le trente-deuxième jour de la maladie, ayant toujours présenté des apparences de débris de fausses membranes sur la langue, n'ayant point eu de taches rosées lenticulaires ni de délire aigu.

Autopsie trente-six heures après la mort.

Habitude générale. Flaccidité des membres; maigreur peu avancée; épiderme noirâtre sur l'abdomen.

Crane. *Sinus* de la dure-mère remplis de sang liquide; état normal des méninges; substance blanche fortement piquetée, sans ramollissement ni induration; une cuillerée à café de sérosité dans chaque ventricule latéral; deux cuillerées à bouche à la base du cerveau.

Poitrine. Le *poumon droit* offre dans sa moitié supérieure un emphysème interlobulaire très tranché; le gauche a la partie postérieure de son lobe inférieur à l'état d'hépatisation rouge, arrivant au gris; le *cœur*, de volume ordinaire, contient du sang liquide et des caillots noirs et demi-liquides.

ABDOMEN. Le *pharynx* et la *langue* sont recouverts d'une couche épaisse de mucus, en partie desséché; l'*œsophage*, à la hauteur du larynx, contient une masse molle, pulpeuse, offrant un mélange de gris et de blanc, d'une mollesse uniforme, sans aucune apparence membraneuse et adhérente sur plusieurs points, dans une longueur de cinq à six pouces; la muqueuse, avec laquelle elle est en contact, présente un grand nombre d'ulcérations depuis le pharynx jusqu'au cardia; larges de trois à quatre lignes, elles sont disposées dans le sens de la longueur de l'œsophage, et ont de quatre à huit lignes de long, commençant en haut et finissant en bas par un angle aigu; elles ont très peu de profondeur, quelques-unes même font une légère saillie au-dessus de la surface de la muqueuse; la matière pultacée qui se trouve en contact avec leur fond en est facilement détachée avec de l'eau et un léger frottement. L'*estomac* offre quelques plis; il contient une certaine quantité de liquide; la muqueuse est un peu épaissie dans presque toute son étendue et légèrement rosée; le *duodénum* et le *jéjunum* ne présentent rien d'anormal. La première moitié de l'*iléum* contient un liquide épais, sanguinolent, assez abondant; dans cet espace, la muqueuse est d'un rouge vif, brillante et infiltrée, avec un très léger degré de ramollissement. A travers la coloration rouge, on distingue quelques glandes de Peyer qui paraissent à l'état normal; cette rougeur cesse à trois pieds environ de la valvule iléo-cœcale, et dès lors la muqueuse prend une couleur blanche légèrement rosée et qui n'est relevée que par les nombreuses plaques de Peyer, qui toutes offrent un fond noir ardoisé, éloignées les unes des autres de trois à quatre pouces; toutes elliptiques. On ne voit autour ni petites plaques, ni follicules isolés; elles ne font pas de saillie à l'intérieur; la muqueuse qui les recouvre est intacte, mais fortement plissée, non ramollie; aucune n'offre le plus petit point ulcéré; sur les dernières seulement elle est dépolie, inégale et comme soyeuse ou granulée. La coloration noire s'étend au tissu sous-muqueux qui a très peu d'épaisseur. Le *cæcum* n'offre aucune altération; dans le *colon ascendant* on rencontre quelques ulcérations de formes diverses, sans bords saillans; plusieurs conservent encore des traces de leur origine folliculeuse et elles manquent tout-à-fait vers l'S iliaque. Dans les quatre derniers pouces du *rectum*, rougeur vive de la muqueuse qui est parsemée de petits ulcères ronds, faits comme avec un emporte-pièce, larges de deux lignes environ et qui ne sont pas éloignés de plus d'une à deux lignes; en regardant avec soin on découvre des follicules isolés assez saillans, mais nullement ulcérés; puis d'autres dont l'ouverture est béante, et ainsi à tous les degrés jusqu'à l'ulcération complète.

La *rate* offre au moins le double de son volume ordinaire et contient beaucoup de sang; les *ganglions mésentériques* sont gros, ramollis et suppurés.

Le *foie* n'offre rien d'anormal; les *reins* ont à peine le tiers de leur volume ordinaire; ils n'offrent aucune altération à l'intérieur.

Les lésions anatomiques que nous présente cette observation sont d'un haut intérêt et réclament quelques réflexions particulières ; mais avant, nous vous ferons remarquer, parmi les phénomènes observés pendant la vie, deux circonstances importantes, savoir : les rapports qui ont existé entre le sujet et son camarade de lit, atteint avant lui de la même maladie ; et l'effet de la médication tonique. Nous nous contentons d'indiquer ces deux faits, nous réservant d'y revenir à l'occasion de l'étude de l'étiologie et du traitement.

La matière pulpeuse qui remplissait en partie l'œsophage, et cependant n'avait pas complètement interrompu le passage des boissons, était probablement la continuation des fausses membranes qui, pendant les derniers jours de la maladie, s'étaient formées sur la langue et dans le pharynx et s'étaient étendues jusque dans l'œsophage ; peut-être même une partie de cette masse y avait-elle été entraînée par la déglutition ; car telle était son épaisseur et son inégalité sur des points différens, qu'il serait difficile de concevoir qu'elle eût été le produit d'une seule couche.

Nous trouvons ici un exemple remarquable de l'ordre que suivent quelquefois, dans leur altération successive, les follicules des différentes portions de l'intestin ; ainsi, au bout de trente-deux jours, déjà tous ceux de l'intestin grêle étaient presque complètement de retour à l'état sain ; dans les colons, l'altération était moins avancée, et enfin, dans le rectum où elle l'était encore moins, on trouvait les follicules ulcérés mêlés à ceux qui n'étaient encore qu'engorgés.

Dans ce cas, l'altération des gros intestins a

suivi une marche inverse de celle que l'on observe dans l'intestin grêle. Dans ce dernier, en effet, c'est toujours dans la partie inférieure que se montrent les premiers follicules malades et ceux qui occupent la partie supérieure ne sont envahis que successivement et toujours de bas en haut. Ici l'altération des follicules du gros intestin a commencé par ceux qui sont situés dans la portion supérieure, le cœcum, puis en continuant de haut en bas le colon et enfin le rectum. Quelque différente que soit cette marche sous ce rapport, cependant elle offre cela de remarquable que l'altération commence toujours par les follicules les plus rapprochés de la valvule soit au-dessus soit au-dessous de cette dernière, et gagne ensuite les follicules suivans soit du haut en bas, soit du bas en haut. selon qu'elle s'étend dans le gros intestin ou dans l'intestin grêle.

Nous ferons remarquer, enfin, la présence d'une certaine quantité de sang fluide dans la première moitié de l'iléum, et l'infiltration sanguine de la muqueuse dans cette portion de l'intestin. Nous avons déjà observé une altération analogue chez les sujets des VIIe et X^e observations, avec cette différence pourtant qu'on n'a pas observé de selles sanguinolentes dans le fait que nous venons de rapporter.

SECTION VI.

Lésion bornée soit aux follicules isolés soit aux follicules agminés.

Les altérations que nous avons étudiées jusqu'à ce moment occupaient en même temps les follicules isolés et les glandes de Peyer ; nous allons maintenant voir les mêmes altérations bornées, soit aux follicules isolés, soit à ceux qui sont agminés. Les cas de ce genre sont assez rares pour que nous ayons cru devoir citer à part ceux qui ont été recueillis à la clinique. Nous ne croyons même pas qu'aucun exemple bien authentique, où cette altération fût bornée aux follicules isolés seulement, ait été déjà rapporté par les auteurs modernes qui se sont occupés spécialement de cette étude. Il est vrai que si nous nous en rapportions aux planches qui se trouvent dans quelques éditions, à la fin de l'ouvrage de Rœderer et de Wagler (1), nous devrions croire que la maladie qu'ils ont décrite, et dont les symptômes offraient, dans les cas graves, une parfaite ressemblance avec ceux de la fièvre typhoïde, présentait constamment cette variété de l'altération dans laquelle les follicules isolés sont seuls malades; mais en examinant ces planches avec quelque soin et les comparant avec le texte de l'auteur, on est porté à soupçonner que le dessin n'en a pas été fait d'après nature et n'a été plus tard composé que sur des intestins appartenant à des individus morts de maladies différentes, ou plutôt d'après les souvenirs de Rœderer et de Wagler, qui eux-mêmes auraient complètement méconnu le vrai caractère anatomique de la maladie dont ils ont tracé l'histoire.

Dans le petit nombre d'autopsies qu'ils rapportent, il est bien question des follicules, mais non de

(1) Rœderi et Wagleri tractatus de morbo mucoso.

ceux que nous avons vus tant de fois déjà altérés, dans les observations précédentes. Ils emploient ce mot pour désigner les cryptes que l'on observe très prononcés chez quelques sujets dans la portion pylorique de l'estomac et dans le duodénum, et dont le développement anormal ne se rattache pas à l'affection typhoïde ; il n'est même question qu'une seule fois, dans leur ouvrage, de la lésion des follicules que nous avons étudiée ; d'autres fois elle est indiquée vaguement, mais ils ne l'ont décrite dans aucune des treize autopsies qu'ils rapportent à la fin de leur travail ; du reste, ces autopsies ayant toutes été faites dans l'amphithéâtre d'anatomie sur des sujets chez lesquels ces auteurs n'avaient pas suivi la maladie, elles n'offrent qu'un intérêt médiocre ; il est même probable que plusieurs appartenaient à des sujets morts d'affections toutes différentes de la fièvre muqueuse.

Nous allons offrir successivement deux exemples de fièvre typhoïde où les follicules isolés seuls étaient affectés, et offraient, dans l'un, le premier degré de leur altération ou l'engorgement, et dans le second un commencement d'ulcération; le troisième nous offrira un exemple de l'engorgement borné seulement aux follicules agminés.

ENGORGEMENT DES FOLLICULES ISOLÉS SEULS.

XVIIe OBSERVATION (1).

Séjour récent à Paris. Céphalalgie, fièvre, diarrhée, stupeur, convulsions générales. *Mort le treizième jour*. Engorgement des follicules isolés seuls.

Le nommé Chicca, italien, peintre en bâtimens, âgé de 46 ans, fait à pied le voyage de Calais à Paris, à la fin d'octobre, et est pris, à son arrivée, de céphalalgie avec fièvre très forte et paroxysme violent chaque soir ; diarrhée peu fréquente et douleur assez vive, surtout à la pression, sur presque tout l'abdomen. Il est couché salle Sainte-Madeleine, n° 22, le 9 novembre.

Le cinquième jour de la maladie, prostration très prononcée, forte céphalalgie, douleur par tout l'abdomen ; une ou deux selles liquides dans les vingt-quatre heures ; du reste, on a de la peine à obtenir du malade, qui ne parle pas français, des renseignemens très exacts sur son état. Le pouls est fréquent et faible ; des deux côtés de la poitrine râle sibilant, toux assez fréquente ; le malade reste dans cet état jusqu'au neuvième jour, avec cette différence seulement que la prostration fait place à la stupeur et qu'on a bien de la peine à tirer de lui quelques mots.

Le dixième jour, il ne répond plus, ne montre plus la langue lorsqu'on lui demande de le faire ; il a été très agité pendant la nuit ; il offre de temps

(1) Recueillie dans le service de M. le professeur Récamier.

en temps des soubresauts dans les tendons des deux bras et paraît très sensible à la plus légère pression sur l'abdomen ; la langue est devenue très sèche ; le pouls est petit et a perdu sa fréquence.

Le onzième jour, l'agitation a encore été plus forte pendant la nuit, les soubresauts des tendons sont continuels ; les pupilles sont mobiles; évacuations involontaires, rétention des urines.

Le douzième jour, le malade est plus tranquille ; il répond même aussi bien qu'il le peut aux questions qui lui sont adressées ; le pouls est vif mais très petit. Au moment de la visite il n'y a pas de soubresauts dans les tendons, mais à midi le malade perd de nouveau connaissance et est pris de convulsions générales qui durent pendant une demi-heure, et reviennent de nouveau deux fois encore jusqu'à quatre heures ; alors il tombe dans un assoupissement comateux avec respiration stertoreuse, et meurt au bout de trois heures.

Autopsie trente-huit heures après la mort.

Crane. Léger œdème des méninges, le *septum lucidum* paraît un peu moins ferme que dans l'état ordinaire ; tout le reste du cerveau n'offre rien d'anormal.

Thorax. Les *poumons* présentent en arrière un engouement prononcé mais sans ramollissement. Le *cœur*, de capacité ordinaire, contient à droite du sang noir en partie coagulé ; à gauche, ses parois offrent un léger degré de ramollissement.

Abdomen. L'*estomac* est à l'état sain. Le *duodénum* n'offre d'anormal qu'une teinte jaune due à une petite quantité de bile qu'il contient, ainsi que le *jé-*

junum dont les villosités sont teintes à leur extrémité libre en jaune vif. L'*ileum* dans toute sa longueur, jusqu'à un pied environ de la valvule iléo-cæcale, n'offre rien d'anormal. On n'y découvre pas de traces de follicules intestinaux agminés; mais dans son dernier pied il est recouvert de petites tumeurs faisant saillie d'une à deux lignes, présentant, lorqu'on les incise, une surface blanchâtre et ferme. Elles sont éloignées les unes des autres de trois à quatre lignes seulement; aucune n'est ulcérée; la muqueuse qui les sépare offre sa dureté et sa résistance ordinaires. Les *gros intestins* paraissent à l'état sain. Le *mésentère* contient dans le dernier pied, près de la valvule iléo-cœcale, une demi-douzaine de *ganglions*, gros comme de forts haricots, rouges, mais non ramollis.

La *rate*, qui a à peu près deux fois son volume ordinaire, est complètement ramollie; elle semble n'être remplie que de sang fluide. Le *foie* et les autres organes n'offrent rien d'anormal.

L'exposé des phénomènes observés pendant la vie du malade ne doit laisser aucun doute sur la nature de l'affection. Le début de la maladie chez un sujet récemment arrivé à Paris, à la suite d'une forte fatigue, par la céphalalgie, une fièvre intense, la diarrhée, la douleur abdominale, ensuite la prostration et la stupeur, puis les évacuations involontaires, les soubresauts dans les tendons, le délire et enfin les convulsions générales qui précèdent presque immédiatement la mort, nous offrent les symptômes les plus graves et les plus caractéristiques de la fièvre typhoïde. Mais la lésion des follicules appartient-elle, dans ce cas, à la même maladie; elle était, sous un certain rapport, si différente de celle qu'on observe dans le plus grand nombre des cas, que nous aurions hésité à la ranger ici parmi les lésions constantes, si les motifs suivans ne nous avaient paru suffisans pour lever tout doute à cet égard : 1° la ressemblance presque parfaite entre la marche et les symptômes de cette affection et ceux de la fièvre typhoïde; 2° l'analogie qui existait, sous tous les autres rapports, entre cette altération et celle qu'offrent les follicules isolés, dans les cas où ils sont accompagnés de la lésion des glandes de Peyer; 3° l'analogie des autres lésions avec celles que l'on rencontre souvent dans la fièvre typhoïde et surtout l'engorgement des ganglions mésentériques qui est tellement lié à l'altération des follicules que l'existence seule de cet engorgement aurait suffi pour dissiper tous nos doutes.

Le ramollissement simultané de plusieurs organes, chez le sujet de cette observation, est encore un fait digne d'intérêt; il est peu d'autres maladies que l'affection typhoïde qui offrent un ramollissement aussi prononcé et sur autant d'organes à la fois.

ENGORGEMENT ET ULCÉRATION DES FOLLICULES ISOLÉS SEULS.

XVIIIe OBSERVATION (1).

Séjour récent à Paris. Céphalalgie, diarrhée, prostration, stupeur. *Mort le dix-huitième jour.* Follicules isolés, engorgés, quelques-uns ulcérés à la fin de l'intestin grêle.

Cailleux, âgé de vingt-sept ans, domestique, demeurant à Paris depuis un an était depuis peu de temps dans une maison où il ne recevait qu'une très mauvaise nourriture et n'avait que de l'eau à boire, quand, vers le 12 septembre il est pris tout à coup, et sans autre cause appréciable, de fièvre avec forte céphalalgie. Le troisième jour il s'y joint un dévoiement très fort, sans coliques, sans épreintes, sans douleur abdominale ; cet état persiste, malgré deux saignées et deux applications de sangsues faites au fondement, l'une de trente sangsues et l'autre de quinze. La céphalalgie disparaît, mais elle est remplacée par une insomnie opiniâtre qui depuis n'a pas cessé un instant. La faiblesse ayant augmenté considérablement, le malade entre à l'Hôtel-Dieu le 26 septembre, et est couché salle Sainte-Madeleine, n. 2.

Le dix-septième jour de la maladie. Face très abattue, prostration prononcée, parole lente et faible, yeux ternes et légèrement colorés en jaune, peau chaude et sèche, pouls peu fréquent, 80, peu résistant; la langue est très sèche, lisse et couverte de chaque côté d'une bandelette d'un jaune vif,

(1) Recucillie dans le service de M. le professeur Récamier.

rouge au milieu; les selles quoique liquides sont assez rares; le malade n'en a point eu depuis hier au soir; absence complète de sensibilité à la pression sur tout l'abdomen qui offre un léger degré de météorisme. La respiration est faible, râle sibilant des deux côtés. (*Bain, saignée de deux onces, guimauve.*)

Le dix-huitième jour. Le sang de la saignée est ferme, sans couenne, il n'y a point de selle; le malade s'est trouvé un peu mieux après son bain; la peau a pris un peu de moiteur; il dit avoir dormi pendant la nuit, mais l'infirmier rapporte qu'il a éprouvé des rêvasseries presque continuelles; il paraît encore plus faible qu'hier au moment de la visite, et il succombe au milieu de la journée sans avoir rien éprouvé de nouveau.

Autopsie faite quarante-trois heures après la mort.

CRANE. Le *cerveau* paraît comprimé dans la boîte osseuse; les circonvolutions sont aplaties. Au moment où l'on incise la dure-mère et l'arachnoïde, il s'écoule une petite quantité de sérosité mêlée de sang. La pie-mère est fortement injectée et présente même sur quelques points une légère extravasation de sang, surtout vers les côtés des hémisphères et à la base des lobes antérieurs; cette membrane n'est pas adhérente à la substance grise qui elle-même paraît être un peu injectée. Le reste n'offre rien d'anormal.

THORAX. Les *poumons* sont très légers et offrent à peine un peu d'engouement en arrière; les veines sont gorgées d'un sang très noir qui s'en écoule par l'incision ; le *cœur* est médiocrement rempli de sang noir.

Abdomen. Les veines de l'*estomac* paraissent dilatées, surtout vers le grand cul-de-sac où l'on en aperçoit de très grosses. La membrane muqueuse qui suit leur cours est colorée en rouge; toute celle qui tapisse le grand cul-de-sac est notablement ramollie. Le *duodénum* et le *jéjunum* n'offrent rien d'anormal. La moitié inférieure de l'*iléum* a une rougeur assez uniforme. On trouve dans les deux derniers pieds un nombre peu considérable (une trentaine environ) de follicules isolés, offrant de une à deux lignes de saillie sur une base à peu près de la même étendue ; tous contiennent dans leur intérieur un petit cône de matière d'un blanc jaunâtre, ferme, qui contraste assez fortement avec la couleur des parties environnantes; ils sont d'autant plus gros qu'on les observe plus près du cœcum. Trois de ces follicules seulement sont ulcérés et ne présentent plus de trace de cette matière ; les bords de ces ulcérations sont assez élevés ; la muqueuse qui les recouvre est rouge et très résistante ; le tissu sous-muqueux paraît épaissi et plus résistant que dans l'état normal. Les *gros intestins* sont sains; les ganglions mésentériques qui correspondent aux six derniers pouces de l'iléum sont rouges, très gros et ramollis.

Le *foie* d'une rougeur uniforme est un peu ramolli ; la *rate*, un peu plus volumineuse que dans l'état naturel, est également ramollie.

Cette observation nous offre la même lésion anatomique que la précédente, mais seulement à un degré plus avancé et à la suite de phénomènes qui se rapprochent plus de l'affection typhoïde que d'aucune autre maladie.

Parmi les autres lésions observées chez ce sujet, nous remarquons surtout l'injection de la pie-mère et son infiltration qui semblait avoir contribué à l'aplatissement des circonvolutions et à la compression qu'avait éprouvée le cerveau ; en examinant les symptômes observés pendant la vie et même dans les derniers instans, nous n'en trouvons aucun qui corresponde aux altérations présentées par l'encéphale et les méninges ; si on avait montré ce cerveau à quelqu'un qui n'eût pas vu le malade pendant sa vie, on n'aurait pas manqué de dire que cet individu avait dû éprouver dans ses derniers instans une violente excitation ou des phénomènes apoplectiformes, tandis que le seul changement qui était survenu dans l'état des fonctions cérébrales, pendant les dernières vingt-quatre heures, c'était une diminution de l'insomnie et un sommeil troublé par des rêvasseries continuelles.

Ces deux faits mettent pour nous hors de doute l'existence de l'altération bornée aux follicules isolés seulement. Nous allons maintenant donner un cas où les follicules agminés étaient seuls lésés.

ENGORGEMENT DES FOLLICULES AGMINÉS SEULS.

XIXe OBSERVATION.

Céphalalgie ; perte de connaissance, mouvemens convulsifs. *Mort vers le onzième jour.* Nombreuses plaques de Peyer engorgées, une seule est ulcérée.

N..., âgée de vingt-quatre ans, ouvrière, est amenée sans connaissance à l'Hôtel-Dieu, le 17 octobre, et couchée salle Sainte-Madeleine, par des personnes qui, pour tout renseignement, disent que depuis quatre jours elle souffrait beaucoup de la tête ; depuis, les mêmes personnes qui sont revenues ont appris aux gens de la salle, chargés de les interroger, que cette femme, éprouvant une légère incommodité, avait pris la médecine de Leroy, et que c'est trois jours après qu'elle avait été amenée à l'Hôtel-Dieu. Le lendemain de son entrée elle présente l'état suivant :

Le 18 octobre. Face fortement congestionnée, décubitus sur le dos, immobilité complète, yeux ouverts, regard fixe, insensibilité générale, immobilité des pupilles ; elle paraît étrangère à tout ce qui l'entoure ; le pouls peu développé est presque sans fréquence ; la chaleur de la peau peu élevée est sèche ; la malade respire la bouche ouverte ; la langue est sèche et couverte sur les côtés, ainsi que les dents, d'un enduit noirâtre ; l'abdomen offre un peu de météorisme ; depuis qu'elle est dans les salles elle n'a rien lâché sous elle. (*Six sangsues derrière chaque oreille, deux vésicatoires aux cuisses, lavement.*)

Le 19 octobre. La malade reste sans connaissance; cependant quand on la pince fortement elle fait un léger mouvement; la face est décolorée, les yeux restent fixes, les pupilles immobiles; elle a beaucoup crié toute la nuit, et au moment de la visite elle exerce un mouvement singulier qu'elle répète à chaque instant; elle s'appuie en même temps sur les épaules et la tête d'une part, et sur le talon ou sur le bassin, de l'autre, soulevant le tronc par l'effort des muscles du rachis, de manière à lui faire décrire une espèce d'arc, et aussitôt qu'il a atteint une convexité qu'il ne semblerait pouvoir dépasser, tous les muscles se relâchent, la malade retombe à plat sur son lit et recommence les mêmes mouvemens qu'elle exécute pendant une demi-heure de suite et avec presque autant de régularité qu'un balancier. Déjà deux fois dans la matinée elle avait éprouvé les mêmes accidens. La couche de fuliginosités qui recouvre les dents, la langue et les lèvres est d'un noir brillant; point de selles; elle ne peut exercer la déglutition, les liquides qu'on lui verse dans la bouche sont immédiatement rejetés, mais sans menace de suffocation. (*Affusion d'eau froide sur la tête, vésicatoire à la nuque, synapismes*, etc.)

Aussitôt après l'affusion, la malade recouvre sa connaissance pendant deux heures après lesquelles elle retombe dans son état d'immobilité et d'insensibilité presque complètes; au moment de la visite du soir les extrémités étaient froides.

Le 20 et le 21, elle reste dans le même état avec quelques variations peu importantes.

Le 22, elle recouvre un peu sa connaissance; elle

dit ne souffrir ni à la tête ni à l'abdomen, mais accuse une vive douleur à la gorge; elle boit avec beaucoup de difficulté, le pouls est faible et sans fréquence. Peu de temps après la visite elle tombe dans un état comateux qui persiste jusqu'à la mort, le lendemain.

Autopsie.

CRANE. Les *méninges* offrent un peu d'injection, sans infiltration ni autre altération appréciable; la substance cérébrale est ferme, peut-être même un peu plus que dans l'état normal.

THORAX. Les poumons sont partout libres et crépitans; ils n'offrent qu'un peu d'engouement avec ramollissement en arrière et en bas. Le *cœur* est rempli, à droite, de caillots noirs, sans trace de fibrine; ses parois offrent partout l'épaisseur et la résistance normales.

ABDOMEN. L'*estomac* est rempli d'un liquide noir, inodore, et dont la couleur semble être due à la présence d'une certaine quantité de sang. La muqueuse n'offre ni ramollissement ni épaississement extraordinaires; le *duodénum* et le *jéjunum* paraissent être à l'état normal. Sur la longueur de l'intestin grêle on peut compter une vingtaine de plaques gaufrées, saillantes d'une à deux lignes, occupant toutes la face de l'intestin opposée a son attache au mésentère; la plus petite n'a pas moins de huit à dix lignes de diamètre; elles sont toutes intactes à l'exception de celle qui est la plus rapprochée du cœcum; elle a bien dix-huit lignes de long sur cinq à six de large et est couverte d'une large escarre ou plutôt d'un fragment de plaque gaufrée, presque complètement détaché sur les côtés et qui ne tient plus que par le fond. La plupart de ces plaques sont rouges, et la muqueuse qui les sépare est assez fortement injectée presque partout. Dans les dix-huit derniers pouces de l'iléum, elle offre une rougeur vive, un épaississement notable dû à l'infiltration, dans cette membrane, d'un liquide rouge que l'on en fait sortir par une pression médiocre, et qui lui donne un aspect particulier à cette sorte d'infiltration. On ne trouve aucune trace de follicules isolés aux environs de la valvule qui, elle-même, n'offre aucune altération. La muqueuse des gros intestins paraît être à l'état sain; ils contiennent une assez grande quantité de matière ferme et bien moulée. Les *ganglions mésentériques* sont plus volumineux que dans l'état normal, rouges et un peu ramollis. La *rate* a environ une fois et demie son volume ordinaire; elle est flasque et il en découle peu de sang; tous les autres organes semblent être à l'état sain.

La forme qu'a présentée la fièvre typhoïde dans ce cas est très remarquable, et devait en rendre le diagnostic très difficile. Les symptômes les plus graves étaient fournis par l'altération des fonctions cérébrales; c'était là que toute l'attention semblait devoir être portée, et à l'autopsie, que trouvons-nous? Rien d'appréciable du côté du cerveau. Ce fait rapproché, sous ce rapport, du précédent offre beaucoup d'intérêt.

L'absence de diarrhée, au moins pendant le séjour de la malade à l'Hôtel-Dieu, et l'impossibilité d'obtenir d'elle aucun renseignement sur les antécédens et sur ses sensations actuelles, semblaient ne devoir pas appeler l'attention sur l'abdomen ; cependant, d'un côté l'absence de phénomènes cérébraux locaux, de l'autre le météorisme, l'intensité des accidens généraux, les fuliginosités et l'absence d'aucune lésion appréciable pendant la vie à laquelle on pût rapporter tous ces graves phénomènes, faisaient soupçonner l'altération des follicules.

Cette absence de la diarrhée pendant le séjour de la malade à l'Hôtel-Dieu est encore un fait assez remarquable ; la présence des matières fermes et moulées dans le gros intestin est même un motif de croire qu'elle n'a pas eu de diarrhée pendant tout le cours de sa maladie, et de douter qu'elle eût pris la médecine de Leroy, comme l'avaient rapporté les personnes qui l'avaient amenée à l'Hôtel-Dieu.

SECTION VII.

Lésion des ganglions mésentériques.

L'altération des ganglions mésentériques présente, ainsi que nous l'avons vu dans les observations que nous venons de rapporter, de nombreuses variétés ; tantôt ils n'offrent qu'une augmentation de volume sans autre changement notable, tantôt il s'y joint un ramollissement plus ou moins considérable; chez quelques sujets nous avons vu des traces de pus dans le sang sanieux qu'ils contenaient; enfin, chez d'autres, bien qu'offrant une augmentation de volume, ces organes acquièrent une dureté supérieure à celle qu'ils ont dans l'état ordinaire. Ces altérations différentes tiennent, ainsi que celles des follicules, à l'époque à laquelle le malade succombe ; ainsi, dans les cas où la maladie est le plus récente, on les trouve très volumineux, très rouges ou seulement roses à l'intérieur et avec la même nuance à l'extérieur; quelquefois dès les premiers jours ils sont un peu ramollis et offrent quelques traces d'un mélange de pus qui donne à leur couleur intérieure une nuance grisâtre. A mesure qu'on les observe à une époque plus éloignée on trouve cette nuance grisâtre de l'intérieur plus prononcée et arrivant graduellement à un blanc ou à un jaune sale; en même temps la matière devient de plus en plus fluide; cependant nous ne l'avons jamais rencontrée tout-à-fait fluide comme dans les abcès. Dans un cas, nous avons vu sortir des ganglions mésentériques, par la pression, un fluide épais, gluant, semblable aux mucosités fournies par la membrane pituitaire.

A une époque plus avancée encore et qui répond à celle où les follicules, lorsqu'ils n'ont pas été ulcérés, reviennent à l'état sain, ou bien à celle où les ulcères commencent à se cicatriser, on trouve les ganglions mésentériques moins tuméfiés, souvent moins ramollis et en les suivant ainsi jusqu'à une époque très éloignée du début de la maladie, celle, par exemple, où les follicules sont tout-à-fait de retour à l'état sain ou les ulcères complètement cicatrisés, on les trouve considérablement diminués, presque revenus à leur volume normal, mais rouges ou violets, ou même noirs à l'extérieur et à l'intérieur, sans ramollissement et au contraire très fermes. La XIe observation nous offre un exemple remarquable de ce dernier état qui doit être considéré comme un retour vers l'état normal.

Le tableau suivant va nous fournir le nombre comparatif de ces divers états des ganglions mésentériques dans l'affection typhoïde.

Ganglions mésentériques volumineux, avec commencement de ramollissement et de suppuration, du 7e au 25e jour dans.	14
Idem. très ramollis du 10e au 36e jour	12
Idem. rempli d'un liquide semblable au mucus, le 21e jour.	1
Idem. rouges volumineux et durs au-delà du 19e jour.	10
Idem. peu volumineux, bleus, violets ou noirs et durs au-delà du 17e jour. . . .	3
TOTAL.	42

Nous observons donc dans la marche graduelle de l'altération des ganglions mésentériques la même série de phénomènes que dans celle des follicules, savoir: accroissement considérable de volume et ramollissement qui vont en augmentant; puis, si la maladie prend une tournure favorable, diminution graduelle jusqu'au retour à l'état sain. La seule différence que nous trouvions ici entre les lésions de ces divers organes, c'est que les ganglions mésentériques ne s'ulcèrent jamais; au moins nous n'avons pas connaissance que dans aucun cas on les ait trouvés perforés ou ulcérés malgré le volume considérable qu'ils acquièrent quelquefois. M. Louis dit avoir rencontré chez un sujet mort au quarante-neuvième jour de la maladie, une glande mésentérique voisine du cœcum, entièrement convertie en pus et dont les parois étaient si minces qu'elle se serait inévitablement ouverte dans la cavité de l'abdomen si la mort fût arrivée quelques jours plus tard.

En général, les ganglions mésentériques qui sont le plus rapprochés du cœcum sont ceux sur lesquels l'altération est le plus prononcée. La raison de cette circonstance se trouve dans la plus grande fréquence de l'altération des follicules de cette partie qui aussi est ordinairement plus avancée qu'ailleurs, en sorte qu'on peut dire que l'altération des ganglions mésentériques est toujours en raison de celle des follicules correspondans. Nous n'avons pas observé dans les faits recueillis à l'Hôtel-Dieu qu'il y eût une différence constante sous le rapport du développement et du ramollissement entre les ganglions qui correspondent à des plaques gaufrées intactes et ceux qui se trouvent vis-à-vis des plaques ulcérées. Ainsi, chez le sujet de la première observation, chez lequel aucune des plaques n'était encore ulcérée, les ganglions offraient déjà des traces de suppuration qu'il était facile de reconnaître à la nuance grisâtre qu'ils présentaient dans l'intérieur. Chez celui de la seconde observation, qui avait cinq à six ulcérations déjà avancées, la suppuration et le ramollissement n'étaient pas plus considérables; chez celui de la troisième, qui est mort le douzième jour et chez lequel une grande quantité de pus baignait les profondes ulcérations qui se trouvaient à la fin de l'intestin grêle, la suppuration des ganglions lymphatiques était moins avancée que chez celui de la quatrième, mort le dixième jour, et chez lequel l'ulcération n'était pas aussi avancée. Enfin, chez celui de la XVIe observation dont toutes les plaques de l'iléum étaient de retour à l'état normal, sauf la coloration ardoisée qu'elles présentaient, et dont aucune n'avait été ulcérée, nous avons vu les ganglions mésentériques ramollis et avec des traces de suppuration non équivoques.

De ce qui précède nous tirerons donc cette conséquence importante que la suppuration des glandes lymphatiques du mésentère ne dépend pas immédiatement de celle des follicules, qu'elle peut exister avant que celle des follicules soit déjà développée et que le pus qu'elles contiennent n'a point, dans tous les cas, été absorbé, comme on l'a dit, à la surface des ulcérations de l'intestin.

Dans les cas où l'ulcération est bornée à quelques plaques seulement, on ne trouve aussi qu'un petit nombre de ganglions engorgés. Ainsi, chez le sujet de la Xe observation, qui ne présentait qu'une seule ulcération, il n'y avait qu'un petit nombre de ganglions qui fussent augmentés de volume et un seul était en suppuration; au contraire, dans les cas où les plaques gaufrées sont parsemées sur la longueur de la plus grande partie de l'intestin et où les follicules du colon et du rectum sont également altérés, tous les ganglions correspondans sont partout engorgés, mais beaucoup moins dans les mésocolons que dans le mésentère. Il résulte de cette dernière circonstance, que bien que la suppuration des ganglions mésentériques ne réponde pas exactement à la suppuration des follicules, cependant l'altération des premiers est toujours plus avancée sur les points où les follicules sont le plus altérés. Toutefois, leur altération n'est pas exclusivement bornée aux points qui correspondent aux follicules malades, on les trouve dans beaucoup de cas augmentés de volume et un peu plus rouges que dans l'état normal vis-à-vis des plaques saines; mais comme le plus souvent les sujets chez lesquels on les rencontre à cet état vis-à-vis des plaques que l'on regarde comme saines succombent à une époque avancée de la maladie et que les caractères anatomiques de la résolution des plaques ne sont pas encore suffisamment connus, il devra, dans quelques-uns des cas où l'on trouvera les ganglions altérés correspondans à des plaques saines, rester des doutes sur un point, savoir: si elles ont été primitivement altérées et si elles ne seraient pas déjà de retour à l'état sain, car la résolution des ganglions tuméfiés nous paraît se faire avec plus de lenteur que celle des plaques gaufrées.

SECTION VIII.

Lésion des follicules dans des maladies différentes de l'affection typhoïde.

L'un des caractères les plus importans de l'altération des follicules dont nous venons de tracer l'histoire, c'est de ne se présenter qu'à la suite de la fièvre typhoïde. On rencontre bien, il est vrai, dans quelques autres affections, des lésions des follicules, qui ont avec elle quelque rapport et ont peut-être quelquefois été prises pour elle ; cependant dans les cas même où la marche et les phénomènes de la maladie n'auraient point été assez tranchés pour lever tout doute à cet égard, nous pensons que l'examen de l'intestin malade suffira constamment pour faire reconnaître si la lésion appartient à l'affection typhoïde.

Les seules autres maladies où l'on trouve habituellement les follicules altérés sont le choléra, la scarlatine et la phthisie. Il est encore quelques affections où nous les avons trouvés dans une condition différente de l'état normal ; mais les cas en sont rares, tandis que l'on rencontre, dans les trois maladies que nous venons d'indiquer, la lésion des follicules, non pas aussi constamment que dans la fièvre typhoïde, mais plus fréquemment que dans aucune autre.

Lésion des follicules intestinaux chez les sujets qui ont succombé au choléra.

On se rappelle que, dans l'épidémie de 1832, les premiers observateurs qui eurent l'occasion d'ouvrir des corps de cholériques crurent avoir trouvé dans la lésion des follicules intestinaux, et le siége de la maladie, et la cause de la plupart des phénomènes morbides qui la caractérisent ; plus tard, comme on remarqua que la plupart de ceux qui succombèrent, non pendant la première période, mais à une époque plus éloignée, présentaient des phénomènes adynamiques qui offraient quelques rapports avec ceux que l'on observe si souvent dans la fièvre typhoïde, on voulut aussi trouver dans cette altération des follicules intestinaux d'une part, l'explication des phénomènes adynamiques, et, d'autre part, un motif de rapprocher de la fièvre typhoïde ou même du typhus la troisième période du choléra, avec lesquels cependant elle n'a qu'une ressemblance très imparfaite.

Les rapprochemens que l'on établissait entre la lésion des follicules dans le choléra et l'affection typhoïde, et entre les phénomènes adynamiques que présentent ces deux affections, étaient évidemment forcés. Nous nous contenterons de le démontrer ici pour l'altération anatomique, et renvoyons à l'époque où nous nous occuperons du diagnostic de l'affection typhoïde, à signaler la différence qui existe entre les phénomènes adynamiques que l'on observe dans cette maladie et ceux qu'offrent le choléra et la plupart des maladies aiguës.

Chez la plupart des sujets qui succombent au choléra les follicules intestinaux présentent une saillie manifeste, quelquefois bornée aux glandes de Brunner seules, d'autres fois occupant en même temps ces glandes et les follicules agminés. Ces follicules, dont la saillie ne dépasse jamais un cinquième ou un quart de ligne, ont ordinairement la même coloration que l'intestin, mais plus foncée à raison de leur épaisseur; tantôt, d'un blanc mat, semblables à une couche légère d'albumine qui aurait été étendue au-dessous de la muqueuse fine et transparente, tantôt uniformément rouge, d'autres fois d'un brun foncé.

Les caractères qui distinguent cette altération

de celle que présentent les mêmes organes, dans l'affection typhoïde, sont : 1° la différence de saillie qui n'est jamais assez considérable chez les sujets cholériques pour que l'on puisse confondre les plaques qui en résultent avec celles de l'affection typhoïde; 2° l'uniformité de la lésion, à toutes les époques de la maladie; nous avons constamment trouvé la même lésion sans aucun changement, chez les sujets cholériques, à quelque époque qu'ils eussent succombé, depuis vingt-quatre heures jusqu'à trente et même trente-six jours après le début du choléra. Dans aucun cas nous n'avons rencontré ni escarres ni ulcérations, ni par conséquent les autres lésions qui succèdent à ces dernières. Cette circonstance est d'un grand intérêt, parcequ'elle nous démontre le peu d'importance du rôle que joue la lésion des follicules dans les différentes formes que présente le choléra ou pendant ses diverses périodes, et surtout parce qu'elle ne permet pas de confondre cette altération qui offre constamment les mêmes caractères avec celle de l'affection typhoide.

Lésion des follicules intestinaux chez les phthisiques.

Il existe plus de ressemblance entre la lésion des follicules, dans la fièvre typhoïde et celle que l'on observe chez les phthisiques, qu'entre la même lésion et celle que l'on trouve chez les cholériques. Chez beaucoup de sujets qui meurent à une époque avancée de la phthisie, on remarque, à l'ouverture de l'intestin et quelquefois dans toute la longueur de l'intestin grêle, des follicules isolés, les uns gros, tuméfiés, égalant presque le volume de ceux que nous avons vus à la suite de la fièvre typhoïde, et comme eux remplis par une matière ferme, blanchâtre, peut-être d'une nuance un peu plus mate; la muqueuse qui les recouvre n'offrant pas d'altération appréciable; les autres, ulcérés, à bords ordinairement saillans d'un quart de ligne ou même d'une demi-ligne.

Jusqu'ici nous trouvons peu de différence; mais il est rare que, dans la phthisie, les follicules isolés soient seuls affectés; le plus souvent, les glandes de Peyer le sont également, et offrent un état si différent de celui que l'on observe dans les follicules agminés après la fièvre typhoïde, qu'il ne peut rester aucun doute sur le genre d'altération que l'on a devant les yeux, à quelque époque qu'on les examine. On ne voit jamais la matière tuberculeuse épanchée en nappe à la surface des glandes de Peyer de manière à simuler les plaques gaufrées de la fièvre typhoïde; voici au contraire ce que l'on observe : les plaques présentent à leur surface un petit nombre de tumeurs absolument semblables aux follicules isolés tuberculeux, se développant à une ligne ou deux de distance les uns des autres, le plus souvent du centre vers la circonférence et avec tant de lenteur que celles de la circonférence ne contiennent de tubercules que quand déjà celles du centre sont complètement ulcérées; aussi il n'est pas rare de trouver chez les sujets phthisiques, au milieu des larges plaques de Peyer, deux ou trois petites tumeurs du genre de celles que nous venons de décrire, placées au centre; sur une autre plaque, ou chez un autre sujet, trois à quatre tumeurs ulcérées, et tout autour cinq ou six follicules tuméfiés, recouverts de la muqueuse à l'état sain, et placés en cercle; enfin, sur d'autres plaques, et probablement à une époque plus reculée, on ne trouve des tumeurs que sur la circonférence de la plaque, dont tout le centre offre de nombreuses traces d'ulcérations distinctes ou une seule vaste ulcération : tel est le mode d'altération des glandes de Peyer que l'on observe chez les phthisiques et qui présente sans doute de nombreuses variétés suivant l'époque de la maladie à laquelle le sujet succombe, mais qu'il nous semble impossible de confondre avec les plaques gaufrées de la fièvre typhoïde.

Lorsque, après l'ulcération de tous les follicules, il ne reste plus d'autres traces qu'un vaste ulcère, il pourrait être plus difficile de distinguer les deux altérations que nous comparons; cependant l'induration et l'épaississement de tous les tissus qui entourent l'ulcère tuberculeux suffira dans le plus grand nombre des cas pour le faire reconnaître. Dailleurs, il est rare que chez le phthisique les ulcérations occupent uniquement la fin de l'intestin grêle; on trouvera, dans les cas les plus douteux, des différences dans les lésions des autres organes, et surtout dans les ganglions mésentériques qui, à l'époque que nous supposons, sont ordinairement, chez les phthisiques, semblables à de gros tubercules, blancs, plus ou moins ramollis, et ne peuvent être confondus avec ceux de la maladie typhoïde qui, à une époque également reculée, sont le plus souvent peu volumineux, rouges ou violets ou même noirs.

Le fait suivant va nous offrir un exemple de l'altération que nous venons de décrire.

XXe OBSERVATION.

Hemoptysie, diarrhée; caverne dans le poumon droit avec infiltration de matière tuberculeuse; tubercules placés sur la circonférence des plaques de Peyer et dans les follicules isolés.

Le nommé Thuilier, âgé de 61 ans, peintre, d'une constitution peu forte, d'une santé habituellement bonne, est reçu le 16 février 1832 salle Sainte-Madeleine, n° 28.

L'année précédente il avait éprouvé une pneumonie du côté gauche, pour laquelle il fut saigné deux fois et dont il s'était complètement rétabli. Il y a quatre mois, couchant dans une maison neuve et humide, il se réveille subitement au milieu de la nuit avec de violens battemens de cœur. Deux saignées et quinze jours de repos semblent l'avoir rétabli; il retourne à son travail, et au bout de huit jours est repris des mêmes accidens. Il entre à l'hôpital Saint-Louis, y reste quinze jours, est saigné trois fois, et sans amélioration; dans les derniers jours même, il est pris d'une diarrhée qui depuis a toujours continué malgré la diète et les médicamens. Avant-hier, le 14 février, il est réveillé au milieu de la nuit par une attaque d'hémoptysie qui depuis a continué, mais en diminuant beaucoup; cependant dans la nuit qui suit le jour de sa réception il a encore rempli de sang son crachoir.

Le 17 février, amaigrissement notable ; faiblesse telle que le malade peut à peine se soutenir un instant sur les jambes ; du reste, il ne se plaint ni de dyspnée ni de douleurs ; à l'auscultation on trouve une diminution notable du bruit respiratoire des deux côtés, et un peu de respiration bronchique vers le sommet ; la diarrhée est suspendue depuis hier au soir.

L'hémoptysie est arrêtée sous l'influence d'une petite saignée et d'un traitement adoucissant. Cependant les forces ne reviennent pas, la toux persiste avec émission de crachats épais, opaques, aérés vers le sommet et très fréquens. La diarrhée revient plus forte qu'avant et le malade succombe le 10 mars, après une longue agonie.

Autopsie.

Le *cerveau* n'offre rien d'anormal.

Le *poumon droit*, adhérent dans presque toute son étendue, contient au sommet une caverne capable de loger une noix, anfractueuse, enveloppée de toutes parts de tissu induré noir, mélanique ; à mesure que l'on s'en éloigne de haut en bas, on voit apparaître de la matière tuberculeuse qui est répandue dans tout le poumon, et paraît même tout-à-fait infiltrée vers la base. Quelques points seulement de ce poumon, à la partie antérieure, sont accessibles à l'air. Partout il est rempli de tubercules dont aucun n'est complètement ramolli ; presque tous très petits et au milieu de nombreuses granulations demi-transparentes, disposées par paquets. La caverne offre sur plusieurs de ses faces où elle est lisse une membrane épaisse, blanche, demi-cartilagineuse.

Le *poumon gauche* est à peu près dans le même état que le droit. Les seules différences sont dans la plus grande étendue de la caverne, qui est moins anfractueuse que celle du poumon droit, plus généralement revêtue d'une membrane cartilaginiforme, et plus vaste, et dans l'absence d'infiltration de matière tuberculeuse à sa base.

Le *cœur* n'offre rien d'anormal.

L'*estomac* est d'une grande capacité, sa muqueuse est ramollie dans le grand cul-de-sac seulement, dont les veines offrent aussi une dilatation anormale.

Les deux tiers inférieurs de l'*iléum* offrent quelques petits ulcères ronds, à rebords saillans, qui paraissent bien d'origine folliculeuse, car on observe, çà et là, entre ces ulcères, bon nombre de follicules isolés non ulcérés; si on les incise, on reconnaît qu'ils contiennent au centre une petite masse d'une matière jaunâtre plus ou moins molle, et qui a la plus grande analogie avec la matière tuberculeuse; en outre, on trouve dans la même longueur de l'intestin sept à huit glandes de Peyer, offrant de nombreuses ulcérations à leur centre, entourées sur leur circonférence d'un cercle de follicules, tous isolés et saillans d'une demi-ligne à une ligne; quelques-uns, mais en très petit nombre, présentent un commencement d'ulcération.

Le *gros intestin* offre dans toute sa longueur une vingtaine d'ulcérations, larges de deux à trois lignes, qui paraissent avoir la même origine. Les ganglions mésentériques sont volumineux, jaunâtres et comme infiltrés de matière tuberculeuse sur presque toute la longueur de l'intestin grêle.

Le *foie*, d'un rouge uniforme, contraste fortement avec la pâleur de tous les autres organes.

Les *reins* sont flasques et la substance corticale semble presque entièrement changée en une matière granuleuse, tirant sur le jaune.

La lésion anatomique dont cette observation nous offre un exemple remarquable ne se retrouve pas constamment dans tous les cas où il y a des tubercules dans les intestins; nous ne l'avons pas citée pour faire connaître les différentes altérations que présente l'intestin chez les phthisiques, mais uniquement pour donner un exemple de celle de ces altérations qui, se rapprochant le plus de la lésion des follicules dans l'affection typhoïde, a pu faire penser que cette altération n'est pas particulière à l'affection typhoïde, et qu'il est des cas où on ne peut la distinguer de celle qui appartient à la phthisie. Ce fait, celui qui de toutes les observations de phthisie qui ont été recueillies depuis quelques années à la clinique a offert le plus de ressemblance avec l'altération que l'on observe dans la fièvre typhoïde, nous démontre qu'il est toujours facile de distinguer les altérations qui appartiennent à deux affections aussi différentes.

Lésion des follicules chez les sujets morts à la suite de la scarlatine.

La lésion que l'on trouve dans les follicules de

l'intestin à la suite de la scarlatine diffère peu de celle que nous avons dit être très fréquente chez les sujets qui meurent du choléra. C'est une légère hypertrophie ordinairement avec rougeur de ces follicules et des glandes de Peyer, qui n'arrive jamais jusqu'à l'épaisseur des plaques gaufrées de la fièvre typhoïde et ne se termine point par l'ulcération.

Nous avons encore observé une altération analogue des follicules intestinaux sur quelques sujets morts d'affections différentes : ainsi, chez une jeune fille qui succomba en peu de jours à un érysipèle de la face, et qui jusqu'alors n'avait jamais été malade, et chez un homme qui mourut à la suite d'une hypertrophie du cœur très avancée. Mais, dans ces cas, la saillie que faisaient les follicules à l'intérieur de l'intestin ne dépassait pas un quart de ligne et n'offrait qu'un rapport très éloigné avec l'altération de la fièvre typhoïde.

SECTION IX.

Résumé.

Après avoir exposé, avec tous les détails que nous avons cru nécessaires, les différentes modifications de la lésion des follicules que l'on observe chez les sujets qui ont succombé à l'affection typhoïde, et avoir apporté à l'appui de nombreuses observations, toutes recueillies dans les salles de la clinique, nous allons récapituler en peu de mots ces formes différentes d'une seule et même lésion, et chercher à faire connaître leur fréquence relative d'après le nombre des cas où elles ont été observées dans les quarante-deux faits recueillis à l'Hôtel-Dieu.

La première altération qu'éprouvent les follicules, c'est leur gonflement, produit par la formation, au-dessous de la muqueuse, d'une matière d'un blanc jaunâtre, un peu friable, qui donne aux follicules agminés l'aspect d'une plaque, et aux follicules isolés la forme d'un gros bouton plus ou moins blanc et que plusieurs pathologistes ont indiqué, mais à tort, sous le nom de pustules. A cette forme, qui ne paraît pas conserver ses caractères les plus tranchés (*voyez* la Ire observation) au-delà du douzième ou quinzième jour après le début de la maladie, et qui est généralement désignée sous le nom de *plaques gaufrées*, succède, dans la plupart des cas, l'ulcération; nous avons vu celle-ci commencer tantôt par la muqueuse et gagner graduellement (IIe observation) la matière blanche de la plaque gaufrée, tantôt par cette dernière, qui se ramollit, se détache des parties avec lesquelles elle est en contact, et entraîne consécutivement la destruction de la muqueuse (IIIe observation). Ces différentes formes de l'altération des follicules commencent presque constamment par ceux qui sont les plus rapprochés de la valvule iléo-cœcale. Cependant, il est quelques cas (IVe observation) où c'est le contraire qui a lieu.

Vers la même époque, c'est-à-dire du huitième au quinzième ou vingtième jour, on trouve (VIe observation), soit à la surface des plaques gaufrées elles-mêmes, soit, ce qui est plus fréquent, sur des glandes de Peyer, qui ne présentent pas de traces de cette première altération, et chez quelques sujets seulement, la muqueuse ramollie, d'une couleur plus ou moins foncée, détachée des tissus sous-jacens, percée d'un grand nombre de trous qui ne sont que les orifices des follicules considérablement élargis, et lui donnent l'aspect qui a fait désigner les follicules agminés ou isolés qui le présentent par le nom de *plaques à surface réticulée.*

A mesure que les plaques ou leurs débris disparaissent par l'ulcération ou par une espèce de mortification, les bords des ulcères qui en résultent s'aplatissent, se rapprochent davantage du fond et offrent des conditions très favorables à la cicatrisation (VIIe observation) ou acquièrent au contraire une épaisseur anormale due à l'hypertrophie des tissus sous-muqueux et musculeux, et prennent (VIIIe observation) un aspect qui offre beaucoup d'analogie avec celui du tissu squirrheux. L'ulcération des plaques s'étend, non-seulement en largeur, mais aussi en profondeur, et envahit successivement les tissus sous-muqueux et musculeux, et même dans quelques cas le péritoine, et détermine la perforation intestinale (IXe observation), qui peut être produite aussi par la mortification du péritoine (X^e^ observation).

Nous avons vu, dans des circonstances plus favorables, les bords des ulcères, non-seulement rapprochés du fond, mais aussi confondus, en partie au moins, avec lui (XIIe observation), et même nous avons retrouvé, sur des points où tout nous faisait présumer qu'existaient encore quelques jours avant des ulcères (XIIIe observation), des cicatrices parfaites.

L'ulcération n'envahit pas toutes les plaques gaufrées; il en est un certain nombre qui reviennent à l'état normal, sans avoir été ulcérées, et par une espèce de résolution, par la résorption de la matière qui y est amassée (XIVe et XVe observations); en même temps, quelquefois, elles présentent (XVIe observation) une coloration ardoisée que nous avons rencontrée aussi chez des sujets qui étaient morts d'affections autres que la fièvre typhoïde, ou longtemps après avoir eu cette maladie.

Nous donnons ici le tableau comparatif des lésions observées dans les follicules chez les quarante-deux sujets qui ont succombé à l'affection typhoïde, avec indication du jour de la mort.

ENGORGEMENT DES FOLLICULES.

Chez 1 sujet, mort le 13e jour, follicules isolés seuls engorgés.

Chez 2, morts les 10e et 11e jours, follicules agminés seuls engorgés.

Chez 2, morts les 7e et 9e jours, follicules agminés et follicules isolés, simultanément engorgés.

ULCÉRATION DES FOLLICULES.

Chez 1, mort le 18e jour, ulcération des follicules isolés seulement.

Chez 6, morts les 10e, 12e, 15e, 19e, 25e et 58e jours, ulcération des follicules agminés seulement.

Chez 7, morts les 12e, 16e, 20e, 21e, 26e, 30e et 34e jours, ulcération simultanée des follicules agminés et des follicules isolés.

Chez 2, morts les 19e et 27e jours, plaques réticulées seulement, les unes intactes, les autres partiellement ulcérées.

Chez 1, mort le 10e jour, plaques gaufrées et plaques réticulées, commençant à s'ulcérer.

ULCÈRES INTESTINAUX.

Chez 3, morts les 20e, 21e et 28e jours, ulcères avec hypertrophie des tuniques celluleuse et musculeuse, et aspect du tissu squirrheux.

Chez 1, mort le 28e jour, plaques gaufrées, intactes; au-dessous, plaques réticulées, près de la valvule iléo-cœcale, ulcères sans débris de plaques.

Chez 4, morts les 33e, 35e, 38e, et 42e jours, ulcères nets, à bords plats, et semblant disposés à se cicatriser.

ULCÈRES CICATRISÉS OU EN VOIE DE CICATRISATION; PLAQUES GAUFRÉES EN VOIE DE RÉSOLUTION.

Chez 5, morts les 33e, 34e, 36e, 50e et 60e jours, ulcères à bords plats, avec commencement de cicatrisation, ou cicatrisation parfaite.

Chez 2, morts, les 36e et 60e jours, plaques réticulées et inférieurement ulcérées avec commencement de cicatrisation.

Chez 2, morts les 21e et 22e jours, plaques gaufrées, toutes intactes, semblant revenir toutes vers l'état normal.

Chez 1, mort le 17e jour, plaques gaufrées qui paraissent vers le retour à l'état normal; inférieurement, ulcères avec commencement de cicatrisation.

Chez 2, morts les 30ᵉ et 60ᵉ jours, plaques non saillantes, colorées en bleu foncé; et inférieurement ulcères avec cicatrisation commençante.

Chez 1, mort le 45ᵉ jour, plaques toutes colorées en brun foncé, avec ramollissement crémeux de la muqueuse qui les recouvrait.

Telles sont les lésions qu'ont offertes les follicules de l'intestin chez les sujets qui sont morts de la maladie qui nous occupe, et les différentes variétés qu'elles ont présentées. La constance avec laquelle elles se rencontrent à la suite de l'affection typhoïde fait facilement comprendre l'importance que nous avons mise à donner exactement la description des formes diverses sous lesquelles elles se présentent, car elles constituent l'un des principaux caractères de cette maladie, celui qui ne peut laisser de doute sur la nature de l'affection, quels que soient les symptômes qu'elle ait présentés pendant la vie.

Si ces lésions ont été long-temps et sont même encore aujourd'hui quelquefois méconnues, il est facile de se l'expliquer par l'attention qu'il est nécessaire d'apporter dans un examen destiné à distinguer entre elles des lésions qui, il y a quelques années encore échappaient à l'attention des pathologistes. Ce n'est qu'en mettant plus de soin dans l'examen nécroscopique des organes que l'on est parvenu à reconnaître ces altérations; ce n'est qu'en faisant cet examen avec une exactitude plus minutieuse encore que l'on est arrivé à distinguer leurs différentes variétés; ainsi, si nous parcourons les ouvrages écrits avant que les travaux de MM. Petit et Bretonneau eussent éveillé l'attention des observateurs sur ces distinctions, nous trouvons les dénominations d'infiltration, boursoufflement, gangrène, ulcération, inflammation des intestins, employées indistinctement. Beaucoup des écrits, même publiés de nos jours, sur les fièvres continues, et surtout dans les pays étrangers où les progrès de l'anatomie pathologique n'ont pas suivi une marche aussi rapide qu'en France, offrent encore le même vague dans les expressions employées pour désigner les lésions des intestins; les faits qu'ils contiennent, bien que conservant une partie de leur importance sous d'autres rapports, sont cependant incomplets et ne peuvent servir ni à appuyer, ni à combattre l'opinion que nous avons émise au commencement de ces leçons, savoir : que, à la suite de la plupart des affections désignées généralement sous le nom de fièvres continues, on trouve la lésion des follicules de l'intestin.

Concluons maintenant de ces recherches, appuyées sur des observations nombreuses et qui s'accordent complètement, sous les rapports les plus importans, avec celles recueillies par M. Louis en France et en Angleterre par le docteur Bright (1), que l'altération des follicules de l'intestin est un état tout-à-fait particulier à l'affection typhoide dont on peut suivre les différentes périodes comme on suit celles d'un abcès ou d'un exanthème cutané.

Nous conclurons aussi des mêmes recherches que cette altération se rencontre dans presque tous les cas de fièvre typhoïde, puisque sur quarante-deux

(1) Médical reports; 1er vol. London, 1827.

cas de cette maladie qui se sont terminés par la mort à la clinique, depuis cinq années, il n'en est aucun où elle n'ait été trouvée à un degré quelconque; nous verrons plus loin qu'il est cependant quelques cas où l'on n'en trouve aucune trace, mais ce n'est pas ici le lieu d'entrer dans cette discussion; il nous suffit pour le moment d'énoncer ce fait que de tous les sujets affectés de fièvre continue, qui depuis cinq années ont succombé dans les salles de la clinique, il n'en est aucun qui n'ait offert quelqu'une des variétés de l'altération des follicules que nous venons de décrire, quand il ne se trouvait pas une autre lésion qui pût expliquer l'état fébrile.

SECTION X.

Rapprochement des symptômes et des altérations constantes.

Après avoir exposé les symptômes qu'offre l'affection typhoïde pendant la vie, et les lésions que présentent constamment ou presque constamment les organes après la mort, nous sommes amenés naturellement à examiner, autant qu'il est possible de le faire, s'il existe un rapport constant de temps et de développement entre les principaux symptômes de la maladie et les différentes variétés de la lésion des follicules pendant la vie chez les sujets atteints de fièvre typhoïde, ou, en d'autres termes, si l'on peut reconnaître pendant la vie, par quelques symptômes particuliers, les différentes modifications qu'éprouvent les lésions des follicules et des ganglions. La marche que nous avons suivie jusqu'ici dans notre travail, en cherchant à déterminer, autant qu'il a été en nous, le jour de la maladie où a apparu chaque symptôme et où a commencé à se développer chacune des modifications organiques que nous avons étudiées, nous facilitera beaucoup cette recherche. Nous allons prendre successivement les principaux symptômes et les soumettre à cet examen.

La *céphalalgie* qui n'a manqué que chez un seul des quarante-deux sujets morts à la clinique, apparaissant dès le début de la maladie, et même étant souvent le premier phénomène morbide qu'éprouve le malade, on ne peut même supposer qu'elle se rattache au développement des lésions qu'elle a précédées; il est évident qu'elle appartient à la maladie, mais c'est en vain qu'on chercherait des rapports entre son intensité et la gravité des lésions. Elle a dès le commencement toute sa force et n'augmente pas graduellement, au moins dans le plus grand nombre des cas comme elle devrait le faire si elle suivait la progression du développement des follicules; au contraire elle commence ordinairement à diminuer au bout de quelques jours.

Sa disparition elle-même, dans les cas où elle a pu être constatée, ne nous offre également aucun rapport appréciable avec les modifications organiques qu'éprouvent les follicules. Ainsi, parmi les sujets qui ont succombé et chez huit desquels les circonstances ont permis de connaître exactement l'époque de la maladie où la céphalalgie a disparu, nous trouvons que :

Chez	1	elle a cessé, le	5e jour de la maladie.
	1	le	6e *id.*
	1	le	8e *id.*

1	le	10e *id.*
1	le	12e *id.*
2	le	24e *id.*
1	le	15e *id.*

Il serait difficile de rattacher la disparition de la céphalalgie le cinquième et le sixième jour de la maladie à l'ulcération des follicules, qui ne se fait probablement jamais avant le huitième jour, ainsi qu'il a été démontré plus haut; et d'ailleurs, dans quelques-uns des cas où le malade a pu faire connaître clairement la cessation de la douleur le changement était d'un pronostic favorable ; en dirait-on autant de l'ulcération des follicules?

La *stupeur*, qui se développe ordinairement pendant la première période ou au commencement de la seconde, est un symptôme d'une haute importance, dans la question que nous examinons ici ; elle est, dans la fièvre typhoïde, un phénomène essentiellement adynamique, car elle est toujours jointe à une prostration des forces considérable, et ne disparaît qu'après un temps plus ou moins long, quand la maladie prend une marche décidément favorable. Deux opinions ont été émises, à l'occasion de la stupeur ou de l'adynamie, considérée dans ses rapports avec les lésions des follicules intestinaux; dans l'une on a prétendu que ce phénomène ne survenait que vers la fin de la fièvre, lorsque l'économie était comme épuisée par la longue durée de l'affection ; dans l'autre on a avancé que l'adynamie ne se développe jamais dans les fièvres qu'autant que la phlegmasie gastro-intestinale s'est terminée par l'ulcération, la suppuration, ou même la gangrène d'une certaine étendue de la membrane muqueuse digestive et du tissu cellulaire sous-jacent. Dans cette dernière opinion, les phénomènes adynamiques seraient constamment le résultat d'une infection générale. Les débris ulcérés, les lambeaux gangréneux de la membrane muqueuse désorganisée, la suppuration qu'elle fournit, toutes ces matières, réunies aux excrémens que peut contenir l'intestin, formeraient un véritable foyer d'infection d'où partiraient les phénomènes généraux de putridité.

Ces deux opinions ayant été présentées avec talent, et la dernière, surtout, ayant été appuyée de quelques faits qui paraîtraient en démontrer l'exactitude, nous allons les rapprocher des résultats obtenus par nous sur un grand nombre d'observations, dont quelques-unes ont déjà été rapportées dans ce travail.

Sur vingt-neuf malades qui ont présenté la stupeur très prononcée, parmi les quarante-deux qui sont morts à la clinique, vingt-un l'offraient à l'époque de leur entrée; chez huit, elle survint pendant leur séjour à l'hôpital. Nous allons faire connaître exactement le jour où nous avons observé ce symptôme important; nous examinerons ensuite les conclusions qu'il est permis d'en tirer.

Sur vingt-un malades qui présentaient une stupeur bien prononcée le jour de leur entrée, nous trouvons que

2	étaient reçus le	4e jour	de la maladie.
3	le	5e	*id.*
2	le	7e	*id.*
2	le	9e	*id.*

2		le 10e	id.
2		le 12e	id.
4	du 12	au 16e	id.
3	du 16	au 22e	id.
1		le 36e	id.

Voici maintenant la date de la maladie, chez les huit sujets chez lesquels la stupeur se développa sous nos yeux, quelques jours après leur admission dans les salles.

Chez 1, la stupeur parut	le	6e jour	de la maladie.
1,	le	10e	id.
2,	le	11e	id.
1,	le	12e	id.
1,	le	20e	id.
1,	le	23e	id.
1,	le	27e	id.

Ainsi, sur les vingt-neuf malades atteints de fièvre typhoïde et qui ont présenté la stupeur, chez quatre au moins ce phénomène est survenu avant l'époque à laquelle les plaques gaufrées commencent à s'ulcérer, c'est-à-dire avant le huitième jour; et chez vingt-trois (sur vingt-neuf), elle était très prononcée et existait depuis plusieurs jours chez la plupart au dix-huitième jour de la maladie.

Peut-on dire, d'après ce relevé, que la stupeur ne survienne que quand la fièvre a déjà duré longtemps? On ne pourrait pas dire davantage qu'elle serait le résultat d'une congestion cérébrale, l'*oppressio virium* des anciens; car il est d'autres signes qui démontrent qu'elle tient à un affaiblissement réel, à une diminution des forces qui constituent la vie, tels que l'aggravation de tous les symptômes malgré l'emploi, et nous pourrions dire dans quelques cas, par l'emploi des saignées et par les hémorrhagies qui se font par les fosses nasales, la surface intestinale, ou au-dessous de la peau. La stupeur, ainsi que les autres phénomènes adynamiques qui l'accompagnent constamment dans la fièvre typhoïde, n'est donc dans la plupart des cas l'effet, ni d'un excès des forces, ni de la longue durée de la maladie.

L'opinion qui attribue la stupeur et les autres phénomènes adynamiques à la résorption du pus et des débris produits par la destruction des plaques gaufrées et des plaques réticulées, n'est pas plus exacte, quoique en apparence reposant sur des faits mieux observés. Sans doute, le mélange du pus, soit artificiel dans des expériences, soit spontané dans la phlébite et les vastes suppurations, avec le sang, qui le transmet dans toute l'économie, détermine quelquefois des symptômes typhoïdes ou adynamiques très prononcés, mais doit-on en conclure qu'il en est de même dans tous les cas, et surtout que l'adynamie des sujets atteints de fièvre typhoïde ne reconnaît pas d'autres causes? Examinons les faits : sur les vingt-neuf sujets qui ont présenté la stupeur, chez quatre, la suppuration des plaques gaufrées n'avait pas pu encore avoir lieu; il faut donc admettre, pour ces quatre malades, une autre cause que l'absorption du pus. Parmi les sujets observés à la clinique, qui sont morts sans qu'il y eût eu chez eux ulcération des plaques gaufrées ou des follicules isolés, soit qu'ils eussent succombé dans les premiers jours de la maladie, soit que chez eux déjà les plaques eussent éprouvé un retour vers l'état normal, sans qu'il y ait eu ulcération ni suppuration, il en est plusieurs qui ont présenté une stupeur et les autres phénomènes adynamiques très prononcés; nous rappellerons seulement les sujets des 7e, 9e, 10e et 12e observations.

Concluons donc de ces faits que ce n'est point à l'absorption du pus et des matières fournies par la décomposition des plaques et de la muqueuse qui les recouvre que l'on doit attribuer, dans la plupart des cas, l'apparition de la stupeur et des autres phénomènes adynamiques, si fréquens dans la fièvre typhoïde; que la stupeur ne peut être produite par aucune des modifications que présente l'altération des follicules pendant le cours de la maladie.

Le *délire aigu* ne semble pas devoir être rapporté, plus que la céphalalgie et la stupeur, aux changemens organiques qu'éprouvent les follicules de l'intestin et les ganglions mésentériques. Sur les quarante-deux sujets qui ont succombé à la clinique, vingt seulement ont offert du délire, pendant le cours de l'affection typhoïde; de ce nombre trois le présentaient à l'époque de leur entrée, dix-sept en ont été pris pendant leur séjour à l'hôpital.

Chez 6, il est survenu	du 5 au 10e	jour de la maladie.
5,	du 10 au 20e	*id.*
3,	du 20 au 30e	*id.*
1,	le 33e	*id.*
1,	le 40e	*id.*
1,	le 54e	*id.*

Ce tableau nous prouve que le délire n'est pas plus fréquent à une époque de la maladie qu'à toute autre ; que ce n'est pas dans les différentes variétés de l'altération des follicules que l'on devra chercher la condition anatomique qui le détermine.

La *diarrhee* existait chez trente-quatre des quarante-deux sujets, le jour de leur admission, et chez six seulement elle a commencé pendant leur séjour à l'hôpital.

Chez 1, elle est survenue	le 5e	jour de la maladie.
1,	le 6e	*id.*
1,	le 7e	*id.*
1,	le 13e	*id.*
1,	le 16e	*id.*
1,	le 21e	*id.*

Il résulte de ce tableau que la diarrhée, qui cependant est l'un des symptômes les plus fréquens, ne se retrouve pas constamment à toutes les époques de la maladie, et que non-seulement les plaques gaufrées, mais encore les ulcérations de ces plaques, ne déterminent pas nécessairement ce symptôme.

Nous n'avons point observé non plus que la couleur ou la fréquence des selles se rattachât à des formes particulières de la lésion des follicules, ni surtout que la couleur jaune d'ocre indiquât constamment, comme croit l'avoir observé le Dr Bright, leur ulcération.

Nous pourrions passer en revue les autres symptômes les plus importans, tels que les selles involontaires, la sécheresse de la langue, etc., etc., et toujours nous arriverions aux mêmes résultats, c'est-à-dire à ne constater aucun rapport constant entre l'époque à laquelle apparaissent ces symptômes et celles où se développent les différentes modifications de l'altération des follicules et des ganglions lymphatiques.

Concluons donc de tous ces faits que les variétés de la lésion anatomique des follicules et des ganglions ne se dévoilent à nous par aucun phénomène particulier, et que tous les symptômes, en exceptant peut-être la diarrhée, la douleur abdominale et le gargouillement, sont l'expression de l'influence de la maladie sur l'économie tout entière, des désordres qu'elle porte dans les principales fonctions, et appartiennent plutôt à la maladie elle-même qu'ils ne sont les effets de la lésion des follicules.

PARAGRAPHE II.

LÉSIONS ACCIDENTELLES.

Parmi les altérations pathologiques qui s'offrent moins fréquemment que les précédentes dans l'affection typhoïde, ou qui appartiennent moins spécialement à cette maladie, nous placerons en première ligne les lésions du tube digestif autres que celles des follicules.

SECTION PREMIÈRE.

LÉSIONS ACCIDENTELLES DU TUBE DIGESTIF.

Lésions de la bouche, de la langue, du pharynx et de l'œsophage.

Les altérations que l'on rencontre dans ces organes, à la suite de l'affection typhoïde, sont peu nombreuses et ne se présentent que dans quelques cas rares. Ainsi, on trouve quelquefois une couche de mucosités plus ou moins sèche ou ramollie, qui couvre la bouche, la langue et le pharynx, et au-dessous de laquelle la muqueuse n'est pas sensiblement altérée; dans d'autres cas, mais plus rares encore, on trouve dans le pharynx, et spécialement sur les côtés, quelques ulcérations ordinairement peu nombreuses, d'une forme ovalaire, ou arrondie, ou irrégulière, communément peu profondes, reposant quelquefois sur la tunique musculeuse et n'ayant jamais une grande largeur.

Toutes les ulcérations dont nous avions parlé jusqu'ici succèdent à une altération des follicules : dans celles dont nous nous occupons maintenant, cette altération n'a point été constatée; on n'a jamais rien observé dans ces parties d'analogue aux plaques gaufrées ou aux follicules isolés engorgés de l'intestin.

La langue présente aussi des ulcérations qui occupent, tantôt la longueur, tantôt la largeur de cet organe, et ne peuvent encore être rattachées à l'altération des follicules. Ces ulcères ont toujours une forme étroite et allongée.

Les ulcérations de l'œsophage sont ordinairement très superficielles, ovalaires et disposées longitudinalement; le plus souvent ce ne sont que des espèces d'excoriations, comme nous en avons vu un exemple si remarquable chez le sujet de la XVIe observation. Il serait encore difficile de reconnaître dans ces ulcérations un effet de la lésion des follicules.

La forme et le nombre des ulcérations de ces différentes parties varient beaucoup ; dans quelques cas, elles semblent se lier à la présence des fausses membranes qui les recouvrent ; dans d'autres, on les trouve entourées d'une infiltration purulente.

LÉSIONS DE L'ESTOMAC.

La muqueuse de l'estomac offre souvent des modifications notables dans sa couleur, sa consistance et son épaisseur. Nous allons les étudier séparément.

Altérations de couleur.

La couleur de l'estomac, chez les sujets qui succombent à l'affection typhoïde, offre de nombreuses variétés. Quelquefois elle est tout-à-fait pâle, d'autres fois, et plus souvent, elle présente une coloration rouge, dont l'intensité varie presque dans tous les cas, et est loin de se rencontrer constamment sur les mêmes points. Chez quelques sujets, toute la muqueuse gastrique est teinte en jaune ainsi que celle qui revêt le duodénum et le jéjunum, et ici, bien que l'on ne trouve pas constamment de la bile dans l'estomac, on est obligé de reconnaître que cette coloration est due à l'imbibition de ce fluide dans la muqueuse. Dans quelques cas même, cette coloration jaune a envahi les trois tuniques de l'estomac. Il arrive encore assez souvent que la portion de cet organe qui repose sur le foie, et celle qui est en contact avec la rate, offrent, dans l'épaisseur des trois membranes, la même couleur que la surface de ces deux organes. Il est évident, dans tous ces cas, que ces différences de coloration qui dépendent uniquement de l'action des causes physiques, soit après la mort, soit dans les derniers instans de la vie, n'ont pu avoir aucune influence sur les phénomènes présentés pendant la vie, et il nous suffit de les avoir indiquées.

Nous nous arrêterons plus spécialement sur les colorations en rouge qui sont très fréquentes et que l'on a très souvent considérées comme indiquant constamment l'inflammation de la muqueuse gastrique. Dans quelques cas, la coloration rouge de la muqueuse existe en même temps que l'état variqueux des veines gastriques, et alors la nuance va, en s'affaiblissant, à mesure que l'on examine la membrane plus loin des plus gros troncs (Ire et XVIIIe observations). Dans d'autres cas, une rougeur générale et très vive, non-seulement de l'estomac, mais encore de tous les intestins, coïncide avec un épaississement des parois du cœur et peut être rapprochée de celle que l'on observe si fréquemment chez les sujets qui succombent sous l'influence d'une hypertrophie du cœur. Quelquefois, enfin, cette rougeur vive ne se rattache à aucune condition organique qui puisse l'expliquer; et comme le plus souvent elle n'est accompagnée, ni d'un ramollissement appréciable, ni d'épaississement de la muqueuse, il est, dans la plupart des cas, impossible de déterminer si cette rougeur est inflammatoire. Les caractères de la rougeur qui persiste sur le cadavre après l'inflammation n'ont pas été établis d'une manière assez nette pour que l'on puisse prononcer à la vue simple si une rougeur est de nature inflammatoire ou si, au contraire, elle dépend de quelque autre cause. On est obligé alors d'avoir recours aux symptômes offerts pendant les jours qui ont précédé la mort, pour décider s'il y a eu gastrite. Mais il est rare que, dans les derniers jours de l'affection typhoïde, pendant lesquels le malade est souvent dans un état de stupeur profonde ou de coma, on observe des symptômes qui indiquent la souffrance de l'estomac.

Chez d'autres sujets, la muqueuse de l'estomac offre une couleur d'un rouge plus foncé, qui approche même quelquefois du bleu d'ardoise. C'est la couleur que l'on a considérée comme l'indice d'une gastrite chronique. Les réflexions que nous faisions à l'instant, sur la difficulté de rattacher la couleur de la muqueuse de l'estomac à un état pathologique de cet organe, seraient encore applicables ici; car on voit aussi cette couleur ardoisée chez des sujets qui, pendant la vie, n'ont offert aucun symptôme de gastrite, soit aiguë, soit chronique.

Altérations de consistance.

Dans un grand nombre de cas on trouve, chez les sujets qui ont succombé à la maladie typhoide, la muqueuse qui recouvre le grand cul-de-sac de l'estomac ramollie; dans un plus petit nombre, le ramollissement s'étend à une grande partie de la muqueuse gastrique. Enfin, très rarement, le ramollissement envahit les trois tuniques.

Quelquefois, non-seulement la muqueuse est ramollie, mais elle est complètement détruite, elle n'existe plus ; la tunique celluleuse et la musculeuse sont tout-à-fait à nu ; on ne trouve que çà et là quelques fragmens de cette membrane, sous forme de flocons, et que le plus mince filet d'eau entraîne avec facilité. Deux fois nous avons observé cet état sur les quarante-deux cas recueillis.

D'autres fois, la muqueuse, bien que ramollie, reste cependant encore accolée à la celluleuse, sous forme d'une couche sans résistance, que l'on enlève facilement avec le doigt ou le manche du bistouri. Enfin, dans d'autres cas, elle offre plus de résistance et n'est détachée qu'avec plus de difficulté, bien qu'elle ait perdu beaucoup de sa consistance normale.

Sur les quarante-deux malades dont l'histoire a été recueillie, quatorze ont offert le ramollissement d'une portion de l'estomac ; il occupait :

Chez 10, le grand cul-de-sac.

Chez 2, une grande partie de l'estomac.

Chez 1, toute la muqueuse gastrique.

Chez 1, toute l'épaisseur des trois tuniques.

Nous avons vu, chez les sujets des Ire et VIe observations, le ramollissement de la muqueuse borné au grand cul-de-sac, et chez celui de la Ve, nous l'avons vu s'étendre à toute la muqueuse gastrique. Nous allons rapporter brièvement celle où les trois tuniques étaient complètement ramollies.

XXIᵉ OBSERVATION (1).

Séjour récent à Paris. Céphalalgie; prostration, stupeur. *Mort le seizieme jour.* Plaques gaufrées avec commencement d'ulcération; ramollissement de la muqueuse du grand cul-de-sac de l'estomac et mortification des trois tuniques.

Le nommé Langon, âgé de dix-huit ans, perruquier, demeurant à Paris depuis quatre mois, a toujours été bien portant. Huit jours avant son entrée à l'Hôtel-Dieu il est pris de fièvre avec céphalalgie et diarrhée continues qui ne l'empêchent cependant pas de travailler encore pendant cinq jours, quoiqu'il vomît tout ce qu'il prenait et qu'il éprouvât de la douleur à la gorge et par tout l'abdomen; il est couché salle Sainte-Madeleine, nº 21.

Le neuvième jour après l'invasion, prostration avec stupeur prononcée; délire sans violence; face très injectée; pouls fréquent, fort; tout l'abdomen est douloureux à la pression; endolorisment des muscles du dos; langue très sèche; les vomissemens ont cessé; la diarrhée continue avec météorisme. (*Vingt-cinq sangsues sur l'abdomen; bains émolliens, cataplasmes aux pieds.*)

Le douzième jour, après un léger amendement, tous les symptômes ont redoublé d'intensité; l'immobilité habituelle du malade n'est interrompue que par l'agitation du délire; la langue et les lèvres sont couvertes d'une couche de fuliginosités noires très épaisses. (*Vésicatoires aux cuisses, cataplasmes aux pieds.*)

(1) Recueillie dans le service de M. le professeur Récamier.

Le quinzième jour, le même état persiste, bien qu'il y ait eu suspension de la diarrhée depuis trois jours et que le malade paraisse insensible à la pression sur l'abdomen; il y a eu une épistaxis la nuit dernière. (*Un grain d'émétique en lavage*; *bain émollient.*)

Le seizième jour, le malade a vomi plusieurs fois et a eu plusieurs selles liquides pendant la journée; il s'est très bien trouvé du bain. Ce matin l'agitation est plus considérable, le malade parle continuellement et à voix basse; les muscles de la face sont agités convulsivement; respiration bruyante et convulsive; soubresauts des tendons dans les deux avant-bras presque continuels.

Autopsie faite quarante-deux heures après la mort.

HABITUDE EXTÉRIEURE. L'*abdomen* est très ballonné.

CRANE. Le *cerveau* et ses membranes n'offrent rien d'anormal.

THORAX. Le *cœur* décoloré, mais non ramolli, ne renferme que du sang liquide ainsi que tous les autres vaisseaux artériels ou veineux; les deux *poumons* ne crépitent pas; des deux côtés engouement séreux très prononcé; à droite ramollissement assez notable en arrière.

ABDOMEN. L'*estomac*, ouvert avec soin, contient un fluide noir très spumeux et sans odeur particulière. La petite portion du grand cul-de-sac qui repose sur la *rate* est colorée en noir très foncé et tellement ramollie dans trois de ses membranes qu'elle cède sous la moindre pression; tout autour, et dans l'espace qui correspond à celui qu'occupe le liquide et de la largeur de la paume de la main, la muqueuse est notablement altérée ; sur quelques points elle manque complètement, sur d'autres on la retrouve encore, mais très mince et semblable à une couche de gomme en dissolution; dans les points où elle manque on voit la musculeuse à nu, avec sa couleur d'un blanc nacré. Autour de cet espace la muqueuse reprend tout à coup son état ordinaire et par une transition subite, presque linéaire. Elle n'offre ailleurs ni ramollissement. ni épaisissement, ni injection. L'espace coloré en noir et où toutes les membranes sont complètement ramollies a la largeur d'une pièce de trois francs et offre aussi une ligne bien tranchée qui le distingue du reste. Un élève qui voit cette tache noire y porte immédiatement le doigt et détermine une ouverture par laquelle le fluide s'écoule aussitôt.

Le *duodénum* ainsi que le *jéjunum* n'offrent rien de notable ; mais la muqueuse de la moitié supérieure de l'*ileum* est sans consistance et s'enlève avec la plus grande facilité. A deux pieds au-dessus de la valvule iléo-cœcale on trouve quelques glandes de Peyer qui passent graduellement à l'état de plaques gaufrées très prononcé; les trois dernières, les plus rapprochées de la valvule, offrent seules un commencement d'ulcération. Autour des dernières plaques on voit quelques follicules isolés tuméfiés également; une large plaque de près de deux pouces d'étendue enveloppe la valvule et présente aussi quelques points d'ulcération commençante. Les *gros intestins* n'offrent rien d'anormal.

La *rate*, qui est rouge à l'extérieur, présente sur

sa face antérieure et sur le point où reposait le grand cul-de-sac de l'estomac une tache noire qui ne pénètre pas dans l'intérieur, et est exactement circonscrite à l'espace qui était en contact avec l'estomac.

Le *foie* paraît sain, la vésicule est distendue par un fluide aqueux.

Nous ne chercherons point à expliquer ici la formation de cette espèce d'escarre que présentait l'estomac dans sa grande courbure et qui était si bien circonscrite ainsi que le ramollissement plus étendu de la muqueuse, lequel correspondait exactement à l'espace avec lequel le fluide contenu dans cet organe pouvait se trouver en contact, le cadavre étant couché sur le dos. Nous allons nous contenter d'examiner quels peuvent être les rapports du ramollissement de la muqueuse gastrique en général avec la fièvre typhoïde, et de rechercher quelle influence cet état morbide peut avoir sur la production de la maladie.

On doit d'abord être étonné à la vue du chiffre 14 exprimant le nombre de ces ramollissemens de la muqueuse de l'estomac, observés sur quarante-deux cas de fièvre typhoïde, et naturellement on doit être surpris de voir cette altération reléguée ici parmi les lésions accidentelles. Il semble, en effet, qu'une altération qui s'offre aussi fréquemment (une fois sur trois) ne puisse être considérée comme accidentelle, et que les pathologistes qui avaient fait jouer un si grand rôle à l'estomac dans l'affection qu'ils désignaient sous le nom de gastro-entérite grave et que nous appelons fièvre typhoïde n'avaient pas commis une erreur aussi capitale qu'on semble en convenir aujourd'hui généralement; mais des recherches faites sur un grand nombre d'ouvertures pratiquées ces années dernières dans la clinique vont nous démontrer le peu d'importance de cette altération relativement à la fièvre typhoïde, car elle n'est pas plus fréquente dans cette dernière affection que dans la plupart des autres maladies qui entraînent la mort.

Ainsi, sur vingt-quatre sujets qui ont succombé à la pneumonie, huit ont offert le ramollissement de la muqueuse gastrique à des degrés aussi variés que dans l'affection typhoïde. Mais peut-être, dira-t-on, ce ramollissement a-t-il été l'effet de la médication employée, ainsi que de l'émétique à haute dose auquel on a si souvent recours *in extremis*. Voici le résultat des notes prises à cet égard sur ces vingt-quatre sujets: parmi les huit qui offraient le ramollissement de la muqueuse gastrique, trois seulement avaient pris pendant un ou deux jours l'émétique à haute dose, tandis que sur les seize autres, qui n'offraient pas cette lésion, près de la moitié avaient été soumis à la même médication et dans les mêmes circonstances, en sorte que ce n'est point à l'influence de ce moyen que l'on peut attribuer la fréquence du ramollissement de la muqueuse gastrique dans les cas de pneumonie dont nous parlons; fréquence qui, comme nous le voyons, n'est pas moindre que dans l'affection typhoïde.

Dans la péritonite nous trouvons encore les mêmes rapports. Sur dix cas de péritonite aiguë trois ont offert le ramollissement dont nous nous occupons.

Les sujets morts à la suite de la variole offrent encore la même proportion sous le rapport du ramollissement de l'estomac; ainsi sur cinq sujets qui, depuis quelques années, sont morts de cette maladie dans les salles de la clinique, deux ont offert le ramollissement de la muqueuse; chez l'un d'eux il avait envahi les trois tuniques de l'estomac; au moment où l'autopsie fut pratiquée, la perforation de cet organe était imminente, comme chez le sujet dont nous venons de rapporter l'histoire.

Nous trouverions les mêmes rapports proportionnels, ou à peu près, dans le nombre des individus qui ont offert cette altération, et ceux qui ne l'ont pas présentée dans toutes les autres affections, soit aiguës, soit chroniques. Mais ce n'est point ici l'occasion d'entrer dans ces détails; nous ne nous occupons du ramollissement de la muqueuse gastrique qu'accidentellement, et il nous suffit d'avoir démontré que cette lésion n'a pas plus d'importance dans la fièvre typhoïde que dans la plupart des autres maladies, puisqu'elle n'y est ni plus fréquente ni plus intense; d'ailleurs, comme dans les cas où elle a été trouvée après la mort, aucun symptôme particulier n'avait pu la faire soupçonner pendant la vie, il est évident, même dans l'opinion des médecins qui considèrent encore le ramollissement de la muqueuse gastrique comme étant toujours le produit d'un état morbide, qu'il ne survient que dans les derniers jours de l'existence du malade et qu'il ne saurait être considéré comme la lésion qui produit le développement de l'affection typhoïde. A plus forte raison notre proposition serait-elle vraie dans l'opinion de ceux qui considèrent cette altération comme produite pendant les derniers instans de la vie ou peu de temps après la mort, par l'action chimique des liquides contenus dans l'estomac sur les membranes de ce viscère.

ALTERATIONS D'ÉPAISSEUR.

L'épaississement de la muqueuse gastrique est beaucoup plus rare que le ramollissement. C'est ordinairement dans la portion pylorique qu'on l'observe; l'amincissement est plus fréquent et coïncide souvent avec le ramollissement de la muqueuse du grand cul-de-sac où on l'observe aussi presque exclusivement. L'amincissement de la muqueuse se lie souvent à la dilatation de l'estomac qui entraîne aussi l'amincissement de la tunique celluleuse et de la musculeuse, comme l'épaississement de la muqueuse coïncide fréquemment avec la diminution de la capacité du ventricule, et dans ce cas encore les tuniques celluleuse et musculeuse offrent aussi un épaississement notable. Enfin, il est quelques cas où, sans diminution comme sans augmentation de la capacité de l'estomac, la muqueuse qui le revêt offre soit un épaississement soit un amincissement appréciable.

Lorsque la muqueuse de l'estomac est épaissie sa surface est ordinairement couverte de petits mamelons que l'on rencontre plus fréquemment dans sa portion pylorique, et de nombreux plis d'une certaine étendue; les deux surfaces de la muqueuse, qui se trouvent en contact par la disposition de ces plis offrent ordinairement, même dans les cas où tout le reste de la muqueuse est blanche, une coloration rouge assez vive.

Dans les cas où une portion ou bien la totalité de la muqueuse de l'estomac était ramollie, la mort est arrivée les 7e, 9e, 10e, 16e, 17e, 19e, 20e, 21e, 25e, 27e, 28e, 38e, 48e, 50e jours de la maladie; dans ceux où une partie seulement, ou bien la totalité de la muqueuse gastrique offrait une couleur ardoisée, la mort était arrivée les 12e, 20e, 26e, 33e et 36e jours de la maladie, en sorte que ce n'est pas uniquement chez les sujets qui succombent dans les deux premières périodes de la maladie que l'on rencontre le ramollissement, ni chez ceux qui meurent à une époque éloignée que la muqueuse présente la coloration ardoisée comme on l'avait supposé.

Dans aucun des quarante-deux cas qui ont été recueillis à la clinique on n'a observé d'ulcérations de la muqueuse de l'estomac. M. Louis en a rencontré quatre fois; elles étaient plus ou moins multipliées, au nombre de vingt et au-delà. Ces ulcérations n'avaient pas plus de deux à trois lignes d'étendue et elles ne comprenaient qu'une partie de l'épaisseur de la muqueuse; le plus ordinairement elles étaient arrondies; chez deux sujets elles se trouvaient à la face antérieure de l'estomac, et chez les deux autres près du pylore et de la grande courbure.

LÉSIONS DES INTESTINS.

La plupart des altérations que l'on rencontre dans le reste du tube digestif sont ordinairement moins prononcées que celles de l'estomac.

Altérations de couleur.

La couleur de l'intestin nous a offert de nombreuses variétés et dans ses nuances diverses et dans ses différentes divisions. Le duodénum, et le jéjunum ont, dans la plupart des cas, une couleur rouge plus foncée que le reste de l'intestin grêle et les gros intestins, à laquelle se mêle une nuance jaune, qui diminue ordinairement à partir du jéjunum, mais que dans quelques cas on retrouve jusqu'à la valvule iléo-cœcale. L'iléum a souvent une couleur rouge plus vive, tantôt occupant les trois membranes et se dessinant au dehors par de nombreuses arborisations, tantôt bornée uniquement à la muqueuse ; quelquefois, dans ce dernier cas seulement, le bord libre des valvules conniventes offre une rougeur très vive ; on dirait qu'elles seraient teintes par un sang rouge et vermeil sorti de ses vaisseaux, mais l'eau n'enlève pas cette rougeur ; d'autres fois, et plus fréquemment, la rougeur de l'intestin iléum est disposée par zones, qui sont séparées entre elles par des zones d'une égale grandeur et où les trois tuniques offrent une pâleur remarquable. Nous avons vu des exemples de cette disposition chez les sujets des Ire et IIIe observations, et nous croyons n'avoir pas besoin de répéter ici que les zones où la rougeur est le plus prononcée appartiennent ordinairement à la partie des circonvolutions qui occupe une position déclive, relativement à celle qui a conservé une teinte pâle. Enfin, dans un assez grand nombre de cas, la moitié ou les deux tiers inférieurs de l'iléum sont d'un rouge assez vif, tandis que le reste est comparativement pâle ; ordinairement alors la portion inférieure était entièrement plongée dans le petit bassin et celle qui offre une rougeur moins prononcée était restée dans l'abdomen. Les sujets des IVᵉ et Vᵉ observations nous présentent encore des exemples remarquables de cette disposition.

La coloration rouge de la muqueuse n'est pas plus vive aux alentours des plaques gaufrées ou ulcérées qu'à quelque distance de ces plaques et même dans les trois cas où l'on a trouvé une quantité assez notable de pus au-dessus de la valvule iléo-cœcale, autour et à la surface des plaques profondément ulcérées, la partie que le pus recouvrait était plus pâle que le reste de la muqueuse.

La couleur de la muqueuse des gros intestins offre beaucoup moins de variétés que celle de l'intestin grêle. Il est rare qu'ils présentent une forte rougeur dans toute leur étendue ; assez souvent on y trouve des taches rouges plus ou moins larges et qui sont quelquefois si foncées qu'elles ressemblent à des ecchymoses.

Altérations de consistance.

Il arrive rarement que la muqueuse qui sépare les follicules, soit isolés, soit agminés, offre un degré de ramollissement aussi notable que celui que nous avons constaté si fréquemment dans l'estomac. Sur les quarante-deux cas déjà indiqués, trois fois seulement on a rencontré la muqueuse d'une portion de l'intestin grêle réduite à la consistance d'une couche de gomme arabique. Nous avons vu chez le sujet de la Xe observation la muqueuse de l'iléum ramollie sur quelques points seulement; mais non sur ceux où la coloration rouge était la plus vive. Chez un autre on a trouvé la muqueuse de toute la portion supérieure du même intestin très molle, semblable à une dissolution gommeuse.

La muqueuse qui entoure les plaques a rarement offert une consistance différente de celle qui en était éloignée, jamais nous ne l'avons trouvée plus ramollie; mais quelquefois elle nous a paru plus résistante, surtout dans les cas où il y avait hypertrophie des tissus sous-muqueux et musculeux.

Le tissu cellulaire sous-muqueux a quelquefois présenté un certain degré de ramollissement.

Dans aucun cas on n'a observé une induration de la muqueuse, soit de l'estomac, soit des intestins, assez appréciable pour être notée; nous avons parlé ailleurs de l'hypertrophie des tissus celluleux et sous-muqueux que l'on observe dans quelques circonstances autour des plaques.

Rapprochement des symptômes et des lésions accidentelles du tube digestif.

Il serait important d'examiner ici si l'on pourrait trouver un rapport constant entre les lésions que nous venons d'étudier et quelques-uns des symptômes observés pendant la vie; en un mot, si l'on pourrait rattacher quelques symptômes particuliers à ces différentes lésions.

L'examen de cette question ne pourrait nous fournir de résultat positif, s'il était démontré que ces lésions du tube digestif ne se développent, comme le pensent plusieurs pathologistes, et comme nous avons lieu de le croire pour plusieurs d'entre elles, que dans les derniers jours de l'existence, époque où les phénomènes d'adynamie ou bien ceux de l'ataxie couvrent tous les autres symptômes.

Si au contraire on suppose que ces altérations remontent aux premiers jours de la maladie, à l'époque où la souffrance de chaque organe pouvait se manifester par des symptômes appropriés, alors il nous sera facile de constater s'il existe quelques rapports entre les symptômes observés pendant la vie chez les sujets affectés de fièvre typhoïde, et les lésions accidentelles que nous venons d'énumérer.

Nous ne prendrons pas pour exemple la rougeur de l'estomac et des intestins, à cause de la difficulté que l'on éprouve à distinguer celle qui est réellement inflammatoire ou pathologique de celle que l'on peut supposer dépendre d'une simple stase passive du sang dans les vaisseaux de ces organes, mais nous choisirons le ramollissement de la muqueuse que nous avons décrit et qui par sa fréquence, surtout dans l'estomac, nous permettra d'agir sur des nombres assez considérables pour qu'il ne doive rester aucun doute sur les résultats auxquels nous arriverons, en le rapprochant des symptômes que l'on a rattachés à cette altération et surtout du vomissement.

Des 14 sujets qui ont offert après leur mort le ramollissement gélatiniforme de la muqueuse de l'estomac, 2 seulement ont éprouvé des vomissemens dans le commencement de la maladie; l'un de ces sujets est celui de la IVe observation, qui mourut le dixième jour subitement et chez lequel l'observation des symptômes pendant la vie et l'examen des organes à l'autopsie ne purent expliquer sa mort inopinée; chez lui la muqueuse de l'estomac était épaisse, rouge et un peu ramollie dans toute son étendue. Le second est une jeune fille, qui, eut une fièvre typhoïde extrêmement grave, pendant tout le cours de laquelle elle avait éprouvé de fréquens vomissemens : lorsqu'elle semblait, vers le quarante-septième jour de la maladie, entrer en convalescence, et qu'on commençait à lui accorder quelques potages légers, soit que quelque erreur eût été commise dans la distribution, soit plutôt qu'elle eût reçu des alimens du dehors, elle éprouva une espèce d'indigestion et fut reprise de vomissemens qui persistèrent jusqu'à sa mort, laquelle arriva le cinquante-huitième jour. A l'autopsie on trouva l'estomac d'une grande capacité, plein d'un fluide verdâtre avec un ramollissement peu considérable de la muqueuse du grand cul-de-sac. Chez un troisième sujet qui offrit quelques vomissemens dans les derniers jours de sa maladie et qui succomba le vingt-huitième jour, on trouva encore quelques points de la muqueuse du grand cul-de-sac de l'estomac ramollis.

Non-seulement on n'observe le vomissement que dans un petit nombre des cas où l'on trouve le ramollissement gélatiniforme, ainsi que nous venons de le voir, mais encore ce symptôme se rencontre fréquemment chez des sujets chez lesquels, à l'autopsie, la muqueuse présente la consistance ordinaire. Ainsi, parmi les vingt-huit sujets qui n'ont pas offert cette altération, nous en trouvons cinq qui ont eu des vomissemens assez prononcés, soit au commencement, soit dans le cours de la maladie, et entre eux sont les sujets des IIIe et VIIe observations. Il ne paraît pas d'après ces faits que les vomissemens soient plus fréquens au début, dans le cours ou à la fin de l'affection typhoïde chez les sujets qui présentent le ramollissement gélatiniforme de la muqueuse de l'estomac que chez ceux qui n'en offrent pas de traces; il est donc impossible de rattacher les vomissemens à cette altération.

Si nous examinions les autres symptômes qui peuvent indiquer un état pathologique de ce viscère, nous arriverions toujours aux mêmes résultats; ainsi la sensibilité à l'épigastre n'a pas été plus prononcée dans les cas où existait le ramollissement que dans ceux où il n'existait pas. Concluons de tous ces faits que les divers états pathologiques de l'estomac que l'on reconnaît après la mort, soit à l'injection, soit au ramollissement, soit à la couleur ardoisée, soit enfin à l'épaississement de la muqueuse chez les sujets qui ont succombé à l'affection typhoïde, ne se manifestent pas constamment par un symptôme qui puisse les faire reconnaître et qu'il est impossible de dire pendant la vie d'un malade et avec quelque certitude si l'on trouvera dans l'estomac une altération appréciable et quelle sera cette altération.

Les mêmes recherches faites sur les rapports qui existent entre les altérations de l'intestin, que nous avons passées en revue, et les symptômes, pendant la vie, nous amèneraient aux mêmes résultats négatifs.

Le sujet de la dernière observation est le seul qui nous ait offert en même temps un ramollissement de la muqueuse de l'estomac et d'une portion de l'intestin. Si nous examinons les symptômes qui ont précédé la mort, en supposant que cette lésion ne se soit développée que dans les derniers jours, nous trouvons, le jour même de sa mort, une augmentation de l'agitation, des soubresauts dans les tendons, et d'autres phénomènes adynamiques ou ataxiques, que sans doute on peut, si l'on veut, attribuer à l'accroissement de l'inflammation gastro-intestinale, mais qu'il serait plus rationnel de considérer comme un simple effet de la marche de la maladie telle que nous l'avons observée dans beaucoup d'autres cas où il n'y avait pas d'altération analogue. Quoi qu'il en soit, lors même qu'on supposerait que ces symptômes graves auraient été produits par l'altération du tube digestif que nous venons d'indiquer, comme ces symptômes ne seraient, dans ce cas, que sympathiques et auraient pu être produits par toute autre lésion, il n'en résulterait pas moins qu'une altération aussi grave occupant à la fois et l'estomac et une partie de la longueur de l'intestin grêle ne se serait manifestée par aucun signe qui eût pu la faire reconnaître, et qu'il n'existe aucun symptôme qui puisse nous indiquer ces divers états.

Nous passerons maintenant à une autre altération de la muqueuse intestinale dont les auteurs qui ont fait des recherches sur le même sujet se sont peu occupés, et qu'il nous sera peut-être plus facile que pour les lésions précédentes de rattacher à des phénomènes morbides.

Infiltration sanguine de la membrane muqueuse.

Nous avons vu, chez les sujets des VIIe, X^e, XVIe et XIXe observations, des exemples de cette altération, que la plupart des observateurs ont sans doute confondue dans leurs descriptions avec la rougeur de la muqueuse intestinale, mais dont elle diffère cependant en ce que l'épaisseur de la membrane muqueuse est doublée ou même triplée, et en ce qu'elle offre un aspect gélatiniforme tout-à-fait particulier; on dirait une couche de gélatine noire ou rouge, ou seulement rosée, étendue à la surface de la muqueuse, avec son aspect brillant et tremblant. Cette altération est produite par l'infiltration d'un fluide rouge dans les mailles de la muqueuse qui en occasionne l'épaississement apparent et lui donne une couleur brillante et comme chatoyante. On en acquiert la preuve si l'on passe, en appuyant avec une force médiocre, le manche du scalpel à la surface de l'intestin; à l'instant même on en voit sortir, par les pores de la muqueuse, un fluide plus ou moins rouge et quelquefois très abondant, et cette tunique reprend elle-même, en même temps, son épaisseur et quelquefois même sa couleur ordinaire.

L'étendue dans laquelle existe ordinairement cette lésion varie de quatre pouces à deux et trois pieds. Elle est toujours continue, ne s'offrant pas par zones ou seulement dans les parties déclives;

elle occupe également tout le contour de l'intestin et ne présente aucune différence, suivant qu'on l'examine dans les parties qui sont inférieures ou dans celles qui occupent une position relativement supérieure.

La couleur des points de la muqueuse qui offre cette altération varie depuis le rose un peu foncé jusqu'au rouge noir. Dans les cas où le fluide infiltré est rose et transparent on distingue à travers et à l'œil nu de petits vaisseaux plus colorés très nombreux, dont les extrémités semblent venir se terminer à la surface de la muqueuse en traversant une couche transparente.

Sur les quarante-deux malades qui sont morts de la fièvre typhoïde à la clinique, on a trouvé cette altération chez sept; sur ce nombre, deux avaient éprouvé des hémorrhagies intestinales appréciées avant leur mort (VIIe observation); un troisième (X^e observation) avait rendu du sang par les vomissemens; deux autres (XVIe observation) présentaient du sang en quantité notable dans l'intestin grêle, et, chez deux enfin, il n'y avait qu'infiltration sanguine de la muqueuse, sans hémorrhagie, soit interne, soit externe; mais par la pression, il était facile, dans ces cas comme dans tous les autres, d'en faire suinter un fluide qui, sur quelques points, offrait tous les caractères du sang, et qui sur d'autres ressemblait à une sérosité fortement teinte en rouge. Cependant, il n'est pas certain que chez ces deux sujets il n'y ait pas eu pendant la vie de selles sanguinolentes; car il serait possible qu'elles n'eussent pas été remarquées comme cela doit arriver quelquefois dans les hôpitaux.

D'après ces faits, il nous semble difficile de ne pas reconnaître ici une liaison entre cette altération de la muqueuse et la présence du sang dans l'intestin, et de ne pas voir dans cette disposition organique la lésion qui accompagne la plupart des hémorrhagies intestinales; sur les quarante-deux cas déjà cités, six fois on a observé des hémorrhagies soit internes soit externes; et sur ce nombre, chez quatre sujets on a trouvé l'infiltration sanguine de la muqueuse de l'intestin, et deux fois seulement on n'a pas constaté cette altération.

La question des hémorrhagies des muqueuses est l'une de celles sur lesquelles les recherches des anatomo-pathologistes modernes ont jeté le moins de lumières; la condition anatomique des muqueuses, pendant l'hémorrhagie par exhalation, est peu connue. Si, comme nous le pensons, d'après ces observations, cette infiltration se rencontre dans le plus grand nombre des cas où il y a hémorrhagie intestinale, c'est un fait important dont la connaissance pourra amener à quelques indications pratiques. Les hémorrhagies intestinales, qui sont si fréquentes dans la fièvre typhoïde, étaient ordinairement attribuées à la rupture de quelques vaisseaux d'un calibre assez considérable, par les progrès de l'ulcération. Cependant, quand on considérait la fréquence des hémorrhagies nasales et même de celles qui se font au-dessous de la peau ou entre les muscles, dans la même maladie, on devait être porté naturellement à douter de la réalité de la cause à laquelle on attribuait généralement ces hémorrhagies intestinales et à les faire dépendre de la même condition que les autres hémorrhagies si fréquentes dans la même maladie. Comment, par exemple, pourrait-on expliquer par les progrès seuls de l'ulcération l'hémorrhagie intestinale interne du sujet de la XVI° observation? D'où seraient venus les deux ou trois verres de sang que contenaient la fin du jéjunum et le commencement de l'iléum chez Médard, puisque chez ce sujet aucune des plaques de l'intestin grêle n'avait été ulcérée et qu'au contraire elles étaient toutes sur le retour, vers l'état normal? Il faut donc admettre une autre condition organique que l'ulcération. Cette condition organique, nous croyons l'avoir fait connaître.

On ne dira pas que cette lésion ne serait qu'un effet cadavérique, une simple infiltration mécanique produite par le contact du sang avec la muqueuse. Les raisons suivantes ne permettraient pas d'adopter cette explication.

1° On n'a pas rencontré cette lésion uniquement dans les positions déclives; elle est toujours continue et ne s'interrompt pas sur un point pour reparaître plus loin; elle occupe tout le pourtour de l'intestin, toutes circonstances qui ne s'accorderaient pas avec une origine cadavérique.

2° Si cette infiltration était simplement mécanique, pourquoi le sang seul jouirait-il de la propriété de la produire, pourquoi ne trouverait-on pas bien plus fréquemment, pour ne pas dire constamment, des infiltrations de sérosité, de bile, etc.?

3° Nous avons vu plusieurs cas d'infiltration rouge évidemment dus à une quantité de sang beaucoup plus considérable que celle que contient la muqueuse dans l'état normal, et où cependant il n'y avait eu ni dans les selles ni dans l'intestin de matières colorées par le sang.

Un motif qui nous porte encore à penser que cette infiltration se lie à l'hémorrhagie intestinale, c'est qu'on ne l'a pas observée seulement dans la fièvre typhoïde, mais encore dans d'autres maladies où elle offrait les mêmes caractères et se rencontrait dans des circonstances analogues. Ainsi chez quatre sujets qui présentaient des hémorrhagies internes ou avaient offert dans les derniers jours de leur existence des déjections alvines sanguinolentes, on a trouvé cette même altération.

L'un de ces sujets était un jeune homme qui succomba à la suite d'une péritonite aiguë passée à l'état chronique et dont tous les viscères étaient tellement et si fortement adhérens, soit entre eux, soit avec les parois de l'abdomen, qu'ils restaient béans et qu'il fallait employer une certaine force pour effacer leur cavité, après même qu'ils avaient été ouverts; aussi l'on avait de la peine à comprendre comment avaient pu être produits les fréquens vomissemens qu'avait éprouvés le sujet pendant sa longue maladie. Il y avait vers la fin de l'intestin grêle deux verres environ d'un sang noir, et un peu au-dessus la muqueuse offrait cette infiltration que nous avons décrite dans la longueur de quelques pouces et dans tout le contour de l'intestin.

Le second sujet était une femme qui succomba

à une phthisie aiguë, et à l'autopsie de laquelle on trouva l'iléum parsemé de ces ulcérations annulaires décrites par M. Louis. L'estomac renfermait un fluide noirâtre où il était impossible de méconnaître la présence du sang, et le jéjunum en contenait une petite quantité qui avait conservé ses caractères physiques; dans la partie correspondante et sur une longueur de huit à dix pouces la muqueuse était infiltrée, brillante, et avait deux à trois fois son épaisseur normale.

Le troisième sujet était mort salle Sainte-Madeleine, n° 18 (service de M. le professeur Bouilleau), à la suite d'une affection aiguë mal caractérisée et compliquée de phénomènes spasmodiques extraordinaires qui avaient hâté sa mort; chez lui on ne constata pas de selles sanguinolentes pendant la vie, et on ne trouva pas de sang libre dans l'intestin; mais dans les trois derniers pieds de l'iléum l'infiltration sanguine de la muqueuse présentait des caractères si tranchés que nous allons offrir l'extrait des notes recueillies sur cette partie de l'observation. « Dans toute sa longueur l'intestin offre à peine la moitié de son calibre ordinaire; dans les trois derniers pieds de l'iléum on trouve d'abord, et de haut en bas, les villosités ayant une couleur lie de vin foncée et fournissant du sang noir par une légère pression; plus loin, et graduellement, toute la muqueuse participe à cette infiltration sanguine et acquiert une épaisseur considérable due à la présence du sang infiltré dans ses mailles, et en si forte proportion qu'il suffit de passer légèrement le manche du bistouri à sa surface pour en faire couler une grande quantité qui est d'un rouge livide. On voit, à la surface, les villosités de la muqueuse qui paraissent nager dans cette couche molle semblables à la conferve des ruisseaux. Quand la pression a fait sortir d'un point tout le sang qui y était contenu, la muqueuse reprend son épaisseur normale, mais conserve une couleur livide. »

L'histoire du quatrième sujet nous paraît offrir assez d'intérêt pour que nous croyions devoir rapporter ici l'observation tout entière.

XXIIe OBSERVATION.

Maladies antérieures; vomissemens de sang accidentels; ictère à la suite d'une émotion morale; retour de l'hématémese; diarrhee. *Mort au bout de deux mois.* Foie ratatiné, scyrrhosé; sang fluide dans l'estomac et les intestins; infiltration de la muqueuse de l'ileum; coloration ardoisée de toutes les plaques de Peyer.

La femme Touchard, âgée de 30 ans, ouvrière en linge, douée en apparence d'une bonne constitution, dit cependant avoir été souvent malade; mais sa faiblesse actuelle ne permet pas d'obtenir d'elle de renseignemens bien exacts sur les maladies qu'elle avait eues antérieurement. Il y a huit ans elle eut un vomissement de sang et des hémorrhagies intestinales qui depuis sont revenues plusieurs fois. Vers le 15 septembre dernier, à la suite de grandes fatigues, elle éprouva une vive frayeur en voyant le cadavre de sa mère ouvert sur une table d'amphithéâtre; elle devint tout à coup ictérique, et depuis a toujours été malade; elle a éprouvé de fréquens vomissemens de sang et de bile, tous les deux ou trois jours; elle entre à l'Hôtel-Dieu le 21 novembre 1831, salle Saint-Lazare, n° 10, après quinze jours de diarrhée et n'ayant eu pour tout traitement que deux applications de sangsues faites à l'épigastre.

Le 22 novembre, teinte jaune de la peau très prononcée ; expression d'une grande faiblesse ; ventre très volumineux, et qui date selon elle de 7 à 8 mois, mat à la percussion ; il est douloureux sur tous les points, particulièrement à droite. Cependant on ne distingue pas de tumeur appréciable dans l'abdomen ; le foie ne fait pas de saillie notable; il n'y a pas d'infiltration aux membres inférieurs; depuis cinq mois elle n'a pas eu ses règles, elle ne sait si elle est enceinte.

Langue sèche, recouverte, ainsi que les dents, d'un enduit noirâtre sur la partie moyenne, gercée transversalement; peau fraîche; pouls fréquent, petit; urine rare, épaisse, foncée en couleur. Insomnie continuelle, soif vive, absence de toux, les battemens du cœur sont forts.

Elle meurt le 24 sans que l'on ait noté l'état des selles pendant son séjour à l'Hôtel-Dieu.

Autopsie faite trente heures après la mort.

Habitude générale. Coloration très foncée de la peau.

CRANE. Le *cerveau* n'offre rien d'anormal.

THORAX. Le cœur qui paraît plus petit que ne le comporte la stature du sujet n'offre du reste rien d'anormal. A l'extérieur, il présente sur quelques points une certaine quantité de graisse. La *plèvre* droite contient deux pintes d'une sérosité rosée. Le poumon de ce côté paraît cependant avoir perdu son volume ordinaire et est léger. Le poumon gauche offre à sabase une adhérence ancienne, du reste sans autre altération. Pas de sérosité dans la plèvre gauche ni dans le péricarde.

Abdomen. Sept ou huit pintes de sérosité citrine dans la cavité abdominale. Le *foie* plus petit qu'à l'ordinaire, ratatiné, couvert de petites bosselures, ne dépasse pas les fausses-côtes; il est d'un blanc ardoisé en dehors, et en dedans d'un jaune orangé mêlé de rouge; la couleur jaune occupe spécialement de petites masses dont le volume varie depuis celui d'un grain de millet jusqu'à celui d'une fève, assez distinctes sur presque tous les points quoique cependant elles ne soient point enkystées, entourées d'un tissu rosé que l'on dirait ligamenteux; il est beaucoup plus consistant qu'à l'ordinaire; on ne le déchire qu'avec beaucoup de difficulté, il crie sous le scalpel. La vésicule est pleine d'un liquide absolument semblable pour la couleur et la fluidité à de la mélasse. Les vaisseaux bilifères sont tous libres et d'une largeur ordinaire.

L'estomac offre en dehors toute sa surface extérieure d'un brun ardoisé comme le foie, à l'exception seulement d'un pouce dans toute sa longueur, de chaque côté du grand épiploon; cet espace qui offre la couleur ordinaire paraît aussi n'avoir pas été en contact avec le foie, tandis que par sa position tout le reste de cet organe semble avoir dû y être auparavant; à l'intérieur on trouve la même disposition dans la coloration. Il contient un peu de liquide qui offre aussi la même couleur, mais est partout recouvert de mucosités noirâtres. Dans le grand cul-de-sac la muqueuse est légèrement ramollie, mais n'offre pas de coloration plus foncée. La ligne de démarcation de ces deux couleurs noire et jaune est extrêmement tranchée. Le *duodénum* et le *jéjunum* n'offrent rien d'anormal. *L'iléum* contient une petite quantité d'un fluide coloré en rouge foncé par une proportion notable de sang. A la même hauteur on trouve la muqueuse, dans une longueur d'environ douze à quinze pouces, épaisse, avec infiltration d'un fluide rouge que l'on en fait écouler par la pression.

Les *glandes de Peyer* sont toutes reconnaissables, dans toute la longeur du jujénum et de l'iléum, à leur coloration noire qui forme une ligne tranchée avec la couleur d'un blanc gris d'une partie du reste de l'intestin; elles n'offrent ni saillie ni aucune autre condition morbide appréciable. Les *ganglions lymphatiques* ont le volume et la couleur normales. Les gros intestins présentent dans l'épaisseur de leurs tuniques cette infiltration séreuse que l'on observe quelquefois chez les sujets qui succombent avec une ascite qu'ils portent depuis long-temps. Le péritoine, qui est opalin, présente sur plusieurs points une épaisseur de près d'une ligne sans fausses membranes appréciables. La *rate* et les reins sont à l'état normal.

Cette observation nous offre plusieurs points importans; nous ferons remarquer seulement en passant ceux qui sont étrangers au sujet qui nous occupe en ce moment; de ce nombre sont l'existence simultanée de l'ictère survenu subitement et sous l'influence d'une vive émotion et de la scyrrhose du foie qui existait probablement antérieurement; la couleur gris d'ardoise qu'offrait l'estomac dans toute son épaisseur, à l'exception de la portion de la grande courbure qui n'avait pas pu être en contact avec le foie ; la couleur ardoisée noire des glandes de Peyer au milieu de l'intestin d'un jaune pâle. Ce fait, sous le rapport de cette dernière circonstance, rentre parmi ceux dont nous parlions dernièrement où il est probable qu'il y a eu à une époque antérieure une affection des follicules intestinaux, mais sans ulcération, comme chez le sujet de la XVIe observation.

Nous retrouvons encore ici l'infiltration sanguine de la muqueuse liée à une hémorrhagie interne ; quelle connexion pourrait-on observer d'une part entre cette hémorrhagie peu abondante et de l'autre les vomissemens de sang, et les hémorrhagies intestinales que la malade disait éprouver depuis huit ans assez fréquemment ? Nous n'avancerons pas que la même altération avait été la cause de ces hémorrhagies, car les preuves nous manqueraient; mais il nous suffit d'avoir démontré par un nombre de faits assez considérable que dans beaucoup de cas l'hémorrhagie intestinale se lie à une infiltration sanguine de la muqueuse de l'intestin, et que si cette lésion ne fait pas connaître précisément la cause de ces hémorrhagies, au moins elle nous présente la condition anatomique sous l'influence de laquelle elles ont eu le plus souvent lieu.

Matières contenues dans l'intestin. Les matières fécales sont presque constamment liquides, colorées par de la bile et mêlées au mucus intestinal ; elles peuvent cependant être plus fermes, surtout lorsque le sujet a succombé vers la convalescence ; d'autres fois elles sont mêlées avec le sang, lorsqu'il y a eu des hémorrhagies intestinales peu de temps avant la mort. Dans quelques cas même c'est du sang pur que l'on trouve dans l'intestin. Ainsi, chez une jeune fille qui mourut le douzième jour, on a trouvé la fin de l'intestin grêle, le cœcum, le colon et le rectum, presque complètement remplis par du sang qui paraissait pur, avec cette circonstance particulière et digne de remarque que plus on l'observait loin du siège présumé de l'hémorrhagie, plus il était altéré; dans l'iléum il était noir, mais n'offrait encore aucun changement important dans son aspect; celui que contenait le cœcum dégageait déjà quelques bulles de gaz qui devenaient plus nombreuses dans les colons; enfin, dans le rectum, c'était une véritable sanie d'où se dégageait une quantité prodigieuse de gaz; ce sang était retenu dans l'intestin par trois ou quatre cybales qui, placées au-dessus du sphyncter de l'anus, fermaient complètement l'orifice du rectum. On n'avait point appris que la malade eût eu de selles sanguinolentes avant sa mort.

Chez quelques sujets on trouve des vers lombricoïdes dans les différentes portions de l'intestin grêle; nous avons même vu un malade affecté de fièvre typhoïde tirer de sa bouche trois de ces vers qui y étaient remontés sans vomissemens ni autres phénomènes remarquables. Quant aux trycocéphales c'est presque uniquement dans le cœcum qu'on les rencontre. Lorsqu'on les cherche avec le soin convenable on les y trouve presque constamment.

Le météorisme est toujours dû à la présence des

gaz dans les intestins. L'odeur qu'exhalent ces gaz indique assez qu'il y entre une certaine quantité d'hydrogène sulfuré ; dans beaucoup de cas même, ce dernier y est en assez grande quantité pour que, si vous pratiquez à un intestin une ouverture étroite et que vous en approchiez au même instant une lumière, il en jaillisse un jet lumineux d'une belle flamme bleue

Dans un certain nombre de cas, on trouve quelquefois sur un seul point, d'autres fois sur plusieurs points de l'intestin grêle, des invaginations plus ou moins étendues, mais qui, n'ayant donné lieu à aucun symptôme particulier durant la vie du malade, et n'offrant pas d'adhérences entre les deux feuillets du péritoine qui sont en contact, ont dû se former après la mort ou pendant l'agonie.

SECTION II.

Lésions de la rate.

La rate est, après les follicules intestinaux, l'organe qui est le plus fréquemment lésé.

Altérations de volume. Dans presque tous les cas, la rate offre un volume plus considérable que dans l'état normal. Quelquefois cette augmentation est à peine sensible ; d'autres fois elle équivaut au double, au triple, au quadruple, et plus encore, du volume normal. Dans la moitié des cas ou environ, nous l'avons trouvée offrant un volume double de celui qu'elle a ordinairement ; dans deux cas seulement ce volume était quadruple.

Bien que le volume fût généralement plus considérable chez les sujets qui étaient morts pendant la période la plus aiguë de la maladie, c'est-à-dire avant le vingtième ou le vingt-cinquième jour, cependant nous n'avons pas observé de différence notable entre le volume de cet organe chez ceux qui ont succombé dans les premiers jours de la maladie et celui qu'il offrait à une époque un peu plus éloignée; après le vingt-cinquième jour ordinairement on trouve la rate moins volumineuse; nous l'avons même rencontrée, chez un sujet, beaucoup plus petite qu'elle ne l'est habituellement dans l'état normal; nous l'avons vue, chez la femme qui fait le sujet de la VIIe observation et qui mourut vers le quarante-deuxième jour, offrant encore trois ou quatre fois son volume ordinaire, et chez celui de la XIIIe observation, qui mourut après plus d'un mois de convalescence, elle offrait encore le double de son volume normal; ainsi, bien que la rate soit assujétie dans le développement et la diminution de son volume à la même loi que les follicules intestinaux et les ganglions mésentériques, nous voyons pourtant qu'il y a ici quelques exceptions.

Altérations de consistance. Dans un certain nombre de cas, la rate, en même temps qu'elle augmente de volume, perd singulièrement de sa densité. Sur le nombre déjà indiqué, dix fois nous l'avons trouvée plus ou moins ramollie, et trois fois elle était complètement diffluente; nous l'avons vue à cet état chez les sujets des XIVe et XVIIe observations, morts les treizième et vingt-unième jours de la maladie, et chez un autre mort le vingt-septième jour. Le ramollissement de la rate ne se lie donc pas à une époque précise de la maladie ; il ne se rattache pas non plus, comme on pourrait le croire, à une vaste suppuration produite par l'ulcération des plaques, car chez le sujet de la XVIIe observation, aucun des follicules isolés, qui seuls étaient altérés, n'était encore ulcéré. Dans d'autres cas, au lieu d'être ramollie elle offre un degré de consistance qu'elle a rarement dans l'état sain ; ainsi chez le sujet de la XIIIe observation, chez lequel la rate était double de son volume, elle était en même temps très sèche et semblait ne plus contenir de sang. C'est ordinairement après le trentième jour, et quand les autres organes reviennent vers l'état normal, que l'on observe cette dernière modification.

Altérations de couleur. La couleur de la rate n'offre peut-être pas moins de variétés que le volume et la consistance ; mais comme on ne peut les rattacher à aucune autre condition, soit de temps, soit de volume, soit de consistance, elles n'offrent que peu d'intérêt.

Toutes ces différentes altérations, soit de consistance, soit de volume, soit de couleur, ne se lient à aucun symptôme particulier ni à aucune forme de l'affection typhoïde ; et comme elles sont beaucoup plus fréquentes dans cette maladie que dans aucune autre, ainsi que les recherches de M. Louis l'avaient déjà mis hors de doute, il est évident qu'elles appartiennent à l'affection typhoide elle-même, bien que l'on ne puisse s'expliquer par quel enchaînement mystérieux des lésions si diverses se rencontrent dans cette maladie.

SECTION III

Lésions du foie.

La seule lésion de cet organe, que l'on observe assez fréquemment dans l'affection typhoïde pour fixer l'attention d'une manière spéciale, c'est le ramollissement. Dans un certain nombre de cas son tissu offre une résistance moindre que celle qu'il a dans l'état ordinaire bien qu'encore assez considérable. Dans d'autres, le ramollissement est plus prononcé; le doigt pénètre avec facilité dans son intérieur. Nous en avons vu un exemple chez le sujet de la XVIIIe observation. M. Louis dit avoir remarqué un ramollissement appréciable du foie dans la moitié des cas environ.

Dans quelques cas on a aussi remarqué une altération de couleur qui ordinairement était plus rosée; mais ces cas sont trop peu nombreux pour qu'on puisse considérer cette altération comme appartenant d'une manière spéciale à la fièvre typhoïde.

Le ramollissement du foie, aussi bien que celui de la rate, est ordinairement accompagné du ramollissement d'autres organes et même de ceux qui sont les plus importans à la vie. Nous trouvons dans cette circonstance une preuve que cette altération n'est pas le résultat de l'inflammation; car il serait difficile de concevoir comment tant d'organes importans pourraient être à la fois enflammés sans que la vie s'éteignît à l'instant. Cette circonstance nous explique aussi, en partie au moins, comment ces différentes lésions ne se révèlent à nous pendant la vie par aucun symptôme particulier.

SECTION IV.

Lésions de l'appareil circulatoire.

Nous devrions étudier d'abord les lésions du cœur et des vaisseaux, et passer ensuite aux altérations du sang trouvées sur les cadavres ; mais pour plus de facilité nous suivrons l'ordre inverse.

Altérations du sang. Les altérations que l'on observe dans ce fluide après la mort sont assez différentes de celles que l'on rencontre ordinairement après d'autres maladies pour mériter une attention particulière. Le plus souvent il est noir, complètement diffluent ; très rarement on trouve quelques caillots fibrineux, peu volumineux dans le cœur, et plus rarement encore dans les autres vaisseaux sanguins. D'autres fois le sang, sans être tout-à-fait diffluent, se présente dans le cœur ou dans l'aorte sous forme de caillots noirs, bien différens de ceux que l'on observe dans les cadavres des sujets qui sont morts d'autres affections aiguës. L'absence de la fibrine dans le sang des sujets qui ont succombé à l'affection typhoïde est la modification la plus saillante et peut-être la plus importante de celles que nous observons dans ce fluide ; elle est parfaitement d'accord avec ce que nous avons aussi remarqué dans le sang tiré de la veine pendant la vie des malades. Sur trente cas où l'état du sang contenu dans le cœur et le gros vaisseau a été noté avec soin nous trouvons :

Caillots fibrineux, petits, rares dans. .	6 cas.
Caillots noirs, presque tous consistans.	9
Sang noir et fluide.	15
	30

Il y avait donc absence complète de caillots fibrineux dans les quatre cinquièmes des cas, et encore deux des sujets chez lesquels on a trouvé, à l'ouverture des caillots fibrineux dans le cœur, avaient présenté une phlegmasie aiguë survenue comme complication de l'affection primitive; ce sont les sujets des Xe et XIIe observations qui ont succombé l'un à une péritonite, suite de la perforation de l'intestin, l'autre sous l'influence d'un érysipèle de la face. Dans tous les cas où l'on a trouvé ces caillots fibrineux ils étaient le plus souvent beaucoup moins volumineux qu'ils ne le sont dans la plupart des autres circonstances.

Une autre altération que présente quelquefois, mais plus rarement, le sang des sujets qui ont succombé à l'affection typhoïde, c'est le développement d'une quantité plus ou moins considérable de gaz dans l'intérieur des vaisseaux sanguins et spécialement des veines. Si sur quelques sujets on met à découvert une grosse veine sur un point où elle ne reçoit pas de branches, on observe quelquefois des bulles de gaz qu'il est très facile de faire cheminer et d'apercevoir à travers les membranes minces et presque transparentes de ces vaisseaux. Dans ces cas qui se rapprochent sous ce rapport de ceux où les individus succombent à l'asphyxie par les gaz méphitiques contenus dans les fosses d'aisance ou à des affections charbonneuses, le sang offre encore d'autres traces d'une décomposition avancée : quelquefois il ressemble à du marc de café mêlé dans un liquide huileux qui tendrait à s'en séparer.

C'est dans les cas où le sang présente après la mort ces signes non douteux de décomposition que l'on a le plus souvent observé pendant la vie les larges taches bleuâtres semblables à celles qui sont le résultat du scorbut ou d'une forte contusion, et même les pétéchies ou ces petites taches qui ont tant d'analogie avec les piqûres de puces, et qui sont dues également à une infiltration sanguine dans le tissu même de la peau, tandis que dans les larges plaques bleuâtres le sang est d'ordinaire infiltré dans les tissus sous-cutanés ; il est probable qu'alors ces altérations du sang et la tendance à la décomposition existaient déjà pendant la vie.

Parmi les cas de ce genre, le suivant nous semble offrir un exemple remarquable de cet état.

XXIIIe OBSERVATION (1).

Céphalalgie, diarrhée, prostration et stupeur ; sang des saignées diffluent. *Mort le vingt-quatrième jour de la maladie.* Plaques gaufrées, ulcérées ; gonflement des ganglions mésentériques ; sang noir et fluide dans tous les organes ; infiltré sur plusieurs points.

Le fille Duminet, âgée de dix-huit ans, domestique, demeurant à Paris depuis trois ans, bien

(1) *Gazette médicale*, vol. I, p. 34, 1830.

réglée et ordinairement bien portante, est prise, vers le 12 décembre, de malaises avec céphalalgie, perte de l'appétit et fièvre; ces symptômes vont en augmentant; il s'y joint du dévoiement qui ne dure que deux jours, puis de la toux; ne pouvant plus travailler, elle entre salle Saint-Lazare, n° 3, où elle offre l'état suivant.

Le seizième jour de la maladie. Embonpoint considérable, face injectée; apparence d'hébétude, mouvemens lens; on se met difficilement en rapport avec la malade, quoiqu'elle ait toute sa connaissance; la bouche est mauvaise, la tête douloureuse, la toux fréquente, l'épigastre très sensible à la pression; le pouls est accéléré, plein, mais sans résistance; légère constipation; la poitrine et l'abdomen n'offrent rien de remarquable. (*Ipécac.*, 25 *grains, eau gommée, demi-bain.*) Après avoir vomi, la malade dit se trouver bien soulagée; le lendemain elle toussait moins; la pression sur l'épigastre était plus douloureuse; cependant la toux revient bientôt avec la dyspnée; tous les symptômes s'aggravent.

Le vingtième jour, la malade dit souffrir beaucoup de la poitrine; la dyspnée est bien prononcée; absence de crachats et de crépitation; le pouls fort et plein. (*Saignee de 2 palettes.*)

Le vingt et unième jour, le sang de la saignée s'est recouvert d'une couenne grisâtre, marbrée, mais au-dessous il ne forme pas caillot et reste diffluent, sans séparation de la sérosité.

L'état de la malade continue à s'aggraver; la dyspnée persiste toujours; l'abdomen est devenu très douloureux, ce qui augmente beaucoup la fatigue produite par la toux; une seule selle ferme dans les vingt-quatre heures; la langue est blanche, sans rougeur, mais couverte d'un liquide visqueux; la bouche pâteuse et amère; le pouls est fréquent et peu développé. (*Une saignée de 2 palettes et ensuite un grain d'émétique en lavage.*)

Le sang de la saignée offre encore une couenne grisâtre, très mince, au-dessous de laquelle il est sans cohésion et fluide.

Le soir une troisième saignée est pratiquée (de 2 palettes également), et est encore plus diffluente que les deux autres, mais sans couenne à sa surface; la malade a vomi plusieurs fois et ne s'est pas trouvée soulagée.

Le vingt-deuxième jour, la bouche est encore plus pâteuse, la langue, tout-à-fait sèche, ne peut être amenée hors de la bouche; la stupeur est extrêmement prononcée; la malade ne se plaint plus de douleurs à l'épigastre ni à l'abdomen; évacuations liquides, involontaires; pouls 130, dur, mais sans résistance.

Le vingt-troisième jour, la malade a eu beaucoup de délire cette nuit; la dyspnée est très forte; décubitus dorsal; on ne peut obtenir presque aucun renseignement de la part de la malade, qui ne se plaint que de la tête; la peau reste très sèche; l'abdomen complètement indolent; la bouche est toujours pâteuse; la langue sèche et fendillée à sa surface; météorisme.

Le vingt-quatrième jour le même état continue; mais le coma-vigil est plus prononcé; le pouls plus fréquent, irrégulier; la peau sèche et âcre au toucher ; la figure colorée ; la malade se plaint toujours de la tête ; les évacuations continuent involontaires ; l'abdomen est tendu et résonnant.

Le vingt-cinquième jour, stupeur mêlée de délire ; pouls vif, irrégulier, 160 ; respiration très fréquente, toujours pénible ; les selles restent liquides, mais rares.

La malade meurt après quelques heures de coma.

Autopsie faite trente-six heures après la mort.

Habitudes extérieures. Le système adipeux conserve un très grand développement ; on remarque sur les deux avant-bras des ecchymoses qui se prolongent depuis leur partie moyenne jusqu'aux ouvertures des saignées ; la tension de l'abdomen a disparu.

CRANE. Le *cerveau* offre plus de fermeté dans les lobes postérieurs que dans les antérieurs qui cependant ne sont pas ramollis. Les méninges qui recouvrent ces derniers sont d'un rouge vif, plus déterminé dans certains points et qui est dû à une légère exsudation ou exhalation sanguine, sans sérosité, sans ramollissement.

THORAX. Le *poumon droit* offre tout le lobe postérieur hépatisé au premier degré et quelques traces de fausses membranes récentes dans la plèvre, mais sans épanchement. Le *poumon gauche* est parfaitement sain.

Le *cœur*, assez fortement hypertrophié à gauche, sans dilatation ni rétrécissement de sa cavité, ne contient des deux côtés que du sang noir et liquide, sans le moindre coagulum. L'aorte paraît un peu étroite dans toute son étendue, sans aucune trace de lésion.

ABDOMEN. L'incision pratiquée perpendiculairement à l'axe du corps sur les parois intestinales met à découvert de larges infiltrations de sang noir et fluide, tant dans l'intérieur des muscles abdominaux qu'entre les muscles et le péritoine. L'*estomac* paraît être à l'état sain; la muqueuse blanche partout n'offre qu'un léger degré de ramollissement dans le grand cul-de-sac. Le *duodénum* et le *jéjunum* ne présentent rien d'anormal. L'*iléum* est complètement vide; il plonge tout entier dans le petit bassin et la muqueuse offre sur beaucoup de points de sa longueur une rougeur lie de vin foncé sans autre altération dans les trois quarts supérieurs; quand on arrive à dix-huit ou vingt pouces de la terminaison on voit quatre ou cinq ulcérations à des distances variables, très petites, pénétrant jusqu'au péritoine qui, dans ce point, a pris une couleur blanche particulière, même à l'extérieur, ce qui est l'indice d'une perforation prochaine. Aux environs de ces ulcérations on ne distingue aucune glande de Peyer, même à l'état normal; mais à sept ou huit pouces du cœcum on en voit deux ou trois formant une très légère saillie, sans autre altération de la muqueuse qui les recouvre que la coloration rouge lie de vin dont nous avons parlé et qui n'est pas plus foncée au-dessus des plaques qu'aux environs. Cependant l'une d'elles offre à l'une de ses extrémités une escarre de la largeur d'une pièce de dix sous qui tient encore en partie, et est en partie détachée, mais non jusqu'au péritoine comme pour les précédentes. Le *cacum* n'offre rien d'anormal. Les gros intestins contiennent quelques gaz parmi lesquels domine surtout l'hydrogène sulfuré.

Les *ganglions mésentériques* qui répondent à la fin de l'intestin grêle sont volumineux, rouges, mais non ramollis. Le *foie* est plus rouge que dans l'état normal et un peu ramolli; la *rate*, volumineuse, est légèrement ramollie aussi.

Cette observation nous fournit un exemple remarquable de l'ulcération des tuniques intestinales qui est sur le point de se terminer par la perforation; la dénudation du péritoine et la couleur qu'il offrait sur les points où existaient ces ulcères indiquaient une perforation imminente, à laquelle la malade aurait probablement succombé plus tard. On pourrait même se demander ici si, avec cet état du péritoine réduit à son feuillet le plus mince, la cicatrisation des ulcères dont il formait seul le fond était encore possible; les faits nous manquent pour discuter cette question; mais toutes les probabilités nous semblent contre la possibilité de cette cicatrisation; c'est le tissu sous-muqueux ou le tissu sous-séreux qui seuls peuvent fournir à la production des bourgeons charnus indispensables pour la formation d'une cicatrice, et ici il n'existait qu'une lame très mince du péritoine.

Nous trouvons encore ici (V. les XVe et XIXe observations) un exemple d'une fièvre typhoïde avec constipation pendant la plus grande partie de la durée de la maladie; ce n'est que le vingt-deuxième jour, c'est-à-dire deux jours seulement avant la mort, que la diarrhée a commencé, et elle fut presque de suite involontaire; cependant les ulcérations qui avaient déjà pénétré jusqu'au péritoine remontaient nécessairement à une époque plus reculée et s'accordaient bien avec ce que la malade avait rapporté sur l'époque à laquelle avait débuté la maladie; ce fait nous donne donc encore une preuve de ce que nous croyons avoir démontré plus haut, savoir que l'état pathologique et même l'ulcération profonde de la muqueuse de l'intestin grêle n'entraîne pas nécessairement la diarrhée; quant à la rougeur livide de la partie de l'intestin qui était plongée dans le petit bassin, cette position nous empêche d'y ajouter une grande importance. Cependant nous ferons remarquer que la teinte foncée et livide était beaucoup plus tranchée dans ce cas qu'elle ne l'est dans la plupart des circonstances analogues et n'était pas bornée aux intestins; on la retrouvait, moins forte il est vrai, dans la plupart des autres organes, et elle dépendait probablement de l'état de fluidité du sang observé pendant la vie et après la mort, aussi bien que ces larges infiltrations de sang que l'on a trouvées sur plusieurs points et qui rappelaient celles que l'on trouve chez les sujets qui succombent au scorbut. Il est cependant rare que cet état du sang soit aussi prononcé. Ce cas et un autre à peu près semblable sont les seuls, sur quarante-deux, où l'altération du sang ait été portée à ce degré.

Altérations de consistance.

Dans un grand nombre de cas nous avons trouvé la consistance des parois du cœur notablement diminuée; dans aucun elle ne nous a semblé être augmentée. Quelquefois le ramollissement est si prononcé que la substance musculaire du cœur s'écrase avec la plus grande facilité entre les doigts et sous l'influence d'une pression très modérée; dans d'autres cas il est difficile de dire s'il y a ramollissement. En général cette diminution de la consistance du tissu musculaire du cœur coïncide avec le ramollissement de la rate, du foie, etc.

Dans quelques cas où la consistance du cœur n'est pas changée de manière à ce que les fibres se déchirent sous une pression légère, elle a éprouvé une autre modification non moins remarquable; c'est une telle flaccidité, une telle mollesse de son tissu que ses parois s'affaissent et ses cavités s'effacent comme le ferait un simple sac membraneux; quelquefois cette flaccidité existe seule, sans ramollissement, de même que l'on observe aussi, ce qui cependant est plus rare, le ramollissement sans flaccidité.

Sur trente cas où la consistance du cœur a été notée avec soin, nous trouvons qu'il y avait :

Ramollissement léger et décoloration de tout le tissu dans	4 cas.
Ramollissement et décoloration du ventricule gauche seulement	3
Décoloration sans ramollissement	1
Flaccidité sans ramollissement	7
État normal	15
	30

Ce ramollissement et cette flaccidité du tissu du cœur se sont présentés spécialement chez les sujets qui ont succombé peu de temps après le développement de la maladie. Toutefois l'un de ceux chez lesquels on l'a observé était arrivé au quarante-cinquième jour. La flaccidité et l'état normal se rencontraient spécialement chez ceux qui ne succombaient qu'à une époque plus éloignée ; mais il y avait encore à cette règle de nombreuses exceptions.

Altérations de couleur.

La couleur de la membrane interne du cœur a offert des variations notables et qui quelquefois n'étaient pas les mêmes des deux côtés. Dans quelques-uns la rougeur naturelle était plus vive, dans d'autres plus foncée et même livide ; le plus souvent la membrane interne était presque décolorée et spécialement dans les cas où il y avait ramollissement. Dans aucun cas cette membrane n'a présenté les caractères propres à l'inflammation ; ainsi jamais elle ne nous a offert de pus, ni les fausses membranes et l'aspect granuleux qui sont les seuls indices incontestés d'un travail inflammatoire.

Quant à la rougeur uniforme de la membrane interne du cœur et des gros vaisseaux que l'on a considérée comme le signe d'une phlegmasie de ces organes et à laquelle on a attribué la fièvre inflammatoire, c'est en vain que nous l'avons recherchée dans la plupart des cas. Dans quelques-uns la membrane interne du cœur seule offrait une couleur assez vive, tandis que celle de l'aorte et des gros troncs artériels avait conservé sa blancheur normale. Le seul des quarante-deux sujets qui a succombé sous l'influence d'accidens inflammatoires très prononcés, et avant que les lésions qui entraînent l'adynamie, dans l'opinion que nous combattons ici, à une époque plus avancée, eussent pu faire disparaître celles qui devaient causer la fièvre inflammatoire, est celui de la Ire observation. Il nous a bien présenté une assez vive rougeur dans toutes les cavités du cœur ; mais cette coloration s'arrêtait à la naissance de l'aorte qui n'offrait, ainsi que les gros troncs artériels, rien d'anormal ni dans sa couleur, ni dans son épaisseur. Plusieurs fois, il est vrai, nous avons rencontré la membrane interne de l'aorte offrant une rougeur anormale ; mais les caractères de cette rougeur étaient loin d'indiquer qu'elle fût inflammatoire. Dans aucun cas elle n'était le résultat de l'injection capillaire et semblait plutôt due à une *teinture*, à une imbibition de la matière la plus fluide du sang. Nous ne l'avons pas vue occuper toute la surface de l'aorte et des artères où elle se trouvait ; mais elle n'y était que par plaques ou plutôt par bandelettes, et n'était jamais accompagnée d'un épaississement appréciable. Quelquefois des portions de ces vaisseaux soumis à la macération perdaient leur rougeur dans l'espace de 24 ou 36 heures ; d'autres fois elles la gardaient beaucoup plus long-temps ; enfin dans tous les cas où cette couleur rouge existait il y avait dans l'aorte une petite quantité de sang noir et fluide, et il nous a presque toujours paru que la couleur de la membrane de ces vaisseaux était en rapport avec l'état de putridité du sang qui se trouvait en contact avec elle.

Ces résultats sont confirmés par les recherches

faites par MM. Trousseau et Rigot sur la coloration des artères et des veines des chevaux[1], et qui leur ont démontré que ces colorations sont toujours cadavériques et se lient à la décomposition putride du sang. Ces expérimentateurs ont vu qu'un lambeau d'aorte blanc et sans altération plongé dans le sang de quelques chevaux, surtout de ceux qui étaient morts de maladies charbonneuses ou pestilentielles, se colorait, après quelques minutes d'immersion, en un rose vif. En même temps ils ont constaté, par des expériences faites sur des chevaux vivans, que les artères soumises à l'action de liquides irritans, malaxées entre les doigts, liées avec des fils, déchirées, ne s'enflammaient qu'avec la plus grande difficulté.

Il est donc de toute vraisemblance pour nous que ces rougeurs, tantôt étendues, tantôt bornées que l'on observe dans l'aorte et les gros troncs artériels, ne se rattachent pas à l'inflammation de ces vaisseaux.

Admettrons-nous avec d'autres pathologistes que l'état de flaccidité et de ramollissement du cœur que nous avons rencontré si souvent dans cette maladie fût le résultat de l'inflammation de cet organe? Mais cette opinion n'est appuyée d'aucune preuve positive. Voici en peu de mots les motifs qui nous empêchent de l'adopter :

1° Dans aucun cas la substance du cœur ne nous a offert les vrais caractères de l'inflammation ; ainsi chez la plupart des sujets la coloration rouge, au lieu d'être augmentée, était au contraire considérable-

(1) Archives générales de médecine, XIIe, XIIIe et XIVe vol.

ment diminuée; la chair du cœur etait décolorée et quelquefois plus pâle que le bœuf bouilli qu'on sert sur la table. Il était évident que le sang qu'avait reçu le cœur pendant les derniers temps de la vie, ou était appauvri, ou y était arrivé en moins grande quantité que dans les circonstances ordinaires. Ces conditions appartiennent-elles à l'inflammation?

2° Comme le plus souvent le ramollissement du cœur existe dans ces cas en même temps que le ramollissement de la rate, du foie ou d'autres organes, si cette altération était inflammatoire il en résulterait que le même individu pourrait avoir à la fois une altération des follicules intestinaux plus ou moins étendue, et en même temps trois ou quatre inflammations d'organes aussi importans ou aussi volumineux que le sont le foie, la rate, le cœur, le cerveau, etc. Ces conséquences, auxquelles nous amènerait l'opinion que nous combattons ici, sont tellement opposées à tout ce que nous savons sur l'inflammation, que nous croyons n'avoir pas besoin de nous y arrêter plus long-temps et que nous aimons mieux dire que, dans l'état actuel de la science, la cause qui préside à ces divers ramollissemens nous est entièrement inconnue.

SECTION V.

Lésions de l'appareil respiratoire.

Les altérations de cet appareil varient suivant les organes où elles sont étudiées.

L'épiglotte offre quelquefois de l'œdème, d'autres fois des ulcérations avec dénudation des cartilages. Sur vingt cas environ où cet organe a été examiné avec soin, trois fois il nous a offert cette dernière altération. Nous l'avons vue chez le sujet de la VIIIe observation, dénudée à son extrémité et la muqueuse détachée sur une assez grande surface, faisant une espèce de prépuce. Dans un autre cas elle présentait à sa face antérieure ou inférieure deux ou trois petits ulcères qui pénétraient jusqu'au cartilage.

L'ouverture supérieure du larynx et le larynx sont dans quelques cas le siége d'ulcérations analogues à celles que nous avons déjà observées dans un grand nombre d'organes ; ces ulcérations sont plus ou moins profondes et occupent des points différens. Un seul cas nous en a offert un exemple remarquable.

XXIVe OBSERVATION.

Séjour récent à Paris; huit jours de préludes. Céphalalgie, insomnie, prostration, convalescence; symptômes d'inflammation du larynx. *Mort le trentième jour.* Plaques ardoisees; ulcères cicatrisés ; abcès phlegmoneux dans l'épaisseur du larynx

Le nommé Léonard, garçon marchand de vin, âgé de 31 ans, demeurant à Paris depuis dix-huit mois, d'une constitution peu forte, dit n'avoir été malade qu'une seule fois, d'une esquinancie, il y a 18 mois. Au commencement de novembre 1831 il éprouva, pendant huit jours, des malaises avec un sentiment de faiblesse et ensuite une forte douleur de tête avec insomnie, étourdissement, soif vive, chaleur à la peau, douleurs dans l'hypogastre, selles liquides et fréquentes. Cinq à six jours après l'invasion, épistaxis; la céphalalgie diminue, mais la soif et la chaleur persistent, la faiblesse augmente, et le malade est couché salle Sainte-Madeleine, n° 21, le 23 novembre 1831, après douze jours de maladie.

Le treizième jour, prostration sans stupeur; céphalalgie moins forte qu'elle ne l'a été; insomnie presque complète, avec quelques momens d'assoupissemens et de rêvasseries qui ne reposent pas le malade; étourdissemens lorsqu'il s'assied sur son lit; langue imparfaitement humide, rouge à la pointe que l'on dirait dépouillée de son épithélium, blanche à sa base; douleurs passagères dans le bas-ventre; pas de sensibilité à la pression; deux selles liquides depuis vingt-quatre heures; pas de météorisme. On voit, sur les parties du ventre qui ne sont pas velues, un petit nombre de taches rosées, très petites et peu apparentes; respiration libre; pouls, 84. (*Saignée de huit onces, solution de sirop de gomme, demi-lavement emollient, diète.*)

Les jours suivans cet état persiste avec peu de changemens; la céphalalgie va en diminuant lentement; les taches rosées deviennent et plus larges et plus nombreuses; la voix du malade se voile légèrement; peu à peu cependant les accidens graves, l'insomnie, la diarrhée se calment; la prostration diminue, et décidément il allait mieux, il commençait déjà à prendre quelques alimens et le quart de la portion; mais il conservait toujours de la faiblesse et la voix voilée, quand,

Le vingt-cinquième jour, il se plaint d'une vive

douleur à la gorge ; on voit de la rougeur tout autour de l'ouverture de l'arrière-bouche ; la pression vers l'angle de la mâchoire est un peu douloureuse ; la peau est plus chaude et le pouls plus fréquent que la veille.

Le vingt-septième jour, la douleur de gorge va en augmentant ainsi que la fièvre ; le malade avale avec beaucoup de peine ; la pression sur toute la partie supérieure du col en avant et sur les côtés est très douloureuse ; toute l'arrière-bouche offre une rougeur très vive ; la respiration est un peu gênée ; vingt sangsues sont appliquées autour de la gorge.

Le vingt-neuvième jour le malade ne peut avaler que par très petites gorgées et avec beaucoup d'efforts. Lorsqu'il continue ces efforts pendant quelques instans, il ne tarde pas à éprouver des nausées et même des vomissemens ; le pouls est petit et très fréquent ; la peau chaude et sèche ; le facies du malade exprime le sentiment de vives souffrances. Vingt sangsues appliquées de nouveau ne déterminent aucune amélioration ; la dyspnée augmente considérablement ; les forces baissent avec rapidité ; le pouls prend une fréquence extraordinaire, de 140 à 160 ; les traits se décomposent, et le malade succombe le trentième jour, après avoir éprouvé une espèce de rémission dans les douleurs vives de la gorge et avoir conservé son intelligence jusqu'au dernier moment.

Ouverture faite trente-six heures après la mort.

Crane. Le *cerveau* et les *membranes* n'offrent rien d'anormal.

Thorax. *Poumons* sains à leur partie antérieure,

mais en arrière et dans les trois quarts de leur étendue, engouement avec commencement, dans quelques endroits, d'hépatisation rouge; le poumon droit offre en outre quelques points de ramollissement; les *bronches* sont rouges et en partie remplies d'un liquide écumeux. Le *larynx* à l'intérieur paraît sain; mais on aperçoit à droite, au-dessus des cordes vocales, un bouton blanc de la largeur de deux lignes ressemblant à une pustule et rempli de pus qui coule après l'incision; on voit une trentaine de points semblables ou plus petits, sans cercle inflammatoire ou auréole à l'entour; deux ou trois occupent la face postérieure ou pharyngienne de l'épiglotte; les autres sont répandus à la partie inférieure du pharynx, soit sur la membrane qui tapisse la partie supérieure du larynx, soit sur celle qui recouvre le cartilage thyroïde. Aucun ne se trouve sur la membrane postérieure du pharynx; ils sont tous groupés autour de l'ouverture de la glotte; les plus éloignés à un pouce de distance seulement; tous ces boutons blancs sont de petits abcès sous-muqueux, très circonscrits et où l'on ne remarque rien qui rappelle une origine folliculeuse. Il n'y en a pas en avant de l'épiglotte; ils sont tous sur les côtés ou en arrière. La membrane qui forme la glotte en arrière est d'un rouge vif, et de chaque côté, à partir de deux lignes de la partie moyenne et postérieure, on voit une ulcération qui monte presque jusqu'à l'épiglotte en suivant les deux bords de la glotte. Ces deux ulcérations sont tout-à-fait semblables l'une à l'autre, peu larges, mais profondes et pénétrant à près d'un demi-pouce dans le tissu cellulaire qui se trouve au-dessous.

On trouve encore un abcès du volume d'une petite aveline dans le tissu cellulaire entre le cartilage thyroïde, la glotte et l'os hyoïde, mais à gauche seulement et en dehors de la base de la langue; sur le bord droit de l'épiglotte il y a aussi une ulcération de quatre à cinq lignes de long, peu profonde, grisâtre, avec ramollissement de la muqueuse voisine ou plutôt du tissu sous-muqueux, car elle se détache très facilement.

Abdomen. *L'œsophage* n'offre rien d'anormal. *L'estomac* est de capacité ordinaire; il ne contient pas de matière liquide; sa muqueuse est blanche, sans amincissement, ni épaississement, ni ramollissement appréciable sur aucun point. Le *duodénum*, le *jéjunum* et le commencement de l'*iléum* paraissent sains; mais dans les deux derniers pieds et demi de ce dernier on voit cinq ou six plaques elliptiques de couleur ardoisée occupant l'espace où se trouvent les glandes de Peyer, sans ramollissement ni aucune autre modification de la muqueuse qui les recouvre que la coloration; cependant sur la dernière qui entoure la valvule iléo-cœcale la muqueuse offre des dépressions de formes différentes, mais où l'on reconnaît facilement des traces d'anciens ulcères, dans les bords rabattus presque sans saillie et le fond déprimé, et recouvert aussi d'une membrane brillante, mais beaucoup plus fine que celle qui couvre les bords. On distingue ainsi à la surface de cette large plaque trois ulcères cicatrisés et dont le plus grand n'avait pas plus de cinq à six lignes dans son grand diamètre; la couleur du fond est moins foncée dans tous les trois que sur le reste de la plaque.

Les *ganglions mésentériques* sont plus volumineux que dans l'état normal; ils sont noirs ou ardoisés sur presque toute la longueur de l'intestin iléum.

La *rate* a bien une fois et demie son volume ordinaire sans autre altération; le *foie*, la *vésicule*, le *poumon* et tous les autres *organes* paraissent à l'état sain.

Nous observons ici deux modes de terminaison différens de l'altération des follicules; sur les plaques les plus rapprochées de la valvule nous trouvons les caractères non douteux de la cicatrisation d'ulcères qui sans doute remontaient au commencement de la maladie et qui, comme dans la plupart des cas, se trouvaient à la fin de l'intestin grêle. Les plaques plus éloignées qui avaient certainement été le siége d'une altération plus grave que celle qu'elles offraient au moment de la mort, ainsi que le démontrait leur coloration ardoisée, étaient déjà, sous le rapport de la consistance et de l'épaisseur, complètement de retour à l'état normal.

Nous trouvons ici une circonstance que nous n'avions pas encore indiquée, bien qu'elle se soit présentée déjà plusieurs fois à notre observation; c'est que bien qu'il y ait eu plusieurs ulcérations chez ce sujet à la fin de l'intestin grêle aucune d'elles cependant n'avait envahi une plaque tout entière. Ainsi la désorganisation avait été peu profonde et peu étendue, et cependant on ne peut douter qu'un grand nombre de plaques n'eussent été engorgées, car les ganglions mésentériques étaient encore altérés dans toute la longueur de l'intestin grêle ; ils présentaient en outre cette coloration ardoisée et cette fermeté que nous avons considérée comme indiquant leur retour vers l'état normal.

La seule maladie qu'avait eue Léonard, jusqu'à l'époque où il avait été pris de l'affection typhoïde, c'est une esquinancie très grave à la suite de laquelle il avait conservé la voix voilée ; et cependant à l'autopsie nous n'avons rien trouvé qui rappelât l'existence, soit d'une laryngite chronique, soit de quelque autre affection chronique des organes de la voix. Toutes les altérations trouvées autour du larynx se rapportaient aux derniers accidens qu'il avait éprouvés, et nous donnent un exemple de ces laryngites suraiguës et avec suppuration qui ordinairement entraînent la mort du malade en trente-six ou quarante-huit heures malgré l'emploi des moyens les plus actifs. Il est probable que, si le sujet n'avait pas été débilité antérieurement par une maladie aussi grave que l'affection typhoïde, cette seconde maladie se serait terminée plus promptement et n'aurait pas duré neuf jours quelque actifs qu'eussent été les moyens qu'on eût pu employer.

Ces espèces de pustules, si nombreuses autour de l'orifice du larynx et qui ressemblaient aux lysses que l'on observe quelquefois à la base de la langue, chez les sujets qui succombent à l'hydrophobie, s'étaient-elles développées dans des follicules? Rien ne le démontre ; au contraire l'absence de rougeur ou des autres signes de l'inflammation dans les parties sur lesquelles elles reposaient semble indiquer que l'on devrait plutôt les rapprocher de ces petits abcès que l'on trouve fréquemment aux environs des grandes suppurations, mais dont l'état des parties, sur lesquelles ils se trouvent placés, ne peut expliquer la formation. On les désignerait sous le nom d'abcès métastatiques s'ils n'étaient pas aussi rapprochés de la partie malade d'où ils semblent avoir tiré leur origine. Il est facile de concevoir quelle doit être la gravité d'une suppuration aussi considérable dans des organes aussi délicats et aussi peu étendus.

Altérations des poumons. Ces altérations sont nombreuses, mais elles n'offrent point un caractère unique et qui puisse modifier la marche de la maladie d'une manière constante; celles que l'on rencontre le plus fréquemment ne surviennent que dans les derniers jours; tel est l'engouement qui est le prélude de la mort. A mesure que les forces du malade diminuent, les lois physiques reprenant leur empire, les fluides s'accumulent dans les parties déclives et déterminent un engouement qui est surtout remarquable dans les poumons où il occupe constamment la partie postérieure et inférieure. Dans un certain nombre de cas cet engouement est accompagné d'un ramollissement notable et qui permet au doigt de pénétrer avec une grande facilité dans le tissu qui en est le siége; dans quelques autres moins nombreux, ce n'est plus une simple congestion dépendant de la stase des fluides, on y trouve tous les caractères de la pneumonie au premier ou au second degré; et, dans ces cas, il n'est pas rare que l'on ait observé des crachats rouillés; le plus souvent quand on ausculte le malade tous les jours avec soin, la présence d'une crépitation fine et sèche fournit la preuve qu'une pneumonie est venue compliquer l'affection primitive.

Quelquefois cette pneumonie est bornée à quelques lobules du poumon (*pneumonie lobulaire*), et alors elle se présente le plus souvent à l'état de suppuration, et offre tous les caractères attribués à la pneumonie métastatique dont nous avons vu un exemple chez le sujet de la XIe observation, qui avait succombé à une péritonite. Trois fois nous avons observé cette pneumonie lobulaire chez des sujets morts de fièvre typhoïde, et dont l'un avait été pris, dans les derniers jours de son existence, d'un érysipèle à la face. Chez d'autres sujets, la pneumonie n'est pas bornée seulement à quelques lobules, elle occupe un lobe tout entier. Dans ces cas, il est rare que le sujet ne succombe pas avant que la suppuration soit survenue. Dans quelques circonstances, on observe un état emphysémateux ou œdémateux de différentes parties des poumons, et enfin, dans d'autres cas, un épanchement pleurétique plus ou moins considérable; mais ces diverses altérations n'ont qu'une liaison très éloignée avec la fièvre typhoïde, et nous semblent plutôt dépendre de l'état de faiblesse dans lequel se trouve le malade et qui entraîne une plus grande susceptibilité aux causes morbifiques. En effet, ce n'est jamais lorsque le malade succombe peu de temps après le début de l'affection typhoïde que l'on observe ces espèces de complications, mais à une époque plus éloignée.

Les bronches offrent aussi des variétés de coloration assez notables; en général elles sont rouges, quelquefois violettes, et cette coloration devient ordinairement plus foncée à mesure que l'on s'approche de leurs dernières divisions; elles contiennent aussi des mucosités qui rappellent les crachats qu'ont expectoré les malades pendant leur vie. Voici le tableau de l'état des poumons chez les quarante-deux sujets :

Engouement seul ou avec ramollissement dans	18 cas.
Hépatisation au premier degré.	3
Hépatisation au second degré et d'un seul côté	2
Pneumonie lobulaire	3
Emphysème	2
Œdème	2
Épanchement pleurétique	2
État normal	10
	42

SECTION VI.

Altérations de l'encéphale et de ses annexes.

Qui ne penserait, à la vue du trouble notable que présentent les fonctions du cerveau dans la fièvre typhoïde et qui souvent surpasse en intensité celui de tous les autres appareils, que c'est dans cet organe que l'on trouvera les lésions les plus graves et les plus importantes? Et cependant c'est l'un de ceux où elles sont le plus rares ou au moins celui où elles sont le moins appréciables. Le délire, qui est si fréquent dans la fièvre typhoïde qu'on le rencontre chez plus de la moitié des sujets qui succombent à cette affection, ne se traduit le plus souvent, dans le cerveau, par aucune lésion appréciable. On trouve, il est vrai, dans un certain nombre de cas, deux conditions de ces organes qui offrent une déviation notable de ce que l'on appelle communément l'état normal, savoir : l'œdème des méninges et la sablure du cerveau ; mais comme ces conditions se rencontrent aussi souvent dans les cas où il n'y a eu aucun trouble des fonctions encéphaliques que dans ceux où l'on observe ces troubles, et qu'ils sont aussi fréquens dans les autres maladies que dans l'affection typhoïde, on n'en peut tirer aucune induction.

Altérations des méninges. La seule altération notable qu'offrent ces membranes, c'est un état d'infiltration séreuse de la pie-mère et de l'arachnoïde ; elle occupe le plus souvent les parties qui recouvrent les hémisphères, mais d'autres fois on la trouve aussi vers la base. La présence du fluide, infiltré dans les mailles de ces membranes, leur enlève en partie leur transparence, qu'elles recouvrent quand on le fait écouler avec quelques précautions.

On observe quelquefois une congestion prononcée de ces membranes ; mais en examinant avec quelque attention, on reconnaît ordinairement qu'elle n'a lieu que dans le système veineux, dont les gros troncs sont fortement distendus. Dans quelques cas, cette congestion peut être portée jusqu'à la sortie du sang que l'on trouve extravasé dans le tissu des méninges ; ainsi, chez le sujet de la XVIIIe observation, mort le dix-huitième jour de la maladie, et qui, pendant son cours, n'avait pas offert d'autres troubles des fonctions intellectuelles et encéphaliques que de la céphalalgie et une insomnie opiniâtre, on a trouvé un œdème des méninges très prononcé à la surface des hémisphères ; la pie-mère était fortement injectée ; il y avait extravasation de sang dans une large surface, sur les deux côtés de ces mêmes hémisphères, et une petite quantité de sang s'était même amassée vers la base des lobes antérieurs.

Altérations du cerveau. Cet organe est encore plus rarement altéré que les méninges ; très souvent, il est vrai, on le trouve légèrement piqueté ; mais comme il résulte des travaux de M. Louis et de nos propres recherches que cette lésion se trouve indistinctement dans les états les plus divers et dans la plupart des affections aiguës, il est évident qu'elle ne peut dépendre que d'une cause très fugace, qui n'agit probablement que dans les derniers instans de la vie, et que si cette lésion a déterminé quelques symptômes particuliers, ils se sont confondus avec les derniers phénomènes de la vie, que le médecin ne peut que très rarement observer.

Nous en dirons autant d'un léger degré de ramollissement qu'offre quelquefois cet organe dans toutes ses parties et qui nous semble devoir être rapproché, sous ce rapport, du ramollissement des autres organes que nous avons déjà signalé comme assez fréquent dans cette affection, celui de la rate, du cœur, du foie, etc., etc.

Dans quelques cas enfin le cerveau paraît plus ferme qu'il ne l'est dans l'état normal; mais cette altération, si cependant c'est une altération, ne se rattache, ainsi que les autres, à aucune époque de la maladie. Voici le tableau des lésions du cerveau trouvées dans 38 cas, où l'état de cet organe a été noté avec soin.

Injection des méninges dans	4 cas.
Œdème des méninges	7
Ramollissement général et léger. . .	6
Épanchement de sérosité dans les ventricules variant depuis une cuillerée à café jusqu'à une cuillerée à bouche. . .	12
État sablé de la substance cérébrale .	5
Densité anormale	2
État normal.	15

SECTION VII.

Emphysème.

Avant de terminer ce qui est relatif à l'étude des lésions anatomiques que l'on trouve chez les sujets qui ont succombé à l'affection typhoïde, nous devons dire quelques mots sur un état particulier que l'on n'observe que rarement, mais qui frappe vivement l'attention lorsqu'il se présente; c'est l'emphysème que l'on voit se développer spontanément sur le cadavre des sujets qui sont morts de cette affection.

Si cet emphysème ne se développait que longtemps après la mort, il ne devrait point en être question ici; mais comme on l'a vu survenir peu d'heures après la mort et lorsque d'autres cadavres placés absolument dans les mêmes circonstances, n'offraient rien de semblable, il est permis de penser que la nature de la maladie à laquelle les sujets avaient succombé, alliée sans doute à d'autres causes inconnues, n'était point étrangère à la production subite d'une grande quantité de gaz dans l'économie, ou pour parler d'une manière plus précise, à la rapidité de la décomposition du cadavre, dont le développement gazeux ou l'emphysème cadavérique n'est que l'un des premiers phénomènes. Deux motifs nous portent à adopter cette opinion; le premier c'est que la fièvre typhoïde est l'une des maladies où l'on observe le plus fréquemment cet emphysème. Ainsi, depuis six années, il ne s'est offert que deux fois extrêmement développé dans les salles de clinique de l'Hôtel-Dieu, et les deux sujets avaient succombé à l'affection typhoïde. Cependant quelques autres genres de mort peuvent présenter un effet analogue; ainsi, on le rencontre constamment à la suite de l'asphyxie des fosses d'aisances et fréquemment après les maladies charbonneuses et pestilentielles; mais il paraît qu'on l'observe plus souvent après l'affection typhoïde, qu'à la suite des autres maladies aiguës dont le développement est spontané.

Le second motif qui nous porte à adopter cette opinion, c'est que même chez beaucoup de sujets morts de cette maladie qui n'offrent pas encore l'emphysème bien prononcé, on trouve cependant un commencement de décomposition encore peu avancée; ce qui est beaucoup plus rare dans la plupart des autres affections.

Quoi qu'il en soit de cette opinion, ce n'en est pas moins un fait extrêmement curieux de voir survenir aussitôt après la mort, et quelquefois même dans les derniers instans de la vie, ces phénomènes de décomposition qui, dans la plupart des cas, n'arrivent qu'après un plus long espace de temps. Nous allons rapporter l'un des deux faits recueillis dans les salles de la clinique.

XXVe OBSERVATION (1).

Grande fatigue morale et physique à l'occasion des troubles politiques de juillet 1830. Adynamie tres prononcée. *Mort du dixieme au douzième jour.* Plaques gaufrées dans l'intestin grêle; tuméfaction énorme de tous les organes.

Le nommé Barrié, bijoutier à Marseille, très robuste, bien constitué, avait toujours joui d'une santé parfaite, quand, apprenant les événemens de juillet 1830 à Paris, et n'en connaissant point encore le résultat, il prend aussitôt avec d'autres jeunes gens le parti d'accourir à Paris pour porter secours au parti patriote s'il en était besoin. Des fatigues précèdent le départ; il commence la route dans de mauvaises voitures et le second ou le troisième jour il est pris de violente céphalalgie suivie bientôt de fièvre très forte et de dévoiement; cependant ne voulant ni s'arrêter ni retourner sur ses pas il continue de faire route et arrive à Paris très malade. Il est soigné pendant trois jours dans un hôtel garni par M. le

(1) Recueillie dans le service de M. le professeur Récamier.

docteur Pichon, qui lui fait appliquer des sangsues au fondement et derrière les oreilles, et prescrit des lavemens émolliens.

Le 20 août il entre à l'Hôtel-Dieu, salle Sainte-Madeleine, n° 27, où il présente à son arrivée la stupeur la plus prononcée, sans délire ; la langue était sèche et les lèvres fuligineuses ; la poitrine et l'abdomen offraient de nombreuses taches typhoïdes, et en outre on voyait sur ces parties et sur les membres de larges taches semblables à celles qu'offrent les scorbutiques ; le pouls était faible et fréquent ; l'abdomen douloureux à la pression et météorisé ; la diarrhée persistait, mais peu fréquente. L'élève de garde lui pratiqua une saignée qui le lendemain matin n'offrait qu'un caillot épais et peu ferme sans couenne, et dont la portion inférieure diffluente se confondait avec une petite quantité de sérosité rougeâtre qui se trouvait au fond du vase.

Le lendemain matin il n'y avait presque aucun changement, si ce n'est qu'il était presque impossible de se mettre en rapport avec le malade : il accusait cependant encore de la douleur par la pression sur l'abdomen qui était très ballonné. Le soir du 21 le même élève fait appliquer encore quarante sangsues sur l'abdomen de ce malade, et le 22 il succombe dans la journée.

Autopsie faite quarante-deux heures après la mort par un temps très sain et aucun des nombreux cadavres que contenait en même temps la salle des morts de l'Hôtel-Dieu ne présentant rien d'extraordinaire.

Habitude générale. Emphysème énorme affectant

toutes les parties du corps indistinctement, à l'exception seulement de la paume des mains et de la plante des pieds ; la tension de toutes les parties est extrême; le corps, frappé d'un bâton, résonne comme celui des animaux insufflés par les bouchers ; le visage offre à peine des traces de la face humaine; les yeux sortent de l'orbite ; la couleur du cadavre est celle que présentent les individus noyés chez lesquels la putréfaction est avancée ; la verge est dans l'érection, rapprochée des parois abdominales. Une incision pratiquée sur les corps caverneux fait disparaître aussitôt cet état de tension.

Tous les muscles du corps sont pâles, décolorés, et crépitans sous la pression ; ils sont évidemment plus volumineux que dans l'état normal.

Crane. Le *cerveau* et ses membranes sont exsangues et n'offrent aucune trace de phlegmasie; mais le cerveau est si ramolli qu'on ne peut l'extraire du crâne; il forme avec le cervelet une masse putrilagineuse d'où sortent des bulles gazeuses, et dans l'intérieur de laquelle on trouve des cellules qui semblent l'avoir disséqué tout autrement qu'on ne le fait communément.

Appareil de la circulation. Le *cœur* est ramolli dans toutes ses parties, décoloré et semblable à de la chair bouillie ; sa substance serrée entre les doigts crépite comme le ferait un poumon, et ne contient point de sang, mais du gaz qui distend ses cavités.

Le sang est fluide dans tous les points; on trouve dans la veine crurale un liquide transparent, graisseux, un peu jaunâtre, tenant en suspension de la matière rougeâtre comme de la lie de vin; on dirait du tabac suspendu dans de l'huile; des gaz très abondans sortent de la veine quand on la comprime; on en fait sortir une grande quantité en la comprimant depuis le bas de la cuisse. Toutes les veines présentent le même phénomène que l'on n'observe pas dans les artères.

THORAX. Les deux *poumons* sont extrêmement crépitans et n'offrent aucune altération autre qu un ramollissement général et très avancé, et un peu de congestion à la partie postérieure.

ABDOMEN. L'*estomac* et les *intestins* sont énormément dilatés par des gaz. Le premier ne contient pas une goutte de liquide; sa muqueuse offre dans toute son étendue la consistance et l'épaisseur normales; celle du *duodénum* et du *jéjunum* offre une coloration rosée générale et qui devient plus foncée dans l'*iléum* où l'on trouve douze plaques gaufrées elliptiques, saillantes de une ligne à une ligne et demie, et d'autant plus prononcées qu'on les examine plus près de la valvule iléo-cœcale. A leur surface la muqueuse ne diffère pas de celle qui les sépare; aucune n'offre d'ulcération. Les *ganglions mésenteriques* sont gros, ramollis, rouges en dedans et crépitans. Les *gros intestins* n'offrent rien d'anormal.

Le *foie* est légèrement crépitant et présente à l'extérieur une teinte ardoisée plus prononcée vers son bord inférieur et pénétrant toute sa substance, quoique à un moindre degré; un morceau de cet organe serré entre les doigts fournit une crépitation semblable à celle des poumons.

La *rate*, du volume du poumon droit, est bilobée, fournit une crépitation à grosses bulles; elle n'est pas seulement ramollie, mais est remplie par une matière fluide ressemblant à de la lie de vin, moins décomposée que le sang des veines.

Les *reins* sont aussi ramollis et crépitans.

La *tunique vaginale* est tellement distendue par l'air, qu'en la lançant à terre elle rebondit plusieurs fois comme le ferait une balle de gomme élastique.

Si l'on eût analysé les gaz qui s'étaient formés dans tous les organes, il est probable que l'on aurait trouvé qu'ils ne différaient pas de ceux qui se developpent dans des circonstances analogues, mais à une époque plus éloignée de la mort.

On pourrait penser que ce n'est pas à la décomposition du sang qu'est due la production de cette énorme quantité de gaz, car il y en avait beaucoup, même sur des points où on ne trouve pas ce liquide après la mort, et les veines où il était encore en quantité assez notable contenaient moins de fluides gazeux que d'autres organes où la présence du sang n'était pas appréciable.

ARTICLE III.

CAUSES DE LA FIÈVRE TYPHOÏDE.

Les causes de la fièvre typhoïde sont enveloppées de la plus grande obscurité ; nous connaissons bien quelques-unes des circonstances sous l'influence desquelles elle se développe avec une préférence marquée, mais la cause déterminante, celle dont l'action immédiate la produit, échappe, dans l'état actuel de la science, à toutes nos investigations.

Cette obscurité sur la cause déterminante n'est pas particulière à l'affection typhoïde; on la retrouve dans l'étude de la plupart des maladies internes; et, sous ce rapport, il est vrai de dire qu'on adopte en général avec trop de confiance la série des causes auxquelles on a attribué les maladies, et qui se trouvent être presque toujours les mêmes pour les affections les plus différentes. Si nous prenons pour exemple l'inflammation des poumons, l'une des maladies les plus connues sous tous les rapports, nous trouverons la plus grande obscurité sur les causes qui peuvent la produire. La seule chose certaine que nous connaissions sur l'étiologie de la pneumonie, c'est qu'elle est plus fréquente dans les saisons froides; au-delà tout est hypothèse. Tous les jours on l'attribue à l'action directe du froid subit sur l'économie; mais la même circonstance est loin de produire constamment le même effet. Mille fois le même individu, qui aujourd'hui est pris d'une pneumonie sous l'influence d'un refroidissement subit, a éprouvé déjà un froid plus intense et dans des circonstances à peu près analogues, et cependant jusque là la même cause n'avait jamais produit cet effet.

Ce que nous venons de dire ici de la pneumonie nous pourrions le répéter de toutes les autres phlegmasies, en exceptant seulement celles produites par les agens extérieurs. Ainsi c'est en vain que nous chercherions à connaître la cause qui, dans la plupart des cas, détermine par son action immédiate un érysipèle, une pleurésie ou une péritonite spontanée. Nous voyons bien quelques-unes des conditions sous l'influence desquelles ces maladies apparaissent; mais celles qui les déterminent d'une manière efficace nous échappent constamment.

Ainsi, sous ce rapport, la fièvre typhoïde ne doit point etre séparée de la plupart des maladies dites internes. Il y a cependant cette différence entre l'affection typhoïde et quelques-unes des phlegmasies dont nous la rapprochions à l'instant, c'est que l'on peut produire artificiellement une pleurésie ou une péricardite en injectant dans la plèvre ou le péricarde un liquide irritant qui déterminera, par son action, l'inflammation de ces membranes. Nous en dirions encore autant de la pneumonie qui peut être produite par une irritation mécanique exercée sur l'organe de la respiration, tandis que, dans l'état actuel de la science, on ne pourrait déterminer à volonté et sur un individu donné l'altération des glandes de Peyer.

Une seule cause productrice est assignée par quelques médecins à l'affection typhoïde, c'est la contagion; mais elle n'est pas généralement admise; et comme le moyen de transmission, même dans l'opinion des pathologistes qui admettent la contagion de l'affection typhoïde, nous échappe toujours; comme en outre l'obscurité qui règne sur la cause productrice première est toujours la même, que l'on admette ou que l'on nie la contagion, nous n'en serions pas moins dans l'ignorance sur la nature de cette cause et sur la manière dont elle agit.

SECTION I

Causes occasionnelles.

Les causes secondaires, occasionnelles et prédisposantes de l'affection typhoïde ont été l'objet de recherches particulières et qui ont fourni des données assez positives. Sous ce rapport même l'étiologie de l'affection typhoïde offre, comme nous le verrons, moins d'incertitude que celle de beaucoup d'autres maladies aiguës.

Trop souvent cependant on a été conduit, dans l'étude de ces causes, par des idées théoriques bien plus que par l'observation sévère ; on a, dans la plupart des cas, commencé par établir la nature de la maladie ; la connaissance des causes venait ensuite, et elles étaient une conséquence des principes posés antérieurement, et d'où l'on déroulait des séries de causes qui variaient suivant l'opinion que l'on avait adoptée sur la nature de la maladie. Ainsi ceux qui attribuaient toutes les fièvres à une altération putride des humeurs, à un état adynamique de l'organisme, ont dû nécessairement admettre toutes les circonstances débilitantes, ou celles qui favorisent la putridité comme disposant l'économie à l'affection typhoïde. La misère, la disette, les saignées intempestives, les hémorrhagies abondantes, les fatigues de corps, les chagrins ont donc été admis comme autant de causes qui agissaient chez les malheureux accumulés dans des lieux mal aérés, chez les sujets qui vivent dans l'encombrement, et l'on a considéré successivement comme prédisposant singulièrement aux fièvres le séjour dans les pontons pour les marins, dans les casernes pour les militaires, et dans les hôpitaux pour les étudians en médecine. Cependant quant à ces derniers nous ferons remarquer que le séjour qu'ils font dans les hôpitaux ne peut être considéré comme la cause prédisposante de la fièvre typhoïde à laquelle ils sont si sujets au commencement de leurs études, puisque c'est le plus souvent durant la première année de leur séjour à Paris qu'ils en sont affectés, tandis que ce n'est que pendant la deuxième ou même la troisième année qu'ils se livrent avec ardeur aux études cliniques.

Mais un fait plus curieux encore, relativement à la direction naturelle des esprits et qui nous prouve bien l'influence des idées théoriques, c'est l'erreur dans laquelle sont tombés ceux qui ont considéré les personnes avancées en âge comme plus prédisposées que les jeunes gens aux fièvres adynamiques, tandis qu'il est bien démontré que jamais on ne les observe chez les vieillards. Ces pathologistes, considérant les fièvres comme produites par la faiblesse, avaient été portés à en conclure, *à priori*, qu'elles sont plus fréquentes chez les vieillards.

On ne peut s'expliquer une telle erreur qu'en se reportant à l'époque à laquelle elle a été commise: l'anatomie pathologique n'avait pas encore fait ressortir les différences qui existent entre les phénomènes adynamiques que présentent la plupart des maladies des vieillards et ceux qui appartiennent aux fièvres; mais depuis que les progrès de l'anatomie pathologique ont démontré que la plupart des affections des vieillards, que l'on considérait comme des fièvres adynamiques, sont produites par des inflammations qui étaient méconnues autrefois, et que la lésion caractéristique de ces fièvres ne se rencontre jamais chez les vieillards. Il est devenu de toute évidence que la vieillesse, loin d'être une prédisposition à ces fièvres, est au contraire une condition qui en met presque infailliblement à l'abri.

De leur côté les médecins physiologistes, partant de l'idée que toutes les maladies fébriles étaient des inflammations du tube digestif, ont dû nécessairement considérer comme causes des fièvres continues toutes les conditions qu'ils supposaient devoir irriter les voies digestives. Ainsi les écarts de régime, les modifications apportées dans l'alimentation des personnes qui viennent se fixer dans les grandes villes où généralement elle est plus riche que dans les campagnes, l'usage des boissons fermentées et surtout des liqueurs alcooliques, l'emploi des vomitifs, des purgatifs et de tous les stimulans des voies digestives étaient considérés par eux comme des causes qui prédisposaient puissamment aux fièvres, et même suffisaient souvent pour les déterminer.

Le tableau suivant, relevé sur les 115 cas de fièvre typhoïde où l'état de l'intelligence du malade a permis de prendre des renseignemens exacts sur les causes auxquelles on pouvait attribuer leur maladie, va nous montrer combien sont fausses les idées généralement admises sur l'étiologie de cette affection.

Les renseignemens pris soit auprès des malades, soit auprès des personnes qui les venaient voir, soit enfin dans leur propre domicile, par des élèves qui s'y rendaient, pour compléter la connaissance des antécédens qui nous manquent souvent, nous fournissent les données suivantes :

5 sujets ont attribué leur maladie à l'impression subite du froid pendant une chaleur exagérée.
5 à l'absence ou à la mauvaise qualité de l'alimentation.
4 à des affections morales tristes.
5 à la débilitation produite par des maladies antérieures.
3 à l'action d'un purgatif pris pour une indisposition.
1 à des excès alcooliques.
5 à une fatigue excessive, à des travaux au-dessus des forces des sujets.
2 à une forte commotion physique.
1 à une forte insolation.
5 ont présenté des circonstances favorables à la contagion.
79 n'ont accusé aucune cause appréciable.

115

Ainsi, c'est à peine si, sur un nombre aussi considérable de malades, il en est un sur quatre qui ait attribué son état à quelque cause un peu énergique. On doit surtout être frappé du petit nombre de cas où la maladie pourrait être rapportée à l'irritation des voies intestinales ; trois sujets seulement avaient, au commencement de leur maladie, pris des purgatifs ; mais il est loin d'être démontré que ce soient les purgatifs qui aient déterminé le développement de la maladie typhoïde ; il nous semble même bien plus probable que l'indisposition pour laquelle ces sujets ont pris les purgatifs n'était que le prélude ou peut-être le commencement de l'affection typhoïde. Il ne sera pas inutile de faire remarquer ici que les plus anciens de ces cas ayant été recueillis dans le commencement de 1828, on doit bien penser que tous les faits ont dû être examinés avec soin, sous le rapport des causes morbifiques dont l'action se porte plus spécialement sur le canal digestif, puisque, à cette époque, l'attention des esprits était encore presque exclusivement tournée de ce côté.

Si nous comparons ce tableau avec celui des pneumonies observées à la clinique en nombre à peu près égal et pendant le même espace de temps, nous aurons encore une nouvelle preuve du peu d'influence des circonstances que l'on considère comme importantes dans l'étude de l'étiologie des maladies de causes internes. Sur 137 pneumonies ou pleuropneumonies sur lesquelles on a obtenu des renseignemens que l'on peut considérer comme exacts, nous trouvons dabord que

117 étaient affectés de pneumonie pour la première fois.

20 en avaient déjà été atteints une ou plusieurs fois.

Nous trouvons ensuite pour les autres circonstances que

28 ont rapporté en avoir été atteints sous l'influence d'un froid subit pendant une chaleur élevée.

24 à la suite d'un catarrhe pulmonaire.

6 après un travail violent, mais sans avoir éprouvé de refroidissement.
4 à la suite d'excès alcooliques.
3 femmes sous l'influence d'une aménorrhée.
1 sous l'influence de l'état puerpéral.
1 à la suite de coups et de contusions.
68 sans cause appréciable.

La comparaison de ce tableau avec celui qui précède fera ressortir des points intéressans pour l'étiologie de la maladie dont nous nous occupons.

D'abord nous ferons remarquer combien est faible relativement à l'opinion généralement reçue, le nombre des pneumonies que l'on a pu attribuer à l'action du froid, et combien est considérable, au contraire, celui des cas où il a été impossible de trouver l'action d'une cause appréciable. Cependant, il est difficile, même d'après ce tableau, de ne pas reconnaître dans l'étiologie de la pneumonie l'action de quelques causes occasionnelles que l'on ne retrouve pas dans l'affection typhoïde ; ainsi le chiffre 28, indiquant le nombre des sujets qui ont attribué la pneumonie dont ils étaient atteints à l'action d'un froid qui les avait surpris subitement pendant qu'ils étaient sous l'influence d'une forte chaleur, est trop élevé pour que l'on considère cette coïncidence comme un simple effet du hasard, et l'on ne peut pas douter que le froid n'ait eu ici une certaine part dans la production de la maladie. Nous ne trouvons dans le tableau de la fièvre typhoïde aucun chiffre assez élevé pour que nous en puissions tirer la même induction.

L'influence des affections antécédentes nous offre

encore un objet important de comparaison entre ces deux affections. Ainsi nous voyons que la présence du catarrhe pulmonaire avait été chez vingt des pneumoniques une cause prédisposante et énergique; nous ne trouvons rien de semblable chez les sujets atteints de fièvre typhoïde; tous, à l'exception de dix, jouissaient d'une parfaite santé au moment où ils sont tombés malades, et même pour la plupart d'entre eux c'était la première fois de leur vie qu'ils étaient obligés de garder le lit. Si nous comparons l'âge des sujets atteints de ces deux affections, nous voyons la fièvre typhoïde ne frapper que des individus jeunes; la pneumonie atteindre indistinctement tous les âges.

Il y a évidemment dans l'étiologie de la fièvre typhoïde quelque chose de particulier que l'on ne retrouve dans celle d'aucune des phlegmasies parmi lesquelles on a voulu la classer; car la comparaison que nous venons d'établir entre cette affection et la pneumonie nous aurait fourni des résultats analogues si nous eussions pris, au lieu de l'inflammation du poumon, la péritonite ou toute autre affection appartenant à l'ordre des phlegmasies spontanées.

Enfin, la dernière différence que nous noterons, c'est le nombre considérable de sujets qui avaient déjà été affectés de pneumonie au moins une fois et dont quelques-uns disaient en être pris pour la dixième ou douzième fois. Dans la fièvre typhoïde, au contraire, malgré le soin avec lequel les malades ont toujours été interrogés sur ce point, il n'en est aucun, sur cent trente qui ont été reçus à la clinique atteints de cette affection, dont le rapport ait pu faire présumer qu'il eût eu déjà cette maladie; au contraire, la plupart d'entre eux assuraient que c'était la première fois qu'ils étaient malades.

Concluons de tous ces faits qu'il existe une différence remarquable sous le rapport des causes occasionnelles et prédisposantes entre l'affection typhoïde et les phlegmasies.

Il est, indépendamment des différences que nous venons de signaler, quelques conditions dans lesquelles l'affection typhoïde se développe et qui sont tout-à-fait particulières à cette maladie; l'étude de ces conditions est l'un des points les plus importans et en même temps le plus positif de l'étiologie de l'affection typhoïde. Nous les passerons successivement en revue, en commençant par l'âge dont nous avons déjà parlé sommairement.

L'AGE.

L'examen de l'âge auquel se développe, dans les circonstances ordinaires, la fièvre typhoïde, nous fournit l'une des conditions qui s'offrent le plus invariablement dans l'étude de cette maladie.

Le tableau suivant nous va faire connaître quel était l'âge de 117 malades qui ont été reçus à la clinique atteints d'affection typhoïde et chez lesquels il a été noté avec soin.

8	avaient	de 15 à 18 ans.
25		de 18 à 20.
36		de 20 à 25.
30		de 25 à 30.

9	de 30 à 35.
3	de 35 à 40.
5	de 40 à 50.
1	52.

Si nous rapprochons ce tableau des résultats obtenus par M. Louis et quelques autres observateurs sur ce point important, nous reconnaîtrons que le plus communément cette maladie attaque depuis l'âge de dix-huit ans jusqu'à trente; que rarement on l'observe au-dessus de quarante ans, et que peut-être aucun cas encore n'a été recueilli où le malade fût âgé de plus de cinquante-cinq ans.

Quant aux années qui précèdent celles indiquées dans ce tableau, les résultats obtenus dans les salles de la clinique ou recueillis par M. Louis à la Charité ne peuvent nous fournir aucune donnée sur le nombre proportionnel des sujets qui en sont atteints à cet âge, puisque les malades qui sont âgés de moins de quinze ans sont tous dirigés sur l'hôpital des enfans; mais nous ne craignons pas de nous tromper en disant que ce nombre va continuellement en diminuant jusqu'à l'âge de dix ans, au-dessous duquel il paraît que les enfans ne sont que très rarement atteints de cette affection.

C'est donc dans la période de la vie pendant laquelle les forces sont le plus développées que la fièvre typhoïde est le plus fréquente. On conçoit d'après cela dans quelle erreur sont tombés les pathologistes qui ont considéré l'âge avancé comme l'une des conditions les plus favorables au développement des fièvres adynamiques et ataxiques. Il est évident que les maladies qu'ils désignaient ainsi, lorsqu'elles se rencontraient chez les vieillards, étaient des phlegmasies spontanées, qui ont été distinguées depuis que les lésions organiques ont été étudiées avec le soin que réclame l'importance du rôle qu'elles jouent dans les maladies.

C'est en vain que nous chercherions à connaître la cause pour laquelle la maladie typhoïde se développe spécialement pendant l'âge moyen de la vie; nous n'y arriverions pas plus qu'on ne l'a fait pour la rougeole, la variole, la scarlatine qui attaquent surtout pendant l'enfance, et qui ont avec l'affection typhoïde d'autres points de contact remarquables comme nous le verrons plus tard.

L'ACCLIMATEMENT.

Une autre condition, sous l'influence de laquelle se développe avec une préférence bien marquée la fièvre typhoïde et qui a été spécialement signalée par M. Petit (1), c'est le séjour récent dans une grande ville : la plupart des sujets que nous recevons dans les hôpitaux, affectés de cette maladie, sont depuis peu de temps à Paris. Le tableau suivant nous fera connaître quelle a été l'influence de cette circonstance sur 92 sujets chez lesquels elle a été notée avec soin.

5	étaient à Paris depuis moins d'un mois.
10	de 1 à 3 mois.
9	de 3 à 6 mois.
21	de 6 mois à un an.

(1) Traité de la fièvre entéro-mésentérique observée à l'Hôtel-Dieu de Paris en 1811, 1812, 1813, par MM. *Petit* et *Serres*.

19	de 1 an à 2.
15	de 2 à 6 ans.
11	depuis plus de 7 ans.
2	étaient nés à Paris.
92	

Il résulte de ce tableau que, sur ces quatre-vingt-douze sujets, soixante-quatre, c'est-à-dire plus des deux tiers, demeuraient à Paris depuis moins de deux années.

La condition du séjour récent dans les grandes villes n'est pas, comme on le reconnaît ici, indispensable. On voit çà et là quelques individus qui n'ont pas eu à subir l'influence de l'acclimatement et sont néanmoins affectés de maladie typhoïde; nous trouvons deux exemples de cette exception sur les quatre-vingt-douze cas où la durée du séjour à Paris a été notée; et l'on comprendrait difficilement que les habitans des grandes villes en fussent tout-à-fait à l'abri. Il est donc évident que dans les circonstances ordinaires elle n'attaque que rarement les sujets acclimatés depuis long-temps, mais qu'elle sévit plus spécialement sur les jeunes gens qui ne le sont pas encore.

On peut, jusqu'à un certain point, concevoir l'influence morbifique de l'acclimatement par l'état nouveau dans lequel se trouve l'individu qui vient habiter une grande ville, par le dérangement qui en résulte pour lui dans toutes les habitudes de la vie, les modifications qu'il est obligé d'apporter dans sa manière de vivre, le changement des heures des repas et du sommeil, l'encombrement dans lequel il vit soit, s'il est ouvrier, dans les manufactures où il travaille et dans les logis où il passe les nuits, soit, s'il est étudiant, dans les amphithéâtres, les bibliothèques, les cabinets de lecture ; en outre, le chagrin d'avoir quitté sa famille et ses habitudes et, chez quelques-uns, la fatigue des veilles, l'abus des plaisirs sont autant de circonstances propres à déterminer un certain degré de nostalgie, condition morale qui, jointe aux conditions physiques souvent défavorables dans lesquelles se trouve l'individu nouvellement arrivé dans une ville, semblent très propres à exercer une influence fâcheuse.

Nous ne pouvons pas plus que nous ne l'avons fait pour l'âge, déterminer comment cette condition morbifique agit pour la production de l'affection typhoïde; l'influence de l'acclimatement est démontrée pour nous, mais on ne peut, dans l'état actuel de la science, en donner une explication incontestable.

L'on a comparé avec quelque raison ce qui a lieu dans cette occasion avec ce que l'on observe chez les Européens qui se rendent dans les climats brûlans de l'Asie, de l'Afrique et de l'Amérique, et qui sont plus prédisposés que les habitans de ces contrées à des maladies graves. Cependant cette comparaison ne doit pas être poussée trop loin, car il y a une telle différence entre le climat tempéré de la plupart des états de l'Europe et la chaleur des contrées dont nous parlons, que cette circonstance semble devoir suffire seule pour déterminer des effets graves sur la santé, tandis qu'entre la température de chacune des parties de la France et celle de Paris, la différence assez faible ne peut exercer une aussi grande influence.

Les médecins qui considèrent l'affection typhoïde comme contagieuse, expliquent facilement dans leur opinion pourquoi les individus qui viennent d'un pays où cette maladie ne règne pas actuellement, dans une grande ville où elle existe toujours, doivent en être atteints plus tôt ou plus tard, mais ordinairement à une époque peu éloignée de leur arrivée, tandis que les habitans de ces mêmes cités auront gagné cette maladie à un âge moins avancé que celui où on l'observe d'ordinaire chez les étrangers nouvellement arrivés, ou bien échappent à la contagion qu'ils ne contractent que plus tard dans des circonstances tout-à-fait particulières, ou même y échappent tout-à-fait.

Parmi les autres conditions que l'on a considérées comme exerçant une grande influence sur la production de la maladie typhoïde, il en est quelques-unes qui, bien qu'elles aient peut-être été exagérées, ne doivent cependant pas être négligées, et d'autres qui nous paraissent presque complètement étrangères au développement de la maladie qui nous occupe.

Au nombre des premières nous signalerons les temps de disette, de détresse générale et toutes les circonstances analogues qui nous semblent contribuer à la production de la fièvre typhoïde, plutôt par l'influence fâcheuse qu'elles exercent sur le moral des individus que par leurs effets physiques. Si nous parcourons l'histoire des grandes épidémies de fièvres continues qui pour nous se rattachent toutes à l'affection typhoïde, nous voyons que presque toujours elles se sont développées sur des populations placées dans des circonstances morales défavorables, et qu'elles ont disparu avec ces dernières.

Parmi les circonstances du second ordre, c'est-à-dire celles qui nous paraissent n'exercer presque aucune influence sur la production de l'affection typhoïde, nous trouvons l'accouchement, que l'on a considéré comme une cause prédisposante énergique. On a décrit, dans ces derniers temps, une épidémie de fièvre typhoïde (1) chez les femmes nouvellement accouchées; mais pour ceux qui liront attentivement l'histoire de cette épidémie, il sera évident que l'affection dont il s'agit est toute autre que celle qui nous occupe, et qu'elle n'en a que l'apparence ; on y a observé, il est vrai, des symptômes semblables à ceux de l'affection typhoïde, mais, ainsi que nous avons déjà eu occasion de le dire, les phénomènes adynamiques ou ataxiques qui se rencontrent plus fréquemment dans l'affection typhoïde que dans aucune autre maladie ne suffisent pas pour la caractériser.

Il n'est pas plus étonnant de voir l'état adynamique accompagner une péritonite puerpérale ou une phlébite utérine chez les femmes nouvellement accouchées, que de voir cet état compliquer les pneumonies et quelques autres phlegmasies chez les vieillards, et l'on n'a pas plus de raisons d'appe-

(1) Des fièvres puerpérales observées à la Maternité pendant l'année 1829 dans le service de M. Desormeaux, par L. Tonnellé. Paris, 1829.

ler fièvre typhoïde quelques-unes de ces maladies que les autres.

Nous trouvons même ici une circonstance remarquable qui résulte de quelques recherches faites sur ce sujet, c'est que bien que les femmes en couche éprouvent des affections assez variées et qui paraissent avoir offert des caractères différens dans les diverses épidémies que l'on a observées, cependant il est extrêmement rare qu'elles offrent l'affection typhoïde que nous décrivons, celle qui est caractérisée anatomiquement par la lésion des follicules isolés ou agminés de l'intestin et des ganglions mésentériques. Sur deux cent vingt autopsies faites par M. Tonnellé, à l'hospice de la Maternité, dans l'épidémie de 1829, sur quarante-quatre recueillies par M. R. Lee (1) dans les hôpitaux des femmes en couche de Londres, et sur un grand nombre d'autres rapportées dans plusieurs bonnes thèses soutenues à la Faculté de Paris depuis quelques années sur les maladies des femmes en couche, nous n'avons pas trouvé un seul cas où fut indiquée l'altération des glandes de Peyer ou de Brunner que nous avons décrite. D'autre part, sur les cinquante autopsies de fièvre typhoïde publiées par M. Louis et sur les quarante-deux recueillies à la clinique de l'Hôtel-Dieu, nous ne trouvons aucun cas où cette maladie se soit offerte à la suite des couches. Nous pouvons donc conclure de cette masse considérable de faits que si l'altération des follicules qui appartient à la maladie typhoïde peut se ren-

(1) Researches on the pathology and treatement of some of the most important diseases of women by R. Lee, London, 1833.

contrer avec l'état puerpéral, cette complication doit être fort rare, et que cet état morbide, loin d'être une prédisposition active à la maladie typhoïde, semblerait au contraire en être presque un préservatif.

SECTION II.

CONTAGION DE LA FIÈVRE TYPHOÏDE.

Un des points les plus importans de l'étiologie de l'affection typhoïde, est la question de sa transmission d'un individu à un autre. Il y a ici une grande dissidence parmi les médecins. Les uns, et ceux-là forment au moins en France la majorité, rejettent toute espèce de contagion ; les autres, qui sont à peine chez nous, relativement aux premiers, dans le rapport de un à cent, pensent que l'affection typhoïde doit être rangée parmi les maladies contagieuses.

Cependant, comme ici on doit plutôt peser les raisons que compter le nombre de ceux qui adoptent telle ou telle opinion, comme en outre la contagion de la fièvre compte de nombreux partisans dans des pays placés presque dans les mêmes circonstances que le nôtre, mais où se trouvent des conditions plus favorables à l'étude de la contagion, nous allons examiner les raisons apportées en faveur de l'une et de l'autre de ces deux opinions. Dans cette circonstance, bien que l'état des connaissances actuelles et le vague dans lequel la discussion a encore laissé cette question ne nous permettent pas d'adopter une opinion précise sur ce point, cependant comme c'est surtout l'opinion opposée à la contagion qui a été accueillie avec le plus de faveur en France, nous nous croyons obligés d'énumérer avec plus de soin qu'on ne le fait communément, les raisons qui ont été apportées à l'appui de la contagion.

Nous commencerons par l'exposition de celles que les non-contagionistes citent en faveur de leur opinion.

1° Tous les jours on voit des personnes donner des soins à des individus affectés de fièvre typhoide se trouver dans les circonstances les plus favorables à sa transmission, et cependant ne pas contracter la maladie. Celles même qui, par la nature des soins qu'elles leur donnent, telles que les gardes-malades, par l'assiduité avec laquelle elles se tiennent auprès d'eux pendant tout le cours de la maladie, sont le plus exposées à aspirer les miasmes qu'ils fournissent, n'en sont jamais atteintes.

2° Dans les hôpitaux où il n'y a pas un lit où n'ait été couché quelque individu atteint de la maladie typhoide; où il est rare qu'il n'y ait pas constamment et à la fois, dans chaque salle, plusieurs individus affectés de cette maladie, on ne voit pas cependant que les malades qui sont placés auprès d'eux, que ceux qui les assistent dans leurs besoins, que ceux qui les remplacent, qui couchent sur les mêmes matelas et se servent des mêmes couvertures, contractent leur maladie.

3° On voit bien quelquefois un individu reçu dans nos hôpitaux pour une affection autre que la fièvre typhoïde, y être pris de cette maladie, mais ces cas sont extrêmement rares et ne prouvent point en faveur de la contagion. C'est à peine si dans l'espace de plusieurs années, on a observé un ou deux faits de ce genre dans les salles de clinique de la Charité et de l'Hôtel-Dieu. et l'on ne prétendra pas que les individus qui sont admis dans les hôpitaux y sont à l'abri des causes qui déterminent cette maladie.

Tels sont, en résumé, les principaux argumens que les médecins qui n'admettent pas la contagion apportent à l'appui de leur opinion. Ils ont été généralement accueillis et admis sans opposition parmi nous, jusqu'à l'époque où M. Bretonneau émit (en 1829) une opinion contraire. Maintenant nous allons présenter la réponse que font les partisans de la contagion aux argumens que nous venons d'énumérer et les preuves directes qu'ils apportent à l'appui de leur opinion.

Il n'est pas exact de dire que les garde-malades, les parens, les médecins qui se trouvent en contact avec des individus affectés de la maladie typhoïde n'en soient jamais attaqués, et que, dans les hôpitaux, on n'observe presque jamais de faits où l'on puisse reconnaître l'influence de la contagion. Les exemples de transmission de cette maladie sont rares à la vérité, mais cette rareté tient à des circonstances qu'il est important de faire connaître. La première c'est que de tous les individus qui peuvent entourer un malade atteint de fièvre typhoïde, il en est peu qui soient susceptibles de contracter cette maladie. On conçoit en effet que le père, la mère, le médecin, les garde-malades, beaucoup de malades des hôpitaux, soient à l'abri de la contagion, soit parce que la plupart d'entre eux ont déjà dépassé l'âge où la maladie typhoïde se développe le plus communément, soit parce que déjà ils en ont été atteints, soit enfin parce qu'ils sont du nombre de ceux qui par leur constitution en sont à l'abri. Ainsi, comme la plupart des infirmiers et infirmières des hôpitaux, sont pris parmi d'anciens malades et qu'ils offrent rarement les conditions dans lesquelles la maladie typhoïde se développe ordinairement, on a peu de raisons de s'étonner de l'espèce d'immunité dont on prétend qu'ils jouissent, bien qu'exposés continuellement à contracter cette maladie.

Une autre circonstance doit encore contribuer à rendre chez nous plus difficile la transmission d'une maladie contagieuse et, en particulier, de la maladie typhoïde, c'est que dans nos hôpitaux, où tout ce qui concerne la propreté est l'objet d'un luxe véritable, où la ventilation est assez bien établie, où les sujets atteints d'affection typhoïde ne sont jamais réunis, soit dans le même établissement, soit dans la même salle, et où leur nombre est toujours très faible en comparaison du nombre de ceux affectés d'autres maladies, on ne trouve presque aucune des conditions qui favorisent la contagion. Il en est de même de la variole dont personne ne conteste le caractère contagieux : on voit fréquemment dans les salles des hôpitaux quelques indiv dus atteints de variole, et bien qu'il y ait souvent des personnes qui n'ayant pas été vaccinées ou n'ayant pas encore eu la variole, sont susceptibles de contracter cette maladie, cependant on n'y observe que peu de cas où sa transmission soit évidente. Enfin il est assez rare que l'on constate la transmission de la rougeole ou de la scarlatine d'un sujet à un autre à l'hôpital des Enfans de Paris, qui présente cependant, dans quelques circonstances, les conditions les plus favorables à la transmission de ces maladies.

Une autre cause de la rareté apparente de ces faits, c'est qu'on ne les cherche pas, et que ceux qui se présentent passent le plus souvent inaperçus, parce qu'on n'a pas l'attention fixée sur cet objet et aussi parce que la plupart des médecins ont une conviction opposée; mais dès qu'on s'est donné la peine de les chercher ils se sont multipliés. Sur cent dix-sept cas observés à la clinique, il n'y en a eu que cinq où l'on ait remarqué que la maladie se soit développée dans des circonstances favorables à la contagion; mais si l'attention eût été fixée plus vivement sur cet objet et si un examen plus sévère des antécédens eût été fait sous ce rapport, peut-être le chiffre aurait-il été plus considérable.

Ainsi, la femme Hermans (VIIIe observation), entra d'abord, le 18 décembre 1830, salle Saint-Lazare, n° 16, avec une affection mal caractérisée et qui fut portée sur les registres sous le nom de pleurodynie; le quatrième jour elle se trouvait déjà assez bien pour aider les infirmières dans le service des malades, et le vingt-sept elle sortit parfaitement rétablie. Deux ou trois jours après son retour à la maison, elle fut prise de tous les symptômes de l'affection typhoïde à laquelle elle est venue succomber dans la même salle. On peut voir dans le premier séjour de cette malade à l'Hôtel-Dieu, à une époque où il y avait dans les salles de la clinique beaucoup de sujets atteints d'affection typhoïde, une circonstance favorable à la transmission de cette maladie, circonstance qui serait probablement restée inconnue si la malade eût été dirigée la seconde fois par les médecins du bureau central sur un autre hôpital ou envoyée dans un autre service de l'Hôtel-Dieu.

Ce fut encore le hasard qui nous apprit que le sujet de la XVIe observation avait couché pendant dix jours en chambrée avec un individu affecté d'une fièvre typhoïde grave et qui réunit ces deux malades dans le même service. La même année nous vîmes dans la même salle un malade admis pour une inflammation des testicules, au n° 18, où il remplaçait un individu qui avait eu une fièvre typhoïde grave, être pris au bout de quinze jours de la même maladie qui, chez lui, offrit aussi une grande intensité. Ces faits et deux autres recueillis en 1828 et 1829, dans les salles de la clinique pendant le service de M. le professeur Récamier, et avec des conditions analogues, bien qu'ils soient peu nombreux et presque exceptionnels comparativement aux faits contraires à la contagion ne sont pourtant pas sans quelque valeur, ne fût-ce que pour soumettre à un nouvel et plus sévère examen une opinion trop facilement admise.

Au reste, lors même que ces faits seraient aussi rares qu'on le prétend, il n'en résulterait rien de défavorable à la doctrine de la contagion de la maladie typhoide.

C'est uniquement sur des observations faites à

Paris que reposent les preuves négatives sur lesquelles s'appuient les anti-contagionistes; or ce n'est pas dans des villes aussi considérables que Paris que l'on peut étudier les maladies contagieuses sous le rapport de leur transmission, à cause de la difficulté ou même de l'impossibilité, dans la plupart des cas, d'y suivre les traces de la contagion. D'après les rapports innombrables qu'ont entre eux les habitans d'une grande ville, ils peuvent, et sans en avoir même le soupçon, être exposés vingt fois dans la journée à contracter une affection contagieuse. Le plus souvent dans les familles où des enfans sont atteints de scarlatine ou de rougeole, on ignore comment ils les ont contractées. Ce n'est donc pas par des preuves négatives recueillies dans une ville comme celle de Paris que l'on peut appuyer l'opinion défavorable à la contagion.

Ces preuves auraient une toute autre importance si les faits sur lesquels elles s'appuient avaient été recueillis dans de petites villes, dans des villages où chacun se connaît, où le même médecin voit tous les malades à plusieurs lieues à la ronde, et où, conséquemment, il est toujours possible, souvent même facile, de suivre pas à pas une maladie dans sa propagation, et de constater son apparition première. Un étranger ne peut arriver dans une petite localité sans que chacun des habitans en soit instruit; si, surtout, il y arrive malade et atteint d'une affection qui offre quelque chose d'extraordinaire, l'attention sera encore plus vivement fixée sur lui et sur les suites que pourra avoir son séjour dans l'endroit. Si la même maladie se montre sur les habitans qui l'ont reçu chez eux, ou sur ceux qui l'ont soigné ; si de ceux-ci elle s'étend aux autres habitans du même village; si elle passe ensuite dans les villages voisins, il sera le plus souvent beaucoup plus facile d'y suivre ses traces qu'il ne le serait de la voir passer, dans une ville comme Paris, d'un quartier à un autre.

C'est aussi dans ces circonstances qu'ont été recueillis les faits les plus favorables à la doctrine de la contagion de la maladie typhoïde.

M. Bretonneau qui, le premier, en France, a appelé l'attention des praticiens sur la contagion de cette maladie, a fait des observations d'une grande valeur sur sa transmission dans des villages ou de petites villes (1). Il a pu la suivre de proche en proche à mesure qu'elle passait d'un endroit dans un autre ; il l'a vue se transmettre d'une famille affectée, non pas aux familles les plus voisines, mais à celles qui avaient avec les malades des rapports et plus intimes et plus fréquens.

Les résultats obtenus sur ce point par le médecin et le chirurgien en chef de l'école militaire de La Flèche pendant l'épidémie qui a ravagé cette école en 1826, et que M. Bretonneau compare à ceux d'une expérience qui aurait été faite en grand et à dessein, sont surtout très frappans.

Plusieurs élèves de cette école sont affectés de dothinentérie qui régnait en même temps dans la ville. Quatre succombent et les caractères anato-

(1) Notice sur la contagion de la dothinentérie; lue à l'académie royale de médecine, le 7 juillet 1829. *Archives générales de Médecine*, vol. XXI, p. 57.

miques de la maladie sont constatés avec soin. Le général gouverneur de l'école hâte l'époque des vacances, et malgré cette précaution soixante élèves sont atteints. Le docteur Renou s'assure que vingt-neuf des élèves qui se sont rendus chez leurs parens y ont été gravement affectés de la même maladie et que huit l'ont communiquée à quelques unes des personnes qui les soignaient.

M. Leuret de Nancy rapporte (1) avoir vu la fièvre typhoïde transmise successivement a plusieurs membres de la même famille, et l'une de ces malades ayant été transportée à l'hôpital de Nancy, la communiquer à une malade couchée auprès d'elle et aux deux infirmières qui lui donnèrent des soins.

M. Gendron (2) a conclu également des faits qu'il a recueillis dans plusieurs épidémies de dothinentéries qui se sont manifestées pendant plusieurs années dans différens villages des environs de Château-du-Loir, que cette maladie est contagieuse ; il dit avoir pu suivre les progrès de cette maladie dans ces villages, à la suite de communications d'individus sains avec des individus infectés et appartenant à d'autres villages.

Le docteur Navières, dans la description de la fièvre inflammatoire qu'il a observée à Saint-Martin-des-Champs (3), près de Mantes-sur-Seine, et qu'il

(1) Mémoire sur la dothinentérie observée à Nancy au commencement de l'année 1828. *Archives générales de Médecine*, vol. XVIII, p. 161.

(2) Dothinentéries observées aux environs de Château-du-Loir. *Archives générales de Médecine*, vol. XX, p. 185.

(3) Dissertation sur une épidémie de fièvre inflammatoire. Paris, 1803, in-4, collection des thèses de la faculté de Paris.

a considérée comme une maladie épidémique, sans soupçonner même l'action de la contagion, nous fournit, sur la manière dont la maladie se répandait, des documens qui ont d'autant plus de poids qu'on ne peut le soupçonner d'avoir été prévenu en faveur de la contagion dont il n'est pas question une seule fois dans sa dissertation.

Non-seulement il dit en avoir toujours observé plus d'un seul cas dans une maison; mais il rapporte que le premier qui introduisait cette maladie dans son ménage en était attaqué après quelques veilles auprès d'un parent ou d'un ami, ou à la suite de quelques excès pénibles; quelques jours après, sa femme et ses enfans étaient saisis des mêmes symptômes, sans s'être exposés à d'autres causes excitantes.

M. le docteur Ruef, dans une note (1) sur une épidémie de fièvre typhoïde qui a régné à Bishofsheim, commune du département du Bas-Rhin, dans les mois d'août, septembre et octobre 1832, entre aussi, sur la manière dont la maladie s'est propagée, dans quelques détails qui doivent laisser peu de doute sur son caractère contagieux; c'est ainsi que née dans la partie supérieure du village, elle s'est étendue en se propageant de maison en maison; et le plus souvent introduite une fois dans une famille, elle frappait plusieurs de ses membres; il a obsevé jusqu'à sept malades dans une seule et même maison. Trois personnes étrangères au village qui étaient

(1) *Gazette médicale de Paris*, seconde série, t. II, p. 237. Année 1834.

venues visiter leurs parens malades, de retour chez elles ont été atteintes de l'affection régnante et deux d'entre elles ont succombé.

Il n'est pas aussi rare qu'on l'a prétendu de voir des élèves en médecine atteints de maladie typhoïde, et il ne se passe pas d'année où plusieurs d'entre eux ne succombent à cette affection. Au reste, ces cas sont trop peu nombreux, et surtout trop disséminés pour que l'on puisse les avancer à l'appui de la contagion : ils acquerraient une toute autre valeur s'il était possible de faire une comparaison, sous ce rapport, entre les étudians en médecine et des jeunes gens placés à peu près dans les mêmes conditions, mais suivant une autre carrière, par exemple les élèves en droit, comparaison qu'il nous semble sinon impossible, au moins extrêmement difficile d'établir de manière à pouvoir en tirer des conclusions positives.

Il y a une opinion établie parmi les sœurs hospitalières de l'Hôtel-Dieu qui dépose encore en faveur de la contagion ; c'est qu'on ne considère les novices comme acclimatées et capables de remplir sans danger leur service que quand elles ont été atteintes d'une maladie grave ou lorsqu'elles ont passé plusieurs années dans leurs occupations pénibles.

On peut ajouter aux faits que nous venons de présenter et qui tous ont été recueillis, soit à Paris, soit dans les départemens, par des médecins auxquels les lésions que l'on trouve presque constamment à la suite de cette affection sont bien connues, ceux recueillis par les médecins anglais qui admettent généralement la contagion de cette maladie; cependant comme les études qui concernent la maladie typhoïde n'ont pas été faites en Angleterre avec la même sévérité et la même exactitude qu'en France, les faits que nous allons rapporter auront nécessairement moins de valeur dans cette discussion que s'ils avaient été recueillis parmi nous et sous l'influence des mêmes idées médicales.

Remarquons d'abord que les exemples de transmission de l'affection typhoïde sont aussi rares dans la plupart des hôpitaux de Londres que dans ceux de Paris; ainsi, le professeur Elliotson, qui admet la contagion de cette maladie et est depuis long-temps médecin de Saint-Thomas, affirme (1) n'avoir pas observé dans cet hôpital un seul exemple de contagion; mais il en est autrement à l'hôpital des fiévreux, qui par sa destination ne reçoit que des malades atteints de *fièvre* et de scarlatine. Nous en trouvons de nombreuses preuves dans le rapport du docteur Tweedie (2). Ce praticien, qui était depuis huit ans médecin de cet hôpital, affirme que depuis sa création, en 1802, tous les médecins de cet établissement, à l'exception d'un seul (le docteur Bateman), ont été atteints de fièvre, et que trois sur huit en sont morts.

Il ajoute que tous les employés résidant dans l'hôpital, comme médecins, matrones, infirmiers, portiers, blanchisseuses et domestiques dont le service est hors des salles, ont été, sans exception,

(1) *The London medical Gazette.* xe vol., p. 146.

(2) Clinical illustrations of fever by Dr Tweedie. London, 1830, p. 86.

atteints de fièvre. Ce qui même semblerait démontrer que la maladie peut être produite par les émanations qui s'élèvent des linges qui ont servi aux malades, c'est que les blanchisseuses chargées de laver ce linge sont si inévitablement affectées de fièvre, que l'on trouve peu de femmes qui veuillent faire ce travail.

Le médecin résidant ayant été pris de fièvre dans l'été de 1829, celui qui le remplaça prit la précaution de ne pas coucher dans l'hôpital, où néanmoins il passait toute la journée. Il fut bientôt obligé d'interrompre son service par la même maladie, qui le retint long-temps au lit. Un élève, qui avait fini ses études et jouissait de la plus belle santé, fut mis à sa place. Il ne croyait point à la contagion des fièvres et se moqua des précautions qu'on l'engageait à prendre pour s'en préserver. Au bout de dix jours il éprouva les premiers signes d'une fièvre grave, qu'il attribua à l'action du froid, jusqu'à ce que la prostration et la congestion à la tête l'obligeassent à quitter son service. Les symptômes d'une fièvre cérébrale extrêmement intense ne cédèrent qu'après l'émission de cent onces de sang, et on ne put le transporter hors de l'hôpital qu'au bout de cinq semaines.

Les adversaires de la contagion qui ne peuvent nier ces faits ont prétendu les expliquer par la position de l'hôpital; mais le docteur Tweedie répond que l'hôpital de la petite-vérole, qui est dans la même position que le premier, et n'en est éloigné que de quelques pas, n'offre rien d'analogue. Le docteur Gregory, qui était médecin de ce dernier établissement depuis huit ans, lui a assuré que pendant tout ce temps aucun des employés de la maison n'a été pris de fièvre. «Et cependant, ajoute M. Tweedie, je puis affirmer que les infirmiers et autres employés de l'hôpital des fiévreux n'ont pas plus de travail et sont aussi bien traités que dans aucun des autres hôpitaux de Londres. »

Mais ce n'est pas seulement à l'hôpital des fiévreux de Londres que l'on a observé des faits favorables à la contagion de la fièvre continue; nous voyons que, dans plusieurs autres villes d'Angleterre où il existe des hôpitaux uniquement consacrés au traitement des fiévreux, on a observé des faits analogues.

En 1817 l'accroissement considérable du nombre des sujets atteints de fièvre, à Édimbourg, força le gouvernement à créer un hôpital destiné uniquement au traitement de ces malades. On choisit le bâtiment de Squeen's - Bury, dans le quartier où il y avait le moins de malades et qu'on avait toujours considéré comme le plus sain, et cependant tous les élèves internes et tous les infirmiers furent successivement atteints de fièvre.

Cet hôpital ayant été fermé après la disparition de l'épidémie, il fut rouvert en décembre 1826, et depuis lors le médecin résidant, deux des élèves, qui ne demeuraient pas dans la maison, mais y passaient plusieurs heures chaque jour, le pharmacien, plusieurs domestiques et tous les infirmiers, à l'exception de deux seulement, ont été pris de fièvre.

Pendant la même épidémie, celle de 1826, le

nombre des fiévreux reçus à l'infirmerie royale de la même ville devint considérable. On vit en peu de temps six élèves et vingt-cinq infirmiers être pris de *fièvre*(1).

A l'hôpital des fiévreux de Dublin où la même épidémie fit beaucoup de ravages après que la maladie avait presque complètement disparu pendant plusieurs années, cinquante-deux infirmiers sur cinquante-sept furent pris de fièvre dans l'espace d'une seule année (2).

Nous trouvons dans le mémoire du Dr Marsh, sur l'origine de la fièvre (3), de nombreuses données à l'appui de la contagion, et surtout vingt-deux observations où il est difficile de la méconnaître. Sept de ces observations ont rapport à des médecins dont quatre seulement guérirent, et parmi eux est l'auteur du mémoire lui-même. Une seule offre les détails de l'autopsie ; dans ce cas, dont le sujet était une infirmière qui avait offert les symptômes les plus graves de la fièvre typhoïde, la mort était arrivée le dix-neuvième jour. Il est dit positivement que l'on ne trouva d'ulcérations sur aucun point de la membrane muqueuse intestinale ; mais, comme nous l'avons vu, il y a un certain nombre de cas où l'on ne trouve

(1) Edingburgh medical and surgical journal, vol. XXVIII.

(2) Clinical lectures on the contagious typhus, epidemic in Glascow and the vicinity, during the years 1831 and 1832, by Dr Millard. Glascow, 1833, p. 8.

(3) Observations upon the origine and latent period of fever by Dr Marsh. Ce mémoire de 90 pages fait partie du quatrième volume du *Dublin hospital reports*.

pas d'ulcérations, mais seulement le gonflement des follicules de l'intestin qui n'est bien connu que depuis les travaux de M. Bretonneau sur ce sujet.

Tous ces faits empruntés à la médecine anglaise auraient une valeur plus grande encore s'il était démontré que la maladie dont il y est question fût exactement la même que celle dont nous nous occupons ici, et que l'affection que les Anglais désignent généralement sous le nom de *fièvre* (fever) n'a pas pris dans quelques occasions, et notamment dans les épidémies de 1816 et de 1826 qui ont fait tant de ravages, surtout en Irlande, le caractère du typhus des camps.

Il reste encore quelques considérations en faveur de la contagion qui, bien que ne reposant que sur l'analogie, ne sont cependant pas sans importance. Nous allons les exposer successivement.

Nous avons déjà dit que la fièvre typhoïde, dans les circonstances ordinaires, n'affecte qu'une seule fois le même individu. C'est ce qui ressort de tous les faits recueillis jusqu'ici. Depuis que l'on a commencé à faire sur cette maladie des recherches spéciales et suivies, aucun exemple authentique du contraire n'a encore été observé, quoique le nombre des cas de fièvre typhoïde que l'on observe chaque année soit assez considérable pour que l'on dût rencontrer des exemples de récidive, si cette maladie était susceptible de se reproduire plusieurs fois chez le même sujet. Bien qu'en interrogeant nos malades nous ayons toujours eu soin de tourner leur attention de ce côté, ils n'ont jamais répondu de manière à nous faire penser qu'ils eussent eu déjà la même maladie; et après tout, lors même que l'on rencontrerait quelques faits contraires, dans une maladie aussi fréquente, ces exceptions peu nombreuses n'auraient rien d'extraordinaire et ne détruiraient pas l'espèce de loi que nous venons d'énoncer; la variole, la scarlatine, la rougeole, qui le plus ordinairement n'attaquent qu'une seule fois le même individu, récidivent pourtant quelquefois, surtout dans les grandes épidémies de ces maladies; il ne serait pas plus étonnant que l'on rencontrât aussi quelques exemples de récidive de l'affection typhoïde.

Cette circonstance est déjà un fait important, car il n'est qu'un petit nombre de maladies qui n'attaquent qu'une seule fois le même individu, et parmi ces maladies il n'en est aucune qui ne soit évidemment contagieuse; la fièvre typhoïde serait donc la seule exception à cette espèce de loi si elle n'était pas contagieuse comme les maladies avec lesquelles elle a cet important point de contact. Cependant, nous devons noter que bien que toutes les maladies qui n'attaquent qu'une seule fois le même individu soient contagieuses, il n'en résulte pas que toutes celles qui se transmettent d'un individu à un autre n'attaquent qu'une seule fois; plusieurs d'entre elles, comme la syphilis et la gale, se reproduisent indéfiniment.

Dans la plupart des affections contagieuses, ou considérées comme telles par la majorité des médecins, on observe vers la peau des phénomènes caractéristiques qui ne constituent pas toute la maladie, mais déterminent quelquefois eux-mêmes des symptômes particuliers plus ou moins graves, suivant le degré d'altération qu'ils produisent, comme les pustules de la variole, l'efflorescence de la scarlatine, l'éruption de la rougeole, le bubon et l'anthrax de la peste; dans la fièvre typhoïde, on observe aussi, presque constamment, une éruption spéciale qui est à la vérité peu grave par elle-même, parce qu'elle est ordinairement peu nombreuse et ne détermine pas une altération notable de la peau, mais qui n'en offre pas moins un rapprochement de plus avec les maladies contagieuses.

Enfin, un autre point qui est encore en faveur de l'opinion de la contagion, c'est l'analogie qui existe entre l'affection typhoïde et le typhus des camps dont personne ne conteste le caractère contagieux.

Si nous comparons ces deux maladies et d'après nos souvenirs et d'après la description qu'en a donnée Hildenbrand, et dont nous avons été à même, en 1814, de constater l'exactitude, nous retrouvons les mêmes symptômes dans les deux affections; toutes deux commencent par la céphalalgie; chez la plupart des sujets la prostration et la stupeur apparaissent dès le principe et non pas seulement, comme dans les autres affections, après que la maladie a duré long-temps et a profondément débilité l'organisme.

Les autres symptômes tels que le météorisme, la diarrhée, l'affaiblissement notable des sens, la disposition aux escarres et aux hémorrhagies sont communs aux deux maladies.

La marche est la même dans les deux maladies;

les symptômes inflammatoires prédominent d'abord et sont ensuite remplacés par les phénomènes nerveux ou adynamiques.

L'une des différences peu nombreuses que nous avons observées entre ces deux affections consiste dans la durée, qui est plus longue dans l'affection typhoïde que dans le typhus. Ce dernier cesse ordinairement vers le quatorzième jour, tandis qu'il est très rare que la première se termine avant le vingtième jour.

Une autre différence consiste dans la fréquence avec laquelle on observe dans le typhus les véritables pétéchies, ou taches pourprées, qui, comparativement, sont rares dans la maladie typhoïde.

Quant à l'exanthème cutané, ou éruption typhoïde, il offre les mêmes caractères dans les deux affections; les seules différences sont dans le nombre des taches et dans l'époque de leur apparition. Au lieu d'être bornées, comme elles le sont le plus fréquemment dans la fièvre typhoïde, à l'abdomen et à la poitrine, les taches lenticulaires, dans le typhus, couvrent, et en plus grand nombre, presque toute la surface du corps. Dans ce dernier, l'éruption se développe ordinairement vers le quatrième jour de la maladie, dans la fièvre typhoïde elle apparaît seulement vers le huitième jour, et quelquefois beaucoup plus tard.

On a dit que le délire offrait des caractères différens dans les deux maladies, et on a prétendu que le délire aigu ou violent appartenait à l'affection typhoïde, tandis que celui qu'on a désigné sous le nom de *typhomanie* ne s'observait que dans le typhus : nous n'avons point rencontré cette distinction ; le délire offre de nombreuses variétés dans ces deux affections, et nous avons observé les deux formes indiquées ici un nombre de fois assez considérable dans le typhus et dans la maladie typhoïde, pour que s'il y a sous ce rapport quelque distinction, elle soit peu importante.

La seule différence qu'admettent Hildenbrand et Pringle entre le typhus et la plupart des autres fièvres que nous avons rapportées à la maladie typhoïde, c'est que la gravité de la maladie est plus grande dans le typhus, sa marche plus rapide, les phénomènes adynamiques plus prononcés et l'éruption plus générale ; mais ces différences ne suffisent pas pour faire rejeter l'identité de la maladie, car elles peuvent dépendre des circonstances plus ou moins fâcheuses dans lesquelles elle se propage. Ces différences peuvent plu ôt indiquer des degrés d'intensité divers que des maladies entièrement distinctes.»

Un autre point dont il serait bien important de s'assurer, et dont la connaissance serait d'un grand poids dans la question qui nous occupe, c'est de savoir si la lésion que l'on observe à la suite de l'affection typhoïde se retrouve aussi chez les sujets morts du typhus. Mais ici nous n'avons que les données les plus vagues et les plus incertaines, et on peut dire que sur ce point la science est restée où elle en était il y a une vingtaine d'années. Nous avons nous-même ouvert beaucoup de sujets morts du typhus, en 1814, mais à cette époque les lésions du tube digestif n'avaient pas encore été étudiées comme elles l'ont été depuis les travaux de MM. Bretonneau et Louis, et nous n'osons pas avoir une foi entière à nos souvenirs. Depuis, des épidémies de typhus ont régné en plusieurs endroits, mais les documens obtenus de ces points divers sont loin de s'accorder. Un jeune médecin allemand nous a rapporté que, pendant une épidémie de typhus qui a régné en Autriche, il y a quelques années, on a trouvé, chez les sujets qui y ont succombé, la même altération des follicules intestinaux que celle dont nous voyons tous les jours des exemples chez ceux qui sont morts de la fièvre typhoïde. D'un autre côté, les médecins de Toulon ont rapporté n'avoir pas observé cette altération dans l'épidémie de typhus qui a régné il y a quelques années au bagne de cette ville, bien que leur attention eût été spécialement fixée sur ce point par les questions que leur avait adressées l'Académie de médecine.

Ces documens, les plus récens que nous ayons sur cet objet, sont trop contradictoires pour que l'on puisse avoir une idée bien arrêtée sur la nature des lésions de l'intestin dans le typhus; aussi, malgré tous les travaux faits sur l'affection typhoïde depuis quelques années, son identité avec le typhus, bien que probable, n'est point encore certaine; et cependant il est peu de questions dont la solution offrirait une aussi grande importance. Ainsi, la contagion, qui est démontrée pour le typhus et est généralement admise pour la fièvre typhoïde en Angleterre, serait par le fait mise hors de doute, si l'identité des deux affections était bien constatée.

Nous venons de présenter avec tous les détails possibles et avec l'impartialité qu'entraîne nécessairement le doute, tous les argumens que l'on peut faire valoir pour et contre la contagion de la maladie typhoïde. Voici les seules conclusions auxquelles nous soyons amenés après cette discussion :

1° L'opinion adoptée par la plupart des médecins français que l'affection typhoïde n'est pas contagieuse, ne peut être admise comme chose démontrée.

2° Si cette maladie est contagieuse, elle ne l'est qu'à un faible degré et avec le concours de circonstances encore mal déterminées.

3° Si des observations ultérieures démontraient, dans le typhus, des lésions anatomiques semblables à celles que l'on rencontre dans la maladie typhoïde, l'identité de ces deux affections serait mise hors de doute et la question de la contagion serait jugée.

L'état actuel de nos connaissances sur cette question ne nous permet pas d'entrer dans l'examen d'autres questions qui se rattachent à la doctrine de la contagion et y sont subordonnées. Ainsi nous ne chercherons pas avec les conagiontistes quel est le mode de transmission de la maladie typhoïde, quelles sont les circonstances qui la favorisent, ni quelle est la durée de l'incubation. Ces questions, qui seraient d'un grand intérêt si la contagion était démontrée, ne peuvent nous occuper dans l'état de vague qui règne encore sur ce point.

ARTICLE IV.

FORMES DIVERSES DE L'AFFECTION TYPHOIDE.

Dans l'histoire de la marche et des symptômes de la maladie typhoïde, nous avons décrit en particulier chacun des symptômes que l'on observe dans le cours de cette affection et indiqué l'époque où chacun d'eux apparaît le plus souvent; mais tous ces symptômes ne se rencontrent point à la fois chez le même malade; il en est, comme nous l'avons vu dans les observations rapportées, qui s'excluent mutuellement, comme il en est d'autres qui se trouvent constamment réunis. Ces divers symptômes constituent certaines formes que l'on observe, à de légères variétés près, assez identiques, et qui représentent toutes les fièvres continues des auteurs, c'est-à-dire, comme nous l'avons exprimé dans les premières lignes de cet ouvrage, toutes celles auxquelles ce terme convient réellement, toutes celles qui dans l'état actuel de nos connaissances ne peuvent être rattachées aux autres classes du cadre nosologique. Ce sont ces formes différentes de la même maladies, qui avaient été considérées comme des affections différentes, que nous allons décrire maintenant.

L'étude de ces variétés, en apparence peu importante, puisqu'elles ont toutes rapport à la même affection, est cependant d'une grande utilité pour le traitement. Il ne suffit pas, pour établir d'une manière convenable le traitement d'une maladie, de connaître la lésion que l'on trouve chez les sujets qui succombent à cette maladie ; dans beaucoup de cas même, cette connaissance est, dans l'état actuel de la science, presque inutile sous le rapport du traitement ; mais il est d'autres circonstances qui peuvent fournir des indications thérapeutiques d'une grande importance ; de ce genre sont, pour la maladie qui nous occupe, les différentes formes sous lesquelles elle se présente.

SECTION PREMIÈRE.

Fièvre typhoïde inflammatoire.

La maladie typhoïde revêt spécialement la forme inflammatoire chez les sujets doués de tempérament sanguin, de l'âge de 20 à 30 ans, et prédisposés aux hémorrhagies nasales et intestinales ; elle n'est pas plus fréquente chez un sexe que chez l'autre ; elle s'observe plus souvent pendant la saison froide que pendant l'été. Sur treize cas observés à la clinique, onze ont été recueillis pendant l'hiver et deux pendant l'été. Quelquefois cette variété de l'affection typhoïde s'est montrée épidémiquement : la fièvre inflammatoire épidémique observée dans les environs de Mantes par le docteur Navières débutait constamment par les symptômes de la fièvre inflammatoire auxquels succédaient ensuite les phénomènes adynamiques ou ataxiques.

C'est ordinairement au début que l'affection typhoïde se montre sous la forme assignée par les auteurs à la fièvre inflammatoire grave : elle est caractérisée d'abord par la plénitude et la fréquence du pouls, la rougeur et la chaleur de la peau, la sécheresse de la gorge, le désir des boissons acidulées, l'absence d'appétit, le sentiment d'oppression générale, l'augmentation de la transpiration cutanée et la rareté de l'urine. Ces phénomènes sont communs à la maladie qui nous occupe et a beaucoup de phlegmasies aiguës, mais il en est qui lui sont propres, tels que la céphalalgie que nous avons constamment rencontrée dans l'affection typhoïde, l'oppression des forces souvent remarquable dès le début quoiqu'elle ne soit pas encore assez prononcée pour dessiner l'état adynamique, la disposition aux hémorrhagies, l'état de sécheresse de la langue, la diarrhée surtout involontaire, les éruptions typhoïde et milliaire. Ces différens symptômes persistent rarement au même degré pendant toute la durée de la maladie, à moins qu'elle n'offre peu d'intensité, ou qu'elle ne se termine dans le cours de la deuxième période; dans le plus grand nombre des cas, il en est quelques-uns qui disparaissent tout-à-fait au bout de peu de jours, surtout ceux qui se lient aux phénomènes de réaction générale, tels que la plénitude du pouls, la moiteur de la peau, etc.; les autres vont en s'aggravant, et alors on voit insensiblement et quelquefois dans l'espace de deux ou trois jours les symptômes de la fièvre inflammatoire disparaître, et faire place à ceux des fièvres adynamiques ou ataxiques. Ce changement, qui s'opère ordinairement vers le septième ou le huitième jour de la maladie, avait été signalé par les anciens auteurs qui ont écrit sur les fièvres, et Pinel lui-même qui avait fait de ces formes diverses des affections différentes, indique comme fréquente l'apparition des symptômes adynamiques ou ataxiques vers le septième ou le huitième jour de la fièvre inflammatoire.

Il arrive rarement que la maladie typhoïde affecte la forme inflammatoire pendant toute sa durée; sur les 42 faits indiqués dont les sujets ont succombé à la clinique, chez deux seulement la forme inflammatoire a été seule observée, et encore, chez l'un, le sujet de la Xe observation, la maladie n'avait offert aucune gravité et la mort arriva presque inopinément à la suite de la perforation de l'intestin; chez le second l'affection typhoïde était compliquée d'une pleuropneumonie qui avait débuté avant elle. A l'autopsie, on trouva des traces d'épanchement dans la plèvre gauche et le lobe inférieur du poumon de ce côté était à l'état d'hépatisation grise. Nous devons ajouter en même temps que pendant les cinq années durant lesquelles l'histoire de ces quarante-deux faits a été recueillie à la clinique, aucun autre malade présentant les symptômes de la fièvre inflammatoire n'a succombé et que, d'autre part, nous n'avons pas vu un seul cas de fièvre inflammatoire qui ne se rattachât par ses symptômes à l'affection typhoïde. Quant à la durée de la maladie, elle fut chez le premier de quinze jours et de seize chez le second. Celle de la période inflammatoire chez les sujets chez lesquels elle fut remplacée par l'une des formes que nous allons décrire fut dans tous les cas moins longue.

La forme inflammatoire ne s'offre point au début de tous les cas d'affection typhoïde; on ne la rencontre même pas dans le plus grand nombre, au moins dans les circonstances ordinaires. Sur les quarante-deux cas où la nature de la maladie a été constatée par l'autopsie, treize seulement avaient offert au début les phénomènes de la fièvre inflammatoire assez prononcés. Cependant ce chiffre ne représente point la proportion exacte des cas dans lesquels la maladie typhoïde se montre, dans sa première période, sous la forme inflammatoire, car plusieurs sujets sont entrés dans les salles à une époque de leur maladie assez avancée pour que les symptômes inflammatoires eussent déjà fait place à des symptômes différens.

XXVIe OBSERVATION.

Céphalalgie, diarrhée, délire, éruption typhoïde, épistaxis. *Mort le vingt-unième jour de la maladie.* Plaques gaufrées, les unes intactes, les autres avec commencement d'ulcération.

Le nommé Quentin, âgé de 40 ans, écrivain, demeurant à Paris depuis sept ans, était habitué à se faire saigner tous les ans, et dit l'avoir négligé depuis trois ans sans incommodité grave; cependant il ajoute avoir éprouvé depuis deux mois de fréquens maux de tête qui ne l'empêchaient pourtant pas de travailler. Dans les premiers jours de novembre cette céphalalgie devint continue; il s'y joignit une forte fièvre et du dévoiement sans coliques; le malade fut saigné chez lui deux fois et fit diète; puis il entra, le 14 novembre 1830, salle Sainte Madeleine, n° 33, vers le dixième jour de sa maladie.

Le onzième jour, le malade s'exprime avec beaucoup de facilité et parle vite; les yeux sont brillans, la face est rouge, tous les traits sont animés ; il raconte son histoire avec plaisir, et demande à être saigné, pensant que c'est le sang qui est la cause de son état ; il accuse de la céphalalgie ; la langue est rouge, surtout vers sa pointe ; la gorge est sèche ; l'épigastre est un peu douloureux à la pression ; l'abdomen, légèrement météorisé, offre quelques taches typhoïdes bien caractérisées, mais rares ; trois ou quatre selles dans les vingt-quatre heures : le pouls est large, plein, d'une fréquence médiocre ; la peau chaude, colorée, un peu halitueuse ; la respiration facile ; on trouve un peu de râle sibilant des deux côtés de la poitrine. (*Saignée de huit onces ; riz, sirop de groseille ; gargarisme adoucissant, lait de poule.*)

Le douzième jour, le même état persiste, mais l'excitation du malade est plus forte que la veille ; insomnie presque complète ; selles liquides plus fréquentes. (*Nouvelle saignée de huit onces ; huit sangsues au-dessous de chaque oreille.*)

Le treizième jour, le malade parle toujours avec une grande vivacité et même un peu d'incohérence ; il a éprouvé une épistaxis peu abondante cette nuit ; la gorge est peu douloureuse ; les selles liquides continuent aussi fréquentes ; l'éruption typhoïde est plus nombreuse ; le pouls conserve de la largeur et de la fréquence.

Les jours suivans l'état du malade s'aggrave ; le pouls conserve toujours sa fréquence, mais perd de sa largeur ; le délire devient évident quoique sans violence ; les selles deviennent involontaires ainsi que les urines.

Vers le dix-septième jour, le malade parle continuellement sans qu'on puisse l'arrêter ou fixer un instant son attention ; le pouls prend une telle fréquence qu'on peut à peine le compter ; la peau devient sèche et rugueuse ; la région sacrée commence à rougir et à être douloureuse, puis il s'y forme une escarre, et le malade succombe le vingt et unième jour de sa maladie.

Autopsie faite trente heures après la mort.

HABITUDE GÉNÉRALE. Embonpoint médiocre, face très colorée, raideur des membres.

CRANE. Les *méninges* sont injectées, mais cette injection disparaît facilement par le toucher ; la substance cérébrale offre une légère sablure ; les ventricules latéraux contiennent chacun une cuillerée à bouche de sérosité limpide ; la dure-mère est très adhérente au crâne et se déchire au lieu de se détacher

THORAX. Les deux *poumons* sont sains ; à droite seulement et au sommet, adhérence qui contient au milieu une petite masse osseuse du volume d'un haricot.

Le *cœur* n'a rien d'anormal dans la coloration de ses cavités ; il offre une légère hypertrophie de toutes ses parois.

ABDOMEN. La muqueuse de l'estomac est ramollie et même enlevée dans la plus grande partie de l'étendue du grand cul-de-sac. Ce qui en reste ressemble à des flocons déposés sur la membrane muqueuse et que l'eau enlève facilement. Cet organe contient une petite quantité d'un fluide épais et noirâtre. L'*iléum* offre, à deux pieds au-dessus de la valvule iléo-cœcale, sur une longueur d'environ cinq pouces, l'infiltration sanguinolente de la muqueuse avec épaississement et présence à sa surface d'une petite quantité de sang fluide. A travers cette altération on aperçoit trois plaques qui font une forte saillie, mais sans ulcération; au-dessous on en voit une demi-douzaine qui offrent une saillie plus considérable encore avec commencement d'ulcération. Enfin les dernières, qui sont placées immédiatement au-dessus de la valvule, sont complètement ulcérées. Le *cæcum* n'offre qu'une seule petite ulcération ; les *colons* et le *rectum* ne présentent rien d'anormal; les *ganglions mésentériques* sont peu volumineux, mais rouges et un peu ramollis; la rate, plus volumineuse que dans l'état normal, est aussi un peu plus molle.

Les autres organes n'ont rien offert d'anormal.

Cette observation nous offre un exemple de la forme inflammatoire que revêt assez fréquemment à son début l'affection typhoïde, et de la transformation qui s'opère plus tard dans ses symptômes, surtout lorsque la maladie prend une marche défavorable et lorsqu'elle doit se terminer par la mort.

Le fait suivant, où la terminaison a été heureuse, va nous offrir un des cas rares où la maladie conserve pendant tout son cours les phénomènes de la fièvre inflammatoire, et où nécessairement elle se termine par la guérison quand il ne survient ni accident ni complication.

XXVIIe OBSERVATION.

Séjour récent à Paris. Céphalalgie, état fébrile développé; diarrhée légère; sang des saignées sans couenne et presque fluide; épistaxis; traitement par les chlorures. *Guerison.*

Qurtrechy, ébéniste, âgé de 22 ans, habitant Paris depuis quatre mois, est pris, le 21 janvier, sans cause appréciable, d'inappétence avec faiblesse et céphalalgie; il est obligé de garder le lit, éprouve de l'insomnie, un peu de toux, de la douleur dans le ventre et une forte fièvre avec chaleur considérable pendant la nuit et sentiment de froid pendant le jour; il dit avoir vomi des matières amères et verdâtres et avoir gardé la diète; il entre, sans avoir fait d'autre traitement, le 25 janvier 1832, salle Saint-Lazare, n° 27.

Le sixième jour de la maladie, faiblesse et prostration légère; difficulté à se tenir debout; le malade est venu à l'Hôtel-Dieu soutenu par deux camarades; l'intelligence est nette; la langue est humide, blanchâtre; il y a de la soif; douleur légère à l'épigastre par la pression; météorisme; une seule selle liquide; toux rare; râle sibilant faible et passager des deux côtés; pouls assez large, d'une fréquence médiocre; chaleur halitueuse; le malade dit avoir beaucoup transpiré ce matin. (*Saignée de douze onces; solution de sirop de gomme avec douze grains de chlorure; petit lait, lavement chloruré, lotions chlorurées.*)

Le septième jour. Le sang de la saignée d'hier

n'offre pas de couenne et est un peu diffluent; la faiblesse est la même; la céphalalgie est moindre. Hier, dans la soirée, le malade a éprouvé une épistaxis peu abondante; on ne trouve pas de traces d'éruption typhoïde; une seule selle liquide; même état de l'abdomen.

Le huitième jour, les yeux restent brillans et la peau chaude; le pouls a perdu presque toute fréquence; la faiblesse persiste assez considérable; une seule selle liquide dans les vingt-quatre heures.

Les jours suivans l'amélioration continue, mais très lentement. Bien qu'aucun des phénomènes locaux n'offrît d'intensité, le malade n'entre en convalescence que le dix-septième jour; lorsqu'elle était déjà avancée il éprouve quelques accès d'une fièvre intermittente très légère qui disparaissent sous l'influence d'une infusion de quinquina; quelques jours après il se plaint d'une assez vive douleur dans la région du rein gauche et qui disparaît après une application de dix sangsues sur le point douloureux. Il sort après six semaines de séjour à l'hôpital.

SECTION II.

Fièvre typhoïde bilieuse.

Cette variété de la maladie typhoïde, plus rare que la précédente, s'observe ordinairement dans des circonstances tout-à-fait spéciales; elle se développe pendant l'été et l'automne beaucoup plus fréquemment que pendant le printemps et l'hiver; on la rencontre surtout dans des conditions locales particulières. On a cru remarquer qu'elle est plus fréquente chez les personnes qui se nourrissent presque exclusivement de substances animales. A Paris, nous n'avons vu, depuis cinq ans, que peu de cas où elle fût bien dessinée. Sur les quarante-deux sujets qui ont succombé à la maladie typhoïde dans les salles de la clinique, deux seulement ont offert, au début de l'affection, des symptômes bilieux très prononcés, mais qui, plus tard, ont fait place à des phénomènes d'un ordre plus grave; cinq autres sujets, chez lesquels la maladie a conservé pendant tout son cours la forme bilieuse, ont guéri.

La fièvre bilieuse grave débute, comme les autres variétés de la fièvre typhoïde, par une céphalalgie intense, un état fébrile plus ou moins développé et un sentiment de brisement général dans les membres et spécialement dans les lombes. Les symptômes qui lui sont propres sont la coloration jaune de la peau, plus marquée autour des lèvres et des ailes du nez; la fréquence des nausées et même des vomissemens qui contiennent de la bile ainsi que les garde-robes; l'amertume et la sécheresse de la bouche; la présence d'un enduit jaune ou verdâtre et collant sur la langue. La chaleur de la peau est sèche et vive; le pouls est peu développé, fréquent; la soif est vive; le malade réclame avec instance des boissons acidulées ou fraîches, et bien qu'il conserve ordinairement le libre usage de son intelligence, cependant il se plaint de bourdonnemens dans les oreilles et de l'altération du goût, de l'odorat et même du tact; l'insomnie est presque continuelle.

La durée de cette variété de la maladie typhoïde est très courte, aussi bien que celle de la précédente. Il est rare que les phénomènes bilieux, qui disparaissent ordinairement du septième au quinzième jour de la maladie, persistent pendant toute sa durée et ne soient pas remplacés par des phénomènes morbides d'un caractère différent. Dans les cas où la même maladie présente ainsi successivement des formes différentes, ce sont toujours les symptômes bilieux qui apparaissent les premiers

Il est facile de distinguer la fièvre typhoïde bilieuse d'un état morbide qui a, avec cette variété, la même ressemblance que la fièvre éphémère avec la forme inflammatoire; l'embarras gastrique qui se présente dans les mêmes conditions de température et de localité que la fièvre bilieuse en diffère toujours par une moindre intensité de l'appareil fébrile et par une durée beaucoup moins prolongée, le mouvement fébrile ne cédant jamais avant le dixième ou le quinzième jour dans la fièvre bilieuse, quel que soit le traitement que l'on ait adopté, tandis que les symptômes de l'embarras gastrique disparaissent ordinairement dans l'espace de peu de jours sous l'influence d'un traitement convenablement dirigé.

Nous rattachons donc à l'affection typhoïde les fièvres bilieuses des auteurs qui ne diffèrent des formes que nous observons dans le plus grand nombre des cas que par les symptômes que nous venons d'énumérer et qui sont particuliers au début.

Si l'on prétendait que l'état morbide dont nous parlons n'est pas la fièvre bilieuse des anciens, et que c'est à une autre maladie que nous donnons ce nom ; s'il restait quelques doutes sur le rapprochement que nous venons d'établir ici, nous nous bornerions à rapporter les faits suivans : Un ancien professeur de la Faculté, avec lequel nous alternions à la Charité dans le service de la clinique, fidèle aux anciennes traditions, désignait souvent sous le nom de fièvre bilieuse les maladies que nous appelons fièvre typhoïde. Plusieurs fois nous avons appris, par des élèves qui avaient recueilli l'observation de ces maladies, qu'à l'ouverture on avait trouvé, dans les follicules intestinaux, la lésion caractéristique de la maladie qui nous occupe.

Tissot, dans son histoire de la fièvre bilieuse de Lausanne, rapporte qu'il y avait constamment chez ses malades de la céphalalgie dès le début ; l'opiniâtreté de la diarrhée qui devenait souvent involontaire, la présence des pétéchies, le caractère fâcheux des hémorrhagies lorsqu'elles avaient lieu, les phénomènes ataxiques ou adynamiques qui survenaient le plus souvent avant la terminaison de la maladie, l'impossibilité d'arrêter la marche de la fièvre bilieuse par la saignée ; tous ces symptômes, signalés par le même auteur, offrent des points de ressemblance remarquables avec l'affection typhoïde telle que nous l'observons chaque jour au milieu de nous.

Si Tissot n'a pas trouvé la lésion que nous avons décrite, dans le seul cas où il lui fût permis de faire l'ouverture du sujet, on ne peut rien en conclure contre le rapprochement que nous venons d'établir, car il dit formellement : « L'intestin ne fut pas ouvert. » Mais il indique un autre caractère anatomique qui, bien qu'ayant en général moins de valeur que l'altération des follicules, doit cependant laisser peu de doute sur la nature de la maladie quand on l'observe à la suite d'une affection aiguë; nous voulons parler de la lésion des ganglions mésentériques, car il ajoute plus loin: « *Les glandes mésentériques étaient gonflées et d'un jaune rougeâtre.* »

Il ne faudrait pas croire pourtant que tous les cas que Tissot désigne sous le nom de fièvre bilieuse appartenaient sans exception à la fièvre typhoïde; nous ne devons point oublier ce que nous avons déjà établi ailleurs, que les anciens médecins, qui ne jugeaient les maladies que d'après leurs formes extérieures, ont dû réunir dans les mêmes groupes des affections différentes, et placer au contraire dans des groupes différens des variétés de la même maladie. Ainsi, lorsqu'en parlant de la fièvre bilieuse Tissot dit que les vieillards et les jeunes enfans en étaient spécialement affectés, il est évident que, trompé par l'uniformité des phénomènes généraux, il a confondu des maladies différentes. La cause de cette erreur tient à ce fait, que dans certaines épidémies les phénomènes bilieux, lorsqu'ils sont fortement prononcés, se montrent à peu près indistinctement dans toutes les affections aiguës qui règnent en même temps. C'est cette ressemblance dans quelques-uns des phénomènes extérieurs que présentent dans quelques cas et à de certaines époques des maladies différentes que l'on a désignée sous le nom de constitution médicale, ressemblance que l'on observe rarement dans les grandes villes où l'influence des localités est généralement faible, mais qui est plus facilement appréciable dans les petites villes et surtout dans les villages.

XXVIIIe OBSERVATION (1).

Symptômes bilieux auxquels succèdent promptement des phénomenes adynamiques prononcés. *Mort le trente-cinquième jour.* Ulcerations nombreuses à la fin de l'intestin grêle.

La nommée Marie, cuisinière, âgée de 23 ans, habitant Paris depuis six ans, est habituellement bien portante ; au commencement de mars 1830 ses règles viennent à leur époque ordinaire, mais beaucoup moins abondantes que d'habitude ; presqu'en même temps qu'elles se terminent elle est prise de céphalalgie intense avec douleur dans tous les membres ; fièvre très forte et continue ; nausées et même quelques vomissemens de matières bilieuses ; on lui fait prendre à cette époque un purgatif, auquel elle rapporte la diarrhée qui depuis lors n'a pas cessé. On lui applique des sangsues au fondement, et elle dit en avoir éprouvé un peu de soulagement. Elle entre le onzième jour de sa maladie à l'Hôtel-Dieu, salle Saint-Lazare.

Le douzième jour, prostration manifeste ; trace légère de coloration jaune à la face ; nausées continuelles sans vomissemens ; la langue est chargée d'un enduit jaunâtre ; bouche amère et pâteuse ; sentiment de plénitude ; abdomen indolent, même

(1) Recueillie dans le service de M. le professeur Récamier.

à la pression; céphalalgie forte; peau chaude avec un peu de moiteur; pouls fréquent et peu développé; il n'y a pas eu de selles depuis vingt-quatre heures. (*Ipecacuanha*, 1 *scrupule en quatre doses*; *chiendent*, *réglisse.*)

Le lendemain, la malade, qui avait beaucoup vomi, dit qu'elle se trouvait mieux; la bouche était moins amère, mais plus sèche; elle ne se plaignait plus autant des nausées; le dévoiement avait repris, et a continué depuis; l'état fébrile n'était que peu diminué; mais au bout de quelques jours les nausées reparaissent et sont un peu calmées par l'usage de l'eau de Seltz; la fièvre persistant toujours avec la même intensité, la peau perd le caractère de souplesse qu'elle présentait dans les premiers jours, et devient sèche et brûlante; la langue n'offre plus l'enduit jaune, mais est rouge et sèche, brillante.

Le vingt et unième jour de la maladie les phénomènes adynamiques étaient déjà très prononcés; la malade n'accusait de douleur sur aucun point et ne répondait qu'imparfaitement aux questions qui lui étaient adressées; la diarrhée persistait et même était devenue involontaire. Pendant quelques jours elle se plaignit d'une douleur dans la région de l'oreille, mais sans tuméfaction appréciable à l'extérieur.

Vers le trente-deuxième jour il survient du délire et une agitation qui contraste fortement avec l'état antérieur de la malade; les lèvres et la langue se couvrent d'un enduit noirâtre; le pouls, qui depuis quelque temps est très fréquent et très petit, acquiert encore une plus grande fréquence; des vésicatoires appliqués sur les cuisses n'apportent aucun changement à cet état, qui va en s'aggravant jusqu'au trente-cinquième jour, où la malade succombe après une courte agonie.

Autopsie.

Le *cerveau* n'offre rien d'anormal.

POITRINE. Les *poumons* paraissent sains, mais les bronches offrent une coloration rouge anormale et qui va en augmentant à mesure que l'on s'éloigne vers les dernières ramifications. Le *cœur* n'offre rien de particulier sous le rapport de sa densité et de sa coloration.

ABDOMEN. L'*estomac* contient une petite quantité d'un fluide jaune qui a donné à la muqueuse la même couleur; elle est moins épaisse dans le grand cul-de-sac, mais sans ramollissement, ainsi que celle des intestins, qui présente des taches alternativement rouges et pâles; à la fin de l'*iléum* on voit sept à huit ulcérations de formes diverses, mais dont aucune n'a la forme elliptique; sur quelques-unes les bords sont à pic, avec un peu d'épaississement du tissu sous-muqueux et musculeux; sur d'autres ils sont taillés en biseau et indiquent un commencement de cicatrisation sur le fond de l'ulcère avec lequel ils se confondent; le *cæcum* présente une seule petite ulcération linéaire; le colon et le rectum n'offrent rien d'anormal.

Le *foie* a son aspect ordinaire; la vésicule contient une petite quantité d'une bile liquide.

XXIXe OBSERVATION.

Séjour récent à Paris. Refroidissement après une chaleur élevée ; céphalalgie, fièvre, nausées et vomissemens bilieux ; météorisme, éruption typhoïde, diarrhée, sécheresse de la langue. *Guérison.*

La nommée Suguet, ouvrière, âgée de 26 ans, habitant Paris depuis cinq mois, dit être malade pour la première fois. Le 12 novembre 1830, elle est mouillée par la pluie pendant qu'elle avait très chaud et ressent un fort refroidissement. Le même jour elle éprouve du malaise, des douleurs dans tous les membres, du dévoiement sans coliques, une fièvre assez vive sans soif, sans frisson, sans transpiration; perte de l'appétit, bouche mauvaise ; nausées et quelques vomissemens bilieux. Au bout de huit jours, sans autre traitement que le repos et la diète, la diarrhée avait cessé; mais l'abdomen était toujours douloureux. Un médecin fait une saignée du bras et fait appliquer soixante-dix sangsues en deux fois sur le ventre, sans autre effet remarquable qu'un affaiblissement considérable de la malade, qui est obligée d'entrer à l'Hôtel-Dieu où elle est placée salle Saint-Lazare, n° 19, le seizième jour de la maladie.

Le dix-septième jour, prostration sans stupeur, intelligence assez nette, respiration haute et gênée, râle sibilant dès deux côtés de la poitrine ; la chaleur de la peau est âcre et sèche ; le pouls fréquent, peu développé, 120 ; la soif est très vive; la bouche est amère ; la langue, très sèche, offre encore quelques traces d'un enduit jaunâtre; la malade a vomi deux fois des matières bilieuses depuis son entrée; absence de selles; l'abdomen météorisé est douloureux à la pression dans presque toute son étendue. On distingue facilement, au milieu de nombreuses piqûres de sangsues, des taches typhoïdes bien caractérisées; les règles qui étaient en retard de plusieurs jours ont paru cette nuit, mais n'ont pas continué de couler. (*Petit-lait un pot; limonade citrique deux pots; lavement émollient; fomentation.*)

Le dix-huitième jour, la malade répond mieux aux questions qui lui sont adressées, la respiration est moins gênée, les deux joues sont fortement colorées; elle n'a eu hier ni selles, ni vomissemens; elle accuse encore aujourd'hui l'amertume de la bouche et quelques nausées; point d'autre changement important.

Le dix-neuvième jour; hier, la malade a rendu la première selle liquide depuis qu'elle est à l'hôpital; elle est formée de matières bilieuses et contient trois à quatre vers lombricoïdes. Legère amélioration de tous les symptômes.

Le vingt et unième jour, elle commence à prendre quelques bouillons auxquels elle est obligée de renoncer. Sa convalescence marche très lentement; elle conserve long-temps une grande sécheresse de la peau et un peu de fréquence du pouls, bien que tous les autres symptômes eussent disparu, et elle ne sort de l'hôpital que le 3 janvier 1831, parfaitement rétablie. On a soupconné, avec de justes motifs, qu'elle avait commis dans son régime alimentaire plusieurs imprudences qui avaient considérablement prolongé sa convalescence.

Dans ces deux faits, recueillis à des époques où la fièvre bilieuse ne se montrait pas à Paris sous la forme épidémique, nous voyons la maladie typhoïde présenter, à des degrés différens, les caractères qui appartiennent à cette fièvre: dans le premier, bien que la peau n'eût pas offert dès le commencement cette sécheresse et cette âcreté que l'on a attribuée spécialement à la fièvre bilieuse ou gastrique, les caractères bilieux étaient cependant assez prononcés; le second cas, où ils l'étaient moins, nous offre une transition naturelle vers d'autres faits où l'on ne trouve presque aucun des caractères que les auteurs ont établis entre les différentes fièvres.

SECTION III.

Fièvre typhoïde muqueuse.

Cette variété de l'affection typhoïde suppose, aussi bien que la fièvre bilieuse, des circonstances particulières et qui paraissent appartenir plutôt aux localités dans lesquelles règnent ces maladies qu'aux individus qui en sont affectés; ainsi la fièvre muqueuse, que l'on observe rarement à Paris, au moins avec ses caractères les plus tranchés, s'est montrée dans quelques localités d'une manière épidémique, et constamment, dans ces cas, les lésions trouvées après la mort ont été les mêmes que celles qui appartiennent aux autres variétés de l'affection typhoïde.

Parmi les conditions que l'on a dit être favorables au développement de la fièvre muqueuse et qui probablement n'ont pas toute l'influence qu'on leur attribue, on cite surtout l'insuffisance de l'alimentation ou une alimentation uniquement composée de végétaux, de poisson ; l'habitation dans des lieux humides, malsains; une constitution débilitée, un état d'affaiblissement général, enfin la jeunesse. Quoi qu'il en soit de la valeur de ces circonstances sur la production des symptômes propres à la fièvre muqueuse, les phénomènes qui la caractérisent sont quelquefois assez tranchés pour mériter une attention toute particulière; d'autres fois et le plus souvent ils sont mal dessinés ou sont combinés avec quelques-uns de ceux qui appartiennent aux autres variétés.

Dans les cas où la forme muqueuse est le mieux caractérisée, elle se manifeste par un état d'affaiblissement général; la face est pâle ou même bouffie, les chairs sont molles, l'état du malade indique une lenteur et une nonchalance prononcée; la bouche est pâteuse ; l'haleine, la salive, la respiration et l'urine offrent une odeur acide ; les selles sont généralement muqueuses ou glaireuses. Lorsque la fièvre typhoïde muqueuse a persisté pendant un nombre de jours assez limité, les symptômes muqueux sont ordinairement masqués ou remplacés par les phénomènes ataxiques ou adynamiques, et la maladie reprend la physionomie qu'elle offre le plus souvent. Sur les quarante-deux cas de fièvre typhoïde recueillis dans les salles de la clinique, deux seulement ont présenté les symptômes de la fièvre muqueuse assez prononcés. Dans ces deux cas, la maladie s'est terminée par la mort; mais seulement après qu'elle eut revêtu la forme adynamique.

L'histoire de l'épidémie de Gœttingue, écrite par Rœderer et Wagler, nous offre des exemples d'autant plus précieux de cette maladie, que ce sont les premiers où l'altération des follicules ait été signalée dans les fièvres continues. Cependant tous les cas qu'ils ont décrits comme appartenant à la fièvre muqueuse n'étaient pas des cas d'affection typhoïde: les plus graves seuls doivent être rapprochés de la maladie que nous étudions ici; comme la plupart des auteurs qui ont écrit l'histoire de quelque épidémie à une époque où le diagnostic des maladies était loin d'être aussi avancé qu'il l'est de nos jours, ils ont été influencés par cette communauté apparente dans les phénomènes généraux que l'on remarque pendant la durée de toutes les grandes épidémies entre des maladies essentiellement différentes et qui dans les temps ordinaires n'offrent pas ces rapports, et ils ont décrit comme appartenant à la fièvre muqueuse des maladies que l'on ne pourrait rapprocher de la maladie typhoïde.

XXXe OBSERVATION.

Céphalalgie, dévoiement, vomissemens; prostration; érysipèle à la face. *Mort le trente-quatrième jour.* Ulcération des plaques de Peyer et des follicules isolés, avec commencement de cicatrisation sur plusieurs points.

La nommée Pogé, mercière, âgée de 23 ans, habitant Paris depuis six mois, d'une faible constitution, au teint blafard et douée d'embonpoint, n'avait pas fait encore de maladie grave, quand, le 7 août 1831, elle est prise, sans cause appréciable, de céphalalgie intense avec fièvre et vive douleur à l'épigastre. On lui applique vingt-cinq sangsues sur cette dernière partie, et une saignée fait disparaître presque complètement le mal de tête; mais le lendemain il survient un peu de dévoiement; la malade éprouve des nausées continuelles avec quelques vomissemens très peu abondans, d'un liquide fade et visqueux; la douleur à l'épigastre persiste avec faiblesse considérable. Entrée de la malade le huitième jour, à l'Hôtel-Dieu; elle est couchée salle Saint-Lazare, n° 15.

Le neuvième jour, prostration sans stupeur; idées nettes; la parole et les mouvemens sont embarrassés; l'attitude de la malade exprime la nonchalance et l'ennui; elle se plaint de nausées, d'un sentiment de serrement à la gorge; la langue large et pâteuse; une ou deux selles liquides dans les vingt-quatre heures; l'abdomen un peu météorisé, très sensible à la pression dans presque toute son étendue, présente quelques taches rosées; la poitrine n'offre rien d'anormal; chaleur de la peau, peu élevée, avec moiteur; pouls sans résistance, peu fréquent; absence de soif. (*Douze sangsues à l'épigastre; solution de sirop de groseille, lavement émollient.*)

Le onzième jour, l'état de la malade est à peu près le même; elle conserve le même aspect de nonchalance et de lassitude, dit avoir rejeté à plusieurs reprises des matières qui n'avaient pas de goût; une ou deux selles liquides dans les vingt-quatre heures; la douleur épigastrique persiste toujours, vive.

Les jours suivans la douleur diminue ; la malade parle et agit avec plus de facilité, elle prend même un peu de vivacité ; elle n'accuse plus d'oppression, et n'a plus la bouche aussi pâteuse ; le dévoiement cesse presque complètement.

Le vingt-troisième jour, sans cause appréciable, retour des premiers accidens, mais avec plus de gravité ; prostration et stupeur ; la langue est sèche avec enduit brunâtre ; cinq selles liquides dans les vingt-quatre heures ; quelques vomituritions semblables à celles du commencement de la maladie.

Vers les vingt-septième et vingt-huitième jours il survient encore une amélioration, bien que peu prononcée ; la malade n'est plus dans la stupeur ; les selles liquides sont moins fréquentes ; mais les mêmes accidens reviennent encore vers le trentième jour ; il y a même un peu de délire ; la lèvre supérieure offre un plus fort volume que d'ordinaire ; les ganglions sous-maxillaires sont tuméfiés ; le lendemain l'érysipèle commençait à s'étendre de l'oreille et du nez, puis il continue ses progrès et envahit tout le côté droit de la face et du col et une partie du cuir chevelu.

Le trente-quatrième jour, l'érysipèle a presque complètement disparu sans laisser de trace ; la malade est dans un etat de stupeur qui approche du coma ; elle a eu pendant la nuit une légère épistaxis, elle meurt le lendemain.

Autopsie trente-sept heures après la mort.

Habitude générale. Il ne reste plus de traces de l'érysipèle ; la face est pâle ; point de bouffissure ; l'abdomen est en forme de coupe.

CRANE. Le cuir chevelu n'offre pas d'œdème; les méninges sont légèrement injectées; la substance cérébrale, un peu ferme, n'offre rien d'anormal. Chacun des ventricules latéraux contient deux cuillerées à café de sérosité limpide.

THORAX. Le *poumon* gauche est parfaitement sain; le droit offre dans le lobe inférieur de l'engouement cadavérique; au milieu de ce lobe on trouve un lobule à l'état d'hépatisation grise, situé à sa surface et visible à travers la plèvre; les bronches sont à gauche parfaitement blanches, et à droite d'un violet foncé. Le *cœur* est flasque, non ramolli, et ne contient que du sang fluide.

ABDOMEN. L'œsophage est sain; la muqueuse de l'estomac offre de nombreux plis avec rougeur de la partie saillante, sans autre altération. Le *duodénum* et le *jéjunum* sont à l'état normal; l'*iléum* offre supérieurement des plaques, en partie ulcérées, à couleur ardoisée; la muqueuse qui reste à leur surface est un peu épaissie, indurée; dans les quinze derniers pouces, nombreuses ulcérations très peu étendues et qui paraissent bien dépendre de l'altération des follicules isolés; en outre un grand nombre de ces derniers offrent un volume anormal, mais sans ulcération. Tout l'iléum, qui était plongé dans le petit bassin, a une couleur rosée générale et uniforme. Les *gros intestins* contiennent des matières fécales en partie solides; ils offrent dans toute leur longueur, jusqu'au rectum, une quinzaine d'ulcérations à couleur ardoisée; tous les ganglions mésentériques qui correspondent au colon et à l'iléum sont rouges, durs, à peine plus gros que des lentilles.

La *rate* a à peine la moitié de son volume ordinaire.

Le *foie*, de volume et de couleur ordinaires, offre dans son lobe gauche une tumeur de la grosseur d'une pomme moyenne, contenant des hydatides et du pus.

XXXIe OBSERVATION.

Séjour récent à Paris; fatigues prolongées; céphalalgie, fièvre, prostration et stupeur, éruption typhoide; amélioration vers le dix-huitième jour de la maladie. *Guérison.*

Le nommé Méthivier, bourrelier, âgé de 18 ans, demeurant à Paris depuis quinze mois, de tempérament lymphatique, d'une constitution faible et d'une mauvaise santé, fut obligé de passer plusieurs nuits de suite, à la fin d'avril 1831; le 5 mai il est pris, sans autre cause appréciable, de frisson suivi de chaleur vive avec forte céphalalgie; constipation pendant les premiers jours; il prend plusieurs fois du vin chaud; le huitième jour, à la constipation succède le dévoiement; deux ou trois selles chaque jour. Il entre à l'Hôtel-Dieu le treizième jour de sa maladie, et est couché salle Sainte-Madeleine, n° 14.

Le quatorzième jour, prostration avec stupeur; céphalalgie légère; langue pâteuse, collante, couverte de pellicules blanchâtres; odeur fade de l'haleine; nausées et sentiment d'oppression et de plénitude; quatre ou cinq selles par jour; douleurs dans l'abdomen. (*Saignée de dix onces; solution de sirop de groseille, lavement émollient.*)

La céphalalgie disparaît complètement; la diarrhée diminue peu à peu ainsi que la stupeur; puis la prostration. Le dix-septième jour, sudamina en très grand nombre sur le ventre et la poitrine; la douleur de l'abdomen persiste jusqu'au vingt-huitième jour que le malade entre en convalescence; il sort, au bout d'un mois, parfaitement rétabli.

Les trois variétés de l'affection typhoïde que nous venons d'étudier se présentent toujours dès le début de la maladie; rarement elles se prolongent jusqu'à une époque avancée, et jamais elles ne paraissent vers la fin de l'affection. Quelquefois, il est vrai, on voit survenir dans la dernière période, ou même pendant la convalescence, des symptômes inflammatoires produits par le développement de quelque phlegmasie grave qui apparaît à cette époque; mais par cela même cet état morbide diffère essentiellement de celui qui appartient à la fièvre typhoïde inflammatoire. Dailleurs, il est ordinairement facile de distinguer pendant la vie la lésion qui le détermine. Les variétés qui nous restent à étudier maintenant se présentent dans un autre ordre; les phénomènes qui les caractérisent surviennent quelquefois sans doute dès le début de la maladie, mais le plus souvent ils ne se développent que pendant la deuxième ou la troisième période et persistent jusqu'à la terminaison.

SECTION IV.

Fièvre typhoïde ataxique.

Cette variété de la maladie typhoïde est l'une des mieux dessinées et des plus fréquentes; c'est aussi celle où la maladie se termine le plus promptement, et le plus souvent par la mort. Quelquefois les symptômes ataxiques existent seuls; d'autres fois ils sont combinés avec ceux des autres variétés; sur les quarante-deux cas déjà indiqués, quatre fois ils existaient seuls, et, dans ces quatre cas, la mort est arrivée les huitième, neuvième et douzième jours de la maladie. Les symptômes ataxiques ont remplacé dans deux cas les symptômes inflammatoires, et dans deux autres les symptômes de l'adynamie; chez deux sujets seulement ces phénomènes ataxiques ont fait place, après quelques jours de durée, à ceux de la fièvre adynamique. En sorte que sur les quarante-deux cas d'affection typhoïde terminés par la mort, dix ont offert les symptômes ataxiques, soit isolés, soit combinés à ceux des autres variétés.

La fièvre ataxique, et par conséquent la variété ataxique de l'affection typhoïde, se montre particulièrement par la prédominance remarquable dans le trouble des fonctions de relation, comme un délire plus ou moins intense; les cris, les vociférations, les menaces, les efforts pour frapper ou pour se débarrasser des liens, quelquefois un délire doux, l'assoupissement, l'altération ou la perversion des sens, les soubresauts des tendons, les convulsions, la roideur, etc.

Dans d'autres cas, le caractère ataxique se révèle moins encore par le trouble des fonctions qui dépendent immédiatement du système nerveux que par une disproportion ou un désaccord remarquable entre les phénomènes qui se montrent simultanément ou successivement : ainsi, pendant que le pouls est vif et précipité, la peau reste peu chaude ; ou bien une partie est froide tandis que tout le reste du corps est à un degré de chaleur élevée. Dans quelques autres, où la physionomie du malade porte l'empreinte d'une affection presque inévitablement mortelle, le pouls est à peine altéré dans sa force et dans sa fréquence. L'une des variétés les plus fréquentes de l'ataxie, c'est celle dans laquelle le délire n'est point en rapport avec les autres phénomènes morbides. Le malade, lorsque son attention est vivement fixée, répond d'une manière assez juste aux questions qui lui sont adressées, même dans des cas où les phénomènes fébriles sont très développés, et où, dans d'autres momens, le délire offre une grande intensité.

On voit quelquefois, au milieu des accidens les plus graves, survenir tout à coup une rémission qui pourrait faire croire au médecin qu'une erreur a été commise dans le diagnostic, mais, dans ces cas, les symptômes redeviennent bientôt plus graves et la terminaison est presque toujours funeste. C'est parmi les cas de ce genre que l'on doit ranger la plupart de ceux où le malade recouvre, quelques instans avant de mourir, la liberté complète de l'intelligence. Ce phénomène, que les anciens ont observé dans les fièvres ardentes, appartient le plus souvent à la variété de l'affection typhoïde dont nous nous occupons ici.

Les phénomènes ataxiques, aussi bien que les phénomènes bilieux, muqueux et adynamiques, n'appartenant pas exclusivement à la maladie typhoïde, peuvent se rencontrer dans un grand nombre d'autres affections aiguës, et spécialement dans les phlegmasies viscérales, les affections puerpérales et les maladies éruptives, mais ils sont beaucoup plus fréquens dans la maladie typhoïde que dans toute autre. Enfin, on observe l'état ataxique chez quelques sujets qui n'offrent soit pendant la vie, soit à l'autopsie aucune lésion grave à laquelle on puisse le rapporter, ainsi que la mort qui arrive quelquefois, dans ces cas, au bout de peu de jours ou même de quelques heures. Ces derniers faits ne peuvent être confondus avec l'affection typhoïde, car ils en diffèrent d'abord par la différence de la durée qui est souvent très courte, ensuite par l'absence des symptômes propres à l'affection typhoïde et de la lésion des follicules.

Les causes qui impriment à la maladie typhoïde la forme ataxique sont le plus souvent obscures. Dans quelques cas, à la vérité, le tempérament nerveux des individus, de violentes secousses morales, éprouvées avant l'invasion de la maladie, semblent fournir l'explication des phénomènes anormaux qu'elle présente; mais, dans d'autres cas, ces prédispositions existent chez des sujets chez lesquels les symptômes ataxiques ne se montrent pas; et quelquefois on les voit apparaître avec une violence extraordinaire chez des individus d'une constitution robuste et dont le système nerveux semble être inaccessible aux causes propres à l'ébranler.

Les deux observations suivantes vont nous offrir des exemples remarquables de cette variété de l'affection typhoïde.

XXXIIe OBSERVATION (1).

Fatigue, malaise général; céphalalgie, fièvre intense, délire furieux; stupeur, mouvemens convulsifs très énergiques. *Mort le huitième jour.* Plaques de Peyer gaufrées intactes; follicules isolés engorgés.

Le nommé Dubois, domestique, âgé de 33 ans, demeurant à Paris depuis plusieurs années, dit avoir travaillé beaucoup tout l'été; il lui arrivait fréquemment d'avoir froid après avoir eu chaud; vers le milieu d'octobre 1828, il éprouva des douleurs assez vives dans les reins, qui de là passèrent dans le dos et dans les cuisses; au bout de quelques jours, le 25 octobre, sans cause appréciable, il est pris tout à coup de vive céphalalgie avec frissons, qui l'obligent de garder le lit; coliques très fortes avec un peu de dévoiement; il entre à l'Hôtel-Dieu le 29 octobre, le cinquième jour de sa maladie, et sans avoir subi aucun traitement.

Le sixième jour, il se plaint de céphalalgie et de fortes coliques; la figure est animée; le pouls est peu fréquent et peu développé; la peau chaude est un peu halitueuse; le regard du malade a quelque chose de bizarre; bien qu'il réponde avec justesse

(1) Recueillie dans le service de M. le docteur Récamier.

aux questions qu'on lui adresse, il ne regarde pas la personne qui l'interroge. Dans la nuit il est pris de délire et veut se jeter par la fenêtre.

Le septième jour, il veut le faire de nouveau, au moment de la visite; délire furieux; les yeux sont fixés au pied du lit, largement ouverts; il reste immobile dans la camisole de force, les membres raides, et ne répond à aucune question; on lui pince fortement la peau et il y paraît complètement insensible, ainsi qu'à la pression sur l'abdomen; le pouls est peu fréquent et presque sans force.

Le huitième jour, le malade est dans un état de stupeur profonde; tous les membres sont dans le relâchement; on ne peut obtenir de lui une seule réponse; on lui pince la peau, et il y paraît insensible; la langue, qu'il montre cependant, est rouge et humide; même état des yeux et des pupilles; le pouls a pris beaucoup de fréquence, de 130 à 140.

Le soir, à quatre heures, le pouls est aussi fréquent que le matin; la figure est très injectée, les yeux saillans et très brillans; il prend des positions gênantes et les conserve long-temps; on lui demande la langue et il la tire avec force, et à l'instant même il jette la tête en arrière et se pose de manière à former avec la tête, le col et les reins un arc dont la convexité est en arrière; il reste dans cette position pendant dix minutes, et dit quelques mots, mais privés de sens et entrecoupés. Il meurt dans la nuit.

Autopsie vingt-six heures après la mort.

Crane. Les veines des méninges sont pleines de

sang; la substance cérébrale, ferme sans être dure, n'offre aucune lésion appréciable.

THORAX. Le *poumon* gauche est adhérent à la plèvre costale dans toute son étendue; le droit est parfaitement sain. Le *cœur* est rempli de sang; les parois du ventricule gauche sont ramollies; elles cèdent à la pression du doigt.

ABDOMEN. La muqueuse de l'*estomac*, généralement blanche, offre quelques taches d'un rouge foncé et un assez grand nombre de plis; elle a partout sa consistance ordinaire. Le *duodénum* et le *jéjunum* n'offrent rien d'anormal. L'*iléum* présente vers le milieu de sa longueur plusieurs plaques elliptiques, saillantes, offrant la couleur de la muqueuse voisine, ou une nuance moins foncée; plus on se rapproche du cœcum, plus leur saillie augmente; aucune n'est ulcérée; elles sont entremêlées de nombreuses plaques d'une moindre étendue. Les huit ou dix derniers pouces de l'intestin iléum offrent en outre un grand nombre de follicules isolés, à peine éloignés de quelques lignes les uns des autres; ils font tous une forte saillie et ont la même couleur que les plaques elles-mêmes; aucun n'est ulcéré. Le cœcum et les colons n'offrent aucune altération. Les *ganglions mésentériques* sont volumineux, rouges, non ramollis. La *rate* a à peu près son volume ordinaire. Le *foie* est sain; la vésicule contient un fluide noirâtre, filant, presque gluant.

L'observation que nous venons de parcourir nous offre les phénomènes ataxiques persistant pendant la plus grande partie de la durée de la maladie. Les lésions trouvées après la mort (au huitième jour), offrent la plus grande ressemblance avec ce que nous avons vu chez les sujets des Ire et IIIe observations, qui étaient morts à la même époque de la maladie.

XXXIII. OBSERVATION.

Séjour récent à Paris; légère nostalgie; céphalalgie; diarrhée le vingtième jour de la maladie; taches rosées lenticulaires; délire, stupeur, soubresauts dans les tendons; amélioration sous l'influence des toniques; commencement de la convalescence le cinquantième jour. *Guérison.*

La fille M..., couturière, âgée de 20 ans, demeurant à Paris depuis trois mois, était habituellement bien portante, mais elle éprouvait de l'ennui depuis qu'elle était à Paris. Au commencement de janvier 1832, ses règles, qu'elle avait depuis trois jours et qui devaient durer encore pendant plusieurs jours, s'arrêtent subitement; aussitôt elle éprouve des malaises, de la céphalalgie, des nausées. Ces symptômes allant en augmentant, elle est obligée, au bout de huit jours, de garder le lit, et ne fait aucun autre traitement que la diète et l'usage de l'eau sucrée pour boisson. Elle est admise à l'Hôtel-Dieu le quinzième jour de la maladie, et est couchée salle Saint-Lazare, n° 9.

Le seizième jour, expression d'accablement; pas de mobilité dans les traits; rougeur marquée du visage; céphalalgie intense; insomnie complète. Il y a eu une légère épistaxis pendant la nuit; soif vive; inappétence; bouche sèche, langue rouge à la pointe, collante; la pression est douloureuse dans la région iliaque droite et dans le flanc gauche; la rate dépasse de deux ou trois travers de doigt le bord inférieur des côtes; l'abdomen volumineux, sonore, présente quelques taches rosées; absence de selles depuis trois jours; elles ont été rares et toujours fermes depuis le commencement de la maladie. Respiration calme; rien de remarquable à l'auscultation ni à la percussion; le pouls est fréquent, d'une force médiocre; la peau chaude et un peu sèche. (*Saignée de douze onces; solution de sirop de gomme chlorurée, etc.*)

Les jours suivans, tous ces symptômes s'aggravent. Le vingt-unième jour, il survient un peu de diarrhée; la fréquence du pouls est augmentée; l'éruption typhoïde devient très nombreuse; la langue est plus humide. Au bout de quelques jours, la malade commence à pousser des gémissemens qui alternent avec le délire; les parties sur lesquelles portent le poids du corps ne présentent pas de traces d'inflammation; à peine une ou deux selles involontaires, émission involontaire des urines, soubresauts dans les tendons, humidité de la langue. Le vingt-huitième jour on commence l'emploi des toniques, combinés aux préparations chlorurées. (*Potion avec extrait de quinquina; décoction de quinquina pour boisson; lavement de quinquina.*)

Il survient presque aussitôt de l'amélioration dans l'état de la malade qui présente un mélange de phénomènes adynamiques et ataxiques, lesquels vont en diminuant ou en augmentant suivant que l'on diminue ou que l'on augmente la quantité des toniques qui lui sont prescrits. Elle reste dans cet état depuis le vingt-quatrième jour jusqu'au quarantième que l'amélioration se prononce d'une manière plus formelle, et elle n'entre en convalescence que vers le cinquantième jour de sa maladie. Jusqu'alors elle avait peu maigri, mais pendant sa convalescence elle éprouve un amaigrissement notable; elle sort imparfaitement rétablie, après plus de trois mois de séjour à l'hôpital.

Nous trouvons ici les phénomènes ataxiques et les symptômes propres à la maladie typhoïde si prononcés, que bien que l'autopsie ne soit pas venue confirmer le diagnostic, on ne peut cependant avoir de doutes sur la nature réelle de la maladie. Il y a pourtant cette différence entre ce fait et le précédent: c'est que, dans la XXXe observation, nous voyons les phénomènes ataxiques persister pendant presque toute la durée de la maladie, tandis que dans la dernière ils surviennent pendant le cours d'une affection typhoïde adynamique, assez bien dessinée, et dans le traitement de laquelle il a été facile de constater l'influence des toniques par l'amélioration qui se montra quand on eut recours à leur emploi et par l'exaspération des symptômes qui suivit plusieurs fois leur diminution ou leur suppression.

FIÈVRE TYPHOIDE LENTE NERVEUSE.

Cette variété de l'affection typhoïde, dont Huxham a donné la description, ne suit pas, comme ce nom pourrait porter à le croire, une marche chronique; toutes les variétés de la fièvre typhoïde sont des affections essentiellement aiguës ; et Huxham a employé l'expression de fièvre lente pour indiquer, comme il le dit lui-même, l'apparence de lenteur et la fausse bénignité de la maladie ; il a vu des sujets succomber le septième et le huitième jour. Dans la fièvre lente nerveuse, tous les phénomènes morbides sont peu prononcés, le malade est indifférent à tout, il éprouve une lassitude universelle, une pesanteur et un abattement général ; la douleur de tête que l'on observe constamment est peu vive, et, suivant Huxham, elle occupe surtout le sommet de la tête ; le pouls est fréquent, mais faible ; l'insomnie est continuelle, et, bien que le malade paraisse quelquefois sommeiller, il se plaint de ne pouvoir fermer l'œil ; il accuse peu de soif quoiqu'il dise avoir la bouche sèche et brûlante. Lorsqu'il survient du délire il n'est presque jamais violent et ne consiste que dans une confusion de pensées et d'actions, le malade marmottant continuellement entre ses dents ou balbutiant en parlant ; d'autres fois, ses réponses, qui sont toujours lentes et tardives, paraissent justes aux personnes qui ne le connaissent pas, mais sont délirantes pour les autres. La langue reste imparfaitement humide pendant une grande partie de la maladie.

Si elle marche vers une terminaison fâcheuse, le malade s'affaiblit insensiblement ; la stupeur se prononce davantage et tous les autres phénomènes adynamiques ne tardent pas à se montrer. Lorsqu'au contraire la terminaison doit être heureuse, le malade semble sortir peu à peu de cet état soporeux dans lequel il est resté plongé plus ou moins long-temps, ou bien il en sort tout à coup et comme s'il s'éveillait après un long sommeil.

Les symptômes de la fièvre nerveuse sont quelquefois, au début, associés aux symptômes inflammatoires, bilieux ou muqueux, mais les phénomènes de réaction sont mal dessinés. A une époque avancée on observe souvent des symptômes d'adynamie.

Les phénomènes nerveux ont moins d'intensité que dans la fièvre ataxique proprement dite; il y a quelquefois des mouvemens convulsifs dans les tendons. On voit d'autres malades garder une gaîté douce jusque dans une période très avancée.

Nous allons étudier cette variété de la maladie typhoïde dans les trois observations suivantes où nous la verrons de plus en plus caractérisée.

XXXIVe OBSERVATION.

Séjour récent à Paris. Malaise, céphalalgie, prostration, épistaxis, diarrhée, éruption typhoïde, météorisme abdominal; convalescence le seizième jour. *Guérison.*

Le nommé N., porteur d'eau, âgé de 18 ans, demeurant à Paris depuis dix-huit mois, avait toujours été bien portant. Le 9 novembre 1831, il éprouve en se levant de forts malaises; le soir, céphalalgie; faiblesse qui va en croissant et l'oblige de garder le lit le troisième ou le quatrième jour; alternative de frissons et de chaleur; deux épistaxis. Un médecin qu'il consulte lui fait prendre une poudre dont il ignore le nom, à la suite de laquelle il est pris de diarrhée peu forte qui persiste pendant plusieurs jours. Il entre à l'Hôtel-Dieu, le 19 novembre 1831, et est couché salle Sainte-Madeleine, n° 32, le dixième jour de sa maladie.

Le onzième jour, prostration légère; céphalalgie assez intense; étourdissemens quand il se tient sur son séant; difficulté à se tenir debout; allure incertaine, semblable à celle d'un homme ivre. Il a pu, cependant, venir à pied à l'hôpital, avec le bras d'un de ses camarades; teint rouge; sensation de sécheresse dans la bouche; soif vive par momens; inappétence; douleur médiocre par la pression sur l'épigastre et la région iliaque droite. Absence de selles depuis l'entrée du malade; un peu de météorisme; quelques petites taches lenticulaires; respiration libre; pas de râle sibilant; pouls, 72, large, souple; chaleur élevée, mais sans âcreté; sueur passagère. (*Saignée de deux palettes; solution de sirop de gomme.*)

Le douzième jour, le caillot assez ferme n'offre pas de couenne; la douleur de tête a diminué; pas de fréquence du pouls; pas de selles hier; les taches lenticulaires sont plus nombreuses et plus rouges, la douleur épigastrique et le météorisme abdominal n'ont pas changé.

Les jours suivans, la douleur de tête reprend de nouveau de l'intensité, le pouls offre un peu de fréquence, l'insomnie est presque continuelle; dans la journée il y a un peu d'agitation, l'éruption typhoïde devient extrêmement nombreuse et mieux caractérisée; il n'y a de selles qu'avec les lavemens; le météorisme existe encore; une petite saignée est pratiquée le quinzième jour, et le lendemain ces légers symptômes inflammatoires avaient disparu; au bout de deux ou trois jours le malade entrait en convalescence; il sortit parfaitement rétabli le 13 novembre.

XXXVe OBSERVATION.

Malaise; céphalalgie; prostration, épis axis, douleurs abdominales; petéchies; éruption typhoide; convalescence le quarantieme jour. *Guérison.*

Le nommé Lambert, maçon, âgé de 32 ans, demeurant à Paris depuis trois ans, était bien portant et n'avait fait aucune imprudence quand le 16 novembre 1830 il fut pris de frissons avec malaise dans les bras et dans les jambes; douleur abdominale et céphalalgie le troisième jour sans dévoiement ni constipation; il continue de travailler durant cinq jours, et est obligé de se faire apporter à l'Hôtel-Dieu le 23 novembre, où il est couché salle Sainte-Madeleine, n° 34, le septième jour de la maladie.

Le huitième, prostration peu prononcée; état de faiblesse; lenteur dans les mouvemens; immobilité des traits; épistaxis pendant la nuit; peu de sommeil et très agité; toutes les réponses du malade sont justes; il se plaint d'une légère céphalalgie; la langue est couverte d'un enduit blanchâtre; l'épigastre est un peu douloureux à la pression; absence de selles depuis trois jours; le pouls est peu fréquent, peu développé; chaleur de la peau un peu élevée, sans sécheresse remarquable. (*Saignée de deux palettes; solution de sirop de groseilles; fomentations sur l'abdomen; lavement.*)

Le neuvième jour, la prostration est plus prononcée ; la douleur épigastrique faible; on remarque, sur la poitrine, des marbrures semblables aux taches qu'offrent les scorbutiques, larges et peu foncées ; la langue est d'un rouge vermeil à son extrémité et blanche sur les côtés, humide ; absence de selles ; léger météorisme de l'abdomen.

Le onzième jour, pour la première fois, le malade a eu une seule selle liquide ; la prostration persiste ; les réponses sont justes, mais brèves et précipitées ; toux fréquente ; respiration courte ; résonnance naturelle des deux côtés de la poitrine ; la respiration s'y entend également bien.

Le quatorzième jour, la parole est moins précipitée ; le malade n'éprouve plus de vertiges quand on le fait asseoir ; le pouls a pris plus de fréquence ; la peau une chaleur sèche et âcre ; constipation ; l'abdomen, à peine sensible à la pression, offre quelques taches rosées, un peu résonnant ; gargouillement dans la région iliaque droite ; cet état persiste sans beaucoup de changement jusqu'au vingtième jour ; la physionomie du malade exprime plus d'abattement et de tristesse ; il répond toujours fort juste aux questions qui lui sont adressées, mais d'une manière brève et en tenant continuellement les yeux fixés vers le pied du lit. Après le vingtième jour, la faiblesse semble augmenter ; la stupeur se prononce davantage ; de temps en temps une seule selle liquide dans les vingt-quatre heures ; le malade maigrit sensiblement.

Le vingt-sixième jour, la toux continue, quoique assez rare ; on trouve à droite une crépitation à bulles grosses et sèches, et du râle sibilant à gauche; des vésicatoires sont appliqués aux cuisses; on donne au malade quelques bouillons qu'il supporte bien, et vers le trente-deuxième jour il dit se sentir mieux; en quelques jours la stupeur disparaît complètement, mais non la faiblesse; la figure du malade maigrit beaucoup, et le quarantième jour il entre dans une convalescence qui ne s'est pas démentie; on a beaucoup de peine à faire sécher les deux vésicatoires, qui s'étaient ulcérés, et il sort de l'Hôtel-Dieu après un séjour de deux mois.

XXXVIe OBSERVATION.

Séjour récent à Paris. Invasion subite; céphalalgie, prostration, épistaxis, délire, éruption typhoïde, évacuations involontaires; soubresauts des tendons, hémorrhagies intestinales. *Mort le vingt-unième jour de la maladie.* Ulcérations sur l'épiglotte et dans le larynx; nombreuses ulcérations avec débris d'escarres jaunes dans l'iléum et infiltration sanguine de la muqueuse.

Le nommé Fuliquier, âgé de 26 ans, commissionnaire, demeurant à Paris depuis quatorze mois, avait constamment joui d'une bonne santé. Le 1er janvier 1832, il est pris subitement et sans cause appréciable de céphalalgie; douleur dans le col et les membres, et fièvre avec forte chaleur qui l'oblige de garder le lit. Au bout de quelques jours, il se joint à ces symptômes de la diarrhée; deux ou trois selles dans les vingt-quatre heures et quelques épistaxis. Le 10 janvier il est couché salle Sainte-Madeleine, n° 33, après avoir été saigné une fois chez lui.

Le onzième jour, décubitus dorsal ; le malade ne peut ni s'asseoir, ni se retourner ; la parole est embarrassée ; les réponses sont lentes mais justes ; la bouche est sèche ; la langue collante est couverte d'une couche assez épaisse de mucus brunâtre ; la déglutition est facile ; le ventre, distendu, est sonore dans toute son étendue et douloureux à la pression dans la région iliaque droite, parsemé de taches rosées lenticulaires ; selles liquides, peu fréquentes ; chaleur sèche et âcre de la peau ; toux rare ; râle sibilant des deux côtés et en arrière ; pouls, 96, d'un volume médiocre. (*Solution de sirop de gomme chlorurée ; lotion chlorurée ; bain chloruré ; lavement* idem.)

Le douzième jour, le malade éprouve plusieurs évacuations involontaires pendant la nuit ; insomnie et agitation.

Le dix-septième jour, la prostration est plus prononcée ; soubresauts dans les tendons. Le dix-huitième jour, délire calme, qui empêche cependant de se mettre en rapport avec lui.

Le dix-neuvième jour, les matières évacuées contiennent un grande quantité de sang ; les soubresauts sont très fréquens et s'étendent à tout le corps ; il y a de la céphalalgie ; la langue et les lèvres sont couvertes d'une couche de matière noire, inégale, très épaisse ; le pouls est faible et comme vide ; les selles continuent à offrir du sang presque pur ; le malade succombe le vingt-unième jour, après avoir été soumis, le dernier jour seulement, au traitement par les toniques.

Ouverture faite vingt-deux heures après la mort.

Habitudes générales. Abdomen fortement distendu ; raideur des membres.

CRANE. Œdème des *méninges* à la face convexe des hémisphères. Le *cerveau* n'offre rien d'anormal.

THORAX. L'*épiglotte* offre, sur ses deux bords et à sa face antérieure, trois ulcères assez larges pour en envahir presque toute l'étendue ; le cartilage, qui est à nu, est terreux et noir. Le lobe inférieur du *poumon* gauche offre en arrière de l'engouement, et probablement de l'apoplexie pulmonaire. Le droit est adhérent ; son sommet offre une caverne capable de loger une petite noix, à parois ulcéreuses et crétacées, environnée dans la moitié du lobe supérieur de granulations demi-transparentes ; le lobe inférieur est dans le même état que celui du côté gauche.

ABDOMEN. L'*estomac* contient un liquide semblable à une dissolution de jaune d'œuf ; la muqueuse est ramollie dans tous les points où elle était en contact avec ce fluide ; le *duodénum* et le *jéjunum* n'offrent rien d'anormal. La muqueuse du dernier pied de l'*iléum*, qui était plongée dans le petit bassin, est d'un rouge livide et infiltrée ; partout ailleurs blanche et transparente. Dans les deux tiers supérieurs de l'*iléum* on trouve de nombreuses plaques de Peyer, toutes saillantes, couvertes d'un tissu réticulé dont les mailles s'écartent d'autant plus les unes des autres que l'on examine les plaques plus près de la valvule. Dans le dernier tiers, on trouve mêlées avec les plaques réticulées d'autres plaques en partie ulcérées avec hypertrophie du tissu musculeux, et en partie recouvertes de débris d'escarres jaunes. Le *cæcum* présente cinq à six ulcères ronds, faits comme avec un emporte-pièce; le reste des *gros intestins* n'offre rien d'anormal; ils contiennent des matières presque solides et qui ne sont pas colorées par du sang. Les *ganglions mésentériques* des deux derniers pieds de l'*intestin grêle* sont gros comme de petites noix, rouges et ramollis; la *rate* a deux fois son volume ordinaire.

SECTION V.

Fièvre typhoïde adynamique.

La forme adynamique est la plus fréquente de toutes celles sous lesquelles se présente la maladie typhoïde; c'est au moins ce qui a été observé dans les hôpitaux de Paris depuis quelques années; sur les quarante-deux cas déjà cités, et qui se sont terminés par la mort, nous trouvons que l'adynamie a été prononcée chez vingt-six sujets.

On peut diviser en deux groupes bien distincts les cas où l'on observe cette forme; ceux où l'adynamie survient dès le commencement, et ceux où elle n'arrive que dans le cours de la maladie; les premiers sont beaucoup moins nombreux que les seconds. Parmi les vingt-six sujets dont nous parlions à l'instant, dix ont présenté, dès le début de la maladie, des symptômes adynamiques qui ont persisté pendant toute sa durée; seize n'ont offert ces symptômes que consécutivement et à une période avancée de la maladie.

Une constitution détériorée, des fatigues excessives, des privations de toute espèce, des chagrins prolongés ont quelquefois paru donner à la fièvre typhoïde, comme à d'autres affections, le caractère adynamique; mais l'adynamie se montre si fréquemment dans la maladie qui nous occupe qu'on doit admettre dans la cause qui produit l'affection typhoïde une influence spécialement débilitante.

Les symptômes qui caractérisent la forme adynamique varient d'intensité suivant l'époque à laquelle on l'observe et suivant la gravité de la maladie; ils s'offrent à des degrés divers depuis la prostration jusqu'au coma des derniers instans de la vie. Dans tous les cas, le phénomène prédominant est l'affaiblissement de la contractilité musculaire; affaiblissement qui peut arriver graduellement jusqu'à imiter la paralysie.

On voit successivement le malade avec toutes les apparences de la force ne pouvoir descendre de son lit ou y remonter sans le secours d'un bras étranger; il ne peut même rester assis sans éprouver des vertiges; la tête lui tourne comme s'il était ivre. D'autres fois la faiblesse est portée si loin qu'il ne peut se tourner ni s'incliner facilement dans son lit; on doit à cette époque le soutenir, le caler, si l'on peut dire, pour l'empêcher de retomber toujours dans la même position et prévenir la formation des escarres au sacrum et sur d'autres parties. Vers la fin, il reste complètement immobile et on le retrouve au bout d'une heure, de deux heures, de douze heures, même, dans la position où on l'avait laissé, si personne n'est venu lui en donner une nouvelle dans l'intervalle.

C'est à cette époque de la maladie que l'on observe si fréquemment l'incontinence ou la rétention des urines et les évacuations involontaires.

Dans la plupart des cas, à la diminution de la contractilité musculaire se joint un affaiblissement notable des facultés intellectuelles; la stupeur que l'on observe si fréquemment dans les premiers jours de la maladie en est le premier indice. Dans les cas plus graves, ou à une époque plus avancée, si vous adressez la parole au malade, il ne vous répond plus, et l'immobilité de ses traits est la preuve qu'il ne vous a pas compris; si vous élevez fortement la voix en parlant pour fixer son attention, ses yeux tournés un instant vers vous, mais bientôt reportés en avant de son lit, seront sa seule réponse. La céphalalgie est aussi constante dans cette variété que dans les autres; elle va diminuant à mesure que l'état adynamique se prononce davantage et est remplacée par l'insomnie ou des rêvasseries presque continuelles.

Le malade étant obligé, par l'occlusion des narines, de respirer par la bouche, la langue, les lèvres et les dents ne tardent pas à se couvrir d'une couche épaisse de mucosités desséchées qui s'étendent jusque dans le pharynx, et contribuent à gêner la déglutition. Dans cette variété, ordinairement le météorisme est très prononcé et la sensibilité à la pression souvent nulle; les selles sont fréquemment involontaires, et presque toujours très fétides; les parties sur lesquelles porte le poids du corps présentent une rougeur inflammatoire qui précède la gangrène et annonce la formation d'escarres sur le sacrum, sur les hanches, aux talons, et quelquefois même sur la peau qui recouvre les cartilages de l'oreille. Les points sur lesquels des irritans ont été appliqués présentent encore la même disposition gangréneuse que l'on observe aussi quelquefois sur d'autres endroits sur lesquels aucune cause externe n'a agi.

L'urine et la sueur offrent une fétidité remarquable; la bouche exhale une odeur particulière que l'on attribue à l'air expiré; mais elle est plus vraisemblablement due à la présence des mucosités qui remplissent la bouche. Les poumons, qui participent à l'état de prostration générale, présentent souvent, au bout de quelques jours, un engouement qui passe quelquefois à l'hépatisation.

La peau offre, dans beaucoup de cas, des pétéchies, tantôt étroites, et d'un rouge vif, semblables à celles du *purpura hemorrhagica*, tantôt larges et d'une nuance moins tranchée, comme celles que l'on trouve chez les scorbutiques; elle offre une chaleur sèche qui persiste pendant quelque temps, mais qui, lorsque la maladie se prolonge au-delà de la première, et surtout de la seconde période, se rapproche, et quelquefois descend au-dessous de la température ordinaire, bien que les autres phénomènes conservent toute leur intensité. Le pouls est constamment faible, souvent tremblant; quelquefois l'artère paraît vide au doigt qui la presse. Quant à sa fréquence elle varie beaucoup; dans quelques cas elle est fort grande, mais le plus souvent, quand les phénomènes adynamiques sont très prononcés, le pouls se ralentit, et quelquefois même il tombe notablement au-dessous de son nombre ordinaire.

La durée de la fièvre adynamique est quelquefois très longue ; on voit le malade rester pendant un ou deux mois dans un état de prostration et de stupeur qui semble devoir se terminer à chaque instant par la mort. Voici la durée des dix cas où l'affection typhoïde a présenté, dès le début, et conservé la forme adynamique pendant toute sa durée :

Dans 2 cas, la maladie s'est terminée le 15ᵉ jour.

2. . . . . 20ᵉ.
1. . . . . 22ᵉ.
1. . . . . 28ᵉ.
2. . . . . 37ᵉ.
1. . . . . 34ᵉ.
1. . . . . 38ᵉ.

Ainsi, des différentes variétés de la fièvre typhoïde que nous avons étudiées jusqu'ici, c'est la forme adynamique dont la durée est le plus considérable. Nous avons vu déjà cette forme très prononcée chez les sujets des IIᵉ, XVIᵉ et XXVᵉ observations ; les faits suivans vont nous en offrir de nouveaux exemples.

XXXVIIe OBSERVATION.

Séjour récent à Paris. Invasion subite, dévoiement, insomnie, prostration et stupeur; amélioration sous l'influence des toniques. *Mort le soixantième jour.* Plaques de Peyer de couleur ardoisée et les dernières ulcérées avec commencement de cicatrisation.

Le nommé Cervelet, âgé de 22 ans, maçon, habitant Paris depuis neuf mois, n'avait jamais été malade. Le 12 décembre 1830, il est pris, sans cause appréciable, de diarrhée avec coliques, inappétence et affaiblissement considérables. Il veut continuer à travailler, mais est, au bout de quelques jours, obligé de garder le lit. L'état du malade ne permet pas d'obtenir beaucoup de renseignemens sur ce qui a précédé son admission à l'hôpital; tout ce que l'on peut recueillir, c'est qu'il paraît avoir éprouvé une insomnie continuelle, une faiblesse extrême et n'avoir fait aucun traitement, si ce n'est le repos, la diète et une application de quelques sangsues derrière les reins. Il est couché, le 9 janvier 1831, salle Sainte-Madeleine, n° 33, le vingt-unième jour de la maladie.

Le vingt-deuxième jour on a beaucoup de peine à se mettre en rapport avec le malade qui est dans un état de prostration et de stupeur complètes; ses réponses sont lentes et quelquefois assez justes; il entend difficilement; il n'accuse pas de céphalalgie; insomnie avec rêvasseries; la bouche est sèche ainsi que la langue et les lèvres qui sont couvertes par une couche épaisse de fuliginosités noires; la déglutition est difficile, il y a peu de soif; l'abdomen tendu et résonnant est douloureux à la pression dans presque toute son étendue. Plusieurs selles liquides dans les vingt-quatre heures et souvent involontaires, de même que l'émission des urines; le pouls fréquent, peu développé; la peau chaude et sèche.

Le malade reste dans cet état pendant quelques jours et sans autre changement que l'aggravation lente de quelques symptômes.

Le trentième jour on ne peut obtenir aucun renseignement du malade; la langue offre un peu moins de sécheresse; le dévoiement est très fort et continuellement involontaire; l'abdomen est mat et peu sensible à la pression; la chaleur de la peau moins vive, le pouls fréquent, 100, et dicrote. (*Potion gommeuse avec extrait de quinquina cinq gros, une tasse de vin.*)

Pendant les trois jours suivans le pouls conserve le même caractère et à peu près la même fréquence; les selles paraissent involontaires quoique moins fréquentes; la langue est alternativement sèche et un peu humide; les phénomènes généraux adynamiques sont les mêmes.

Le trente-sixième jour le pouls était tombé à 90 pulsations par minute; il n'y avait plus que deux ou trois évacuations involontaires chaque jour. On observe sur l'abdomen quelques taches typhoïdes trop peu nombreuses pour être caractéristiques.

Le quarantième jour le pouls est redescendu à 80; les traits du malade ont repris une partie de leur mobilité, bien que la surdité lui reste encore; la faiblesse est la même; la langue est humide; trois ou quatre selles dans les vingt-quatre heures. (*Gelée, bouillon.*)

Le malade va de mieux en mieux, il commence même à s'asseoir sur son lit; il crie à la faim. L'amélioration continue ainsi jusqu'au cinquante et unième jour que la faiblesse reparaît; il ne peut plus rien prendre et il succombe le soixantième jour de la maladie, quarante jours après son admission à l'hôpital.

Autopsie, vingt-quatre heures après la mort.

CRANE. Le *cerveau* et ses membranes n'offrent rien d'anormal.

THORAX. Les deux *poumons* présentent à leur partie postérieure de l'engouement avec un peu de ramollissement. Le *cœur* flasque, sans ramollissement de son tissu, contient un peu de sang fluide.

ABDOMEN. La muqueuse de l'estomac est, sur quelques points, marquée de taches rouges, sans autre altération appréciable. Le *duodénum* et le *jejunum* paraissent à l'état sain. L'*iléum* présente dans presque toute sa longueur des plaques de Peyer assez éloignées les unes des autres, visibles seulement par une coloration ardoisée, et un aspect granulé. Dans les quatre derniers pouces seulement, on trouve des ulcérations à bords non saillans, à fond blanc comme la muqueuse, sans dégénérescence, avec les caractères de la cicatrisation commençante. Les *ganglions mésentériques* sont gros comme des feves, rouges et ramollis; la *rate* a son volume ordinaire.

XXXVIIIe OBSERVATION.

Séjour récent à Paris. Invasion subite, céphalalgie, diarrhée, prostration, stupeur; éruption typhoïde, pétéchies; amélioration vers le vingt-deuxième jour de la maladie. *Guérison.*

Le nommé Lescot, maréchal ferrant, âgé de 23 ans, demeurant à Paris depuis sept semaines, n'avait jamais été malade; depuis qu'il était à Paris il n'avait pas encore pu se procurer d'ouvrage; il s'ennuyait beaucoup; cependant l'argent ne lui avait pas manqué, et il s'était bien nourri jusqu'alors; dans la nuit du 5 au 6 janvier 1831, sommeil interrompu; en s'éveillant, céphalalgie, inappétence, faiblesse extrême; quelques douleurs dans l'abdomen; il est obligé de garder le lit; le lendemain deux selles liquides; il est couché salle Sainte-Madeleine, n° 30, le 10 janvier 1831, cinquième jour de sa maladie, sans autre traitement que le repos, du vin chaud sucré à plusieurs reprises et de l'eau sucrée pour boisson.

Le sixième jour, prostration sans stupeur; céphalalgie assez intense; réponses nettes et précises; bouche pâteuse; langue large, épaisse, collante, rouge sur ses bords; sept ou huit selles liquides dans la nuit; abdomen légèrement météorisé, douloureux à la pression, surtout dans la région cœcale; soif vive; le pouls est large, plein, assez résistant; la peau chaude, sans sécheresse notable. (*Saignée de douze onces; riz, sirop de groseilles; lavement de lin.*)

Le septième jour, le malade accuse un peu moins de céphalalgie, mais déjà sa physionomie offre une stupeur marquée; en même temps, la prostration est plus prononcée, les selles persistent fréquentes.

Le huitième jour, les traits sont presque complètement immobiles ; on peut cependant se faire comprendre du malade en lui parlant à très haute voix ; le pouls a perdu sa résistance, mais est plus fréquent; la langue et les lèvres sont encroûtées d'une matière blanchâtre; l'abdomen, presque insensible à la pression offre çà et là quelques taches rosées, rares et peu apparentes.

Les jours suivans la prostration et la stupeur vont en augmentant; on a de la peine à se faire entendre du malade; sa respiration devient fréquente, l'éruption typhoïde nombreuse, le pouls petit et vif, la langue semblable à une feuille de parchemin recoquillée; cinq à six selles dans les vingt-quatre heures, quelques-unes involontaires.

Le quatorzième jour. Le malade tousse un peu, il rend quelques crachats épais, rouillés, adhérens au fond du vase; on trouve dans presque toute l'étendue du poumon gauche et en arrière une crépitation nombreuse, fine et un peu humide mêlée à un râle sibilant; le droit en offre aussi quelques traces; les symptômes généraux sont les mêmes ; l'abdomen présente, outre l'éruption typhoïde qui est très nombreuse, de larges taches d'un rouge bleuâtre et de formes variées. (*Solution de sirop tartareux, riz, sirop de groseilles, lavement de lin.*)

Le vingtième jour. Depuis hier la stupeur a considérablement diminué; le malade sourit et dit se trouver mieux; la langue est légèrement humide, les selles sont moins fréquentes, la crépitation est toujours manifeste et dans la même étendue; les crachats contiennent beaucoup de sang qui semble même presque pur sur quelques points; pouls 80, peau sèche, presque sans chaleur.

Peu à peu les forces du malade se relèvent; les selles vont en s'éloignant et prennent leur caractère normal; le pouls perd toute fréquence et le malade entre en convalescence vers le trentième jour.

Nous avons maintenant passé en revue les principales variétés sous lesquelles se présente la maladie typhoïde; on ne doit cependant pas penser que ces variétés soient les seules sous lesquelles elle se rencontre. Il est d'autres formes de la même maladie qui, n'ayant point fixé l'attention des nosologistes d'une manière spéciale, probablement parce qu'elles ont été moins fréquemment observées, ou n'ont pas régné épidémiquement comme la plupart de celles que nous venons d'étudier, n'ont pas reçu de noms particuliers. Ces variétés elles-mêmes sont le plus souvent moins tranchées qu'on ne le pense peut-être communément; il est beaucoup de cas qui semblent n'appartenir pas plus à l'une qu'à l'autre : très souvent, par exemple, on observe simultanément des symptômes inflammatoires et bilieux, bilieux et muqueux, inflammatoires et ataxiques, bilieux et adynamiques, etc. Il nous suffit d'avoir démontré que les fièvres admises par Pinel ne sont toutes que des variétés de la maladie typhoïde, pour que la même démonstration s'étende à leurs diverses complications.

Dans la description de chacune des formes de la maladie typhoïde, nous avons essayé de remonter aux causes spéciales de chacune de ces variétés; nous avons cherché à les expliquer par la différence des constitutions et des circonstances extérieures qui avaient précédé le début de la maladie. Nous devons examiner ici si les diverses formes que présente la lésion organique ne pourraient pas rendre compte de la variété des symptômes.

Si nous comparons entre eux, sous le rapport des lésions pathologiques, les cas les plus opposés, nous ne trouverons ni dans les différentes variétés des lésions constantes ni dans les altérations qui les accompagnent accidentellement aucun rapport constant avec les variations des phénomènes morbides. Assez souvent, cependant, dans les cas où la forme adynamique est très prononcée, on observe un degré d'altération notable du sang pendant la vie et après la mort, et un ramollissement du cœur, du foie, de la rate; mais ces altérations sont loin de s'offrir uniformément dans cette forme de la maladie. D'ailleurs, il resterait encore à examiner si elles sont primitives ou consécutives; c'est-à-dire si elles sont la cause des phénomènes adynamiques ou si elles dépendent de la même cause qui produit ces phénomènes. C'est en vain que, dans la plupart des cas, l'on chercherait, chez les sujets qui ont succombé à la fièvre ataxique, une altération appréciable, soit du cerveau, soit de ses annexes. Les vaisseaux sanguins dans la fièvre inflammatoire, le foie dans la fièvre bilieuse, l'estomac et les intestins dans la fièvre muqueuse, n'offrent pas d'altérations qui soient constantes dans ces variétés et qui ne se montrent jamais dans les autres variétés. Nous avons déjà démontré ailleurs que l'adynamie, qui se rencontre si fréquemment à toutes les époques de la maladie typhoïde, ne peut pas dépendre de la résorption du détritus des plaques gaufrées, puisqu'elle apparaît souvent avant l'époque à laquelle les plaques commencent à s'ulcérer et qu'on l'observe dans les cas où cette ulcération n'a pas eu lieu.

Quant à l'influence de la constitution individuelle sur les phénomènes morbides qui appartiennent aux différentes variétés de la maladie typhoïde, il est probable qu'elle a été exagérée par les auteurs. Cependant, quand on considère la variété des phénomènes produits à la fois par une même cause morbide frappant un grand nombre de personnes, il est difficile de croire que les différences qu'offre la constitution des individus n'entraînent pas quelques différences dans les phénomènes morbides.

L'influence des conditions atmosphériques est plus évidente que celle de la constitution individuelle, probablement parce qu'elle est plus facile à constater, la distinction des saisons étant toujours plus facile que celle des différens tempéramens et des diverses constitutions. Nous avons déjà dit que sur treize cas où la forme inflammatoire avait été prononcée, onze avaient été observés pendant les mois d'hiver; mais les autres variétés n'ont pas offert de différence analogue. Au reste, pour arriver à quelques résultats positifs sur ce sujet, il faudrait une masse de faits bien plus considérable que celle dont il est ici question.

Si l'affection typhoïde se présente sous des formes

en apparence si différentes, ce n'est point un motif pour y voir des affections réellement distinctes; la plupart des autres maladies aiguës offrent aussi, dans leurs phénomènes généraux, des variétés non moins remarquables. La pneumonie, l'une des phlegmasies internes où la lésion est le mieux connue et où il est le plus facile de rattacher les symptômes au développement de l'altération, la pneumonie elle-même offre des variétés non moins nombreuses et non moins tranchées peut-être que celles de l'affection typhoïde. Il nous serait facile de rapporter ici des exemples de pneumonies bilieuses, de pneumonies adynamiques, de pneumonies ataxiques. On pourrait en dire autant de la péritonite, de l'érysipèle et du plus grand nombre des phlegmasies aiguës.

Quelque variées, quelque opposées même que soient dans leur apparence les formes diverses que revêtent ces affections, la maladie n'en reste pas moins la même; une différence entre quelques-uns des phénomènes extérieurs n'entraînant pas nécessairement une différence réelle dans la nature de l'affection : il est tant de circonstances diverses qui viennent modifier les élémens de la maladie, que l'on ne peut s'attendre à la voir présenter constamment la même forme. Ce n'est que dans les états morbides les plus graves qui, menaçant immédiatement la vie, enveloppent à la fois tous les organes et les appareils, que les formes peuvent être constamment les mêmes; le choléra qui fait passer en quelques heures de l'état de santé à la mort ne permet à aucune des circonstances qui modifient les autres maladies d'exercer leur influence, il en est de même de tous les poisons : à forte dose ils produisent toujours des effets identiques; à faible dose, ces effets offrent de nombreuses variétés, suivant les individus.

Si nous choisissons pour exemple l'opium pris à l'intérieur, nous remarquerons des phénomènes très différens suivant la quantité et les circonstances dans lesquelles il est pris. A faible dose il produit une légère congestion ou des phénomènes d'excitation extrêmement variables chez les divers sujets; à une dose plus élevée, assez forte pour amener la mort en un court espace de temps, on observe constamment les mêmes effets.

Si le même agent médicinal, que nous introduisons nous-même dans l'économie et dont nous pouvons modifier l'action en diminuant ou en augmentant la quantité, produit des phénomènes si différens, on ne peut se refuser à admettre qu'une même cause morbide puisse donner lieu à des accidens qui offrent aussi des variétés dans leurs formes.

ARTICLE V.

DIAGNOSTIC.

Le diagnostic de la maladie typhoïde n'est pas toujours aussi facile qu'on pourrait le penser d'après l'examen des faits que nous avons rapportés jusqu'ici; il est des cas où il offre de grandes difficultés. Nous allons examiner ces difficultés selon qu'elles se présentent au début de la maladie typhoïde, dans sa période moyenne, enfin à une période plus avancée. Nous examinerons ensuite quelques circonstances particulières qui peuvent contribuer à obscurcir le diagnostic.

Dans les premiers jours de la maladie, il est souvent impossible de déterminer d'une manière assurée si l'affection dont le sujet est atteint est une fièvre typhoïde ou quelqu'une des autres affections avec lesquelles elle a plus ou moins de rapports. Qu'une maladie débute avec un appareil fébrile plus ou moins intense et que l'on ne puisse rattacher à aucune phlegmasie appréciable, le médecin sera obligé de suspendre son diagnostic jusqu'à ce qu'il ait été éclairé par de nouveaux symptômes. Cependant il est, alors même, un grand nombre de cas où, dès les premiers jours, on peut soupçonner la nature de la maladie. En effet, si l'invasion a lieu subitement, si, aux phénomènes fébriles prononcés, sans cause appréciable, se joint une céphalalgie permanente, avec éblouissemens et vacillation dans la marche et la station chez un sujet placé dans les conditions d'âge indiquées, surtout s'il habite depuis peu de temps une grande ville et s'il y a lieu de croire qu'il n'a pas encore eu la fièvre typhoïde, il sera de toute probabilité qu'il est atteint de cette maladie. Ce soupçon acquerra plus d'importance si à ces premiers phénomènes on voit se joindre successivement et dès le second ou le troisième jour, comme cela arrive souvent, quelques-uns des autres symptômes qui sont communs à un moins grand nombre de maladies, tels que le dévoiement, la prostration, un commencement de stupeur, et une ou plusieurs hémorrhagies nasales.

Toutefois, la prudence commande de n'établir le diagnostic d'une manière positive qu'à une époque un peu plus avancée. En effet, diverses maladies peuvent offrir pendant les trois ou quatre premiers jours une grande ressemblance avec l'affection typhoïde.

Parmi les divers états morbides qui peuvent à cette époque présenter des phénomènes analogues, nous trouvons les prodromes de plusieurs maladies éruptives, comme la variole, la scarlatine et la rougeole, quelques affections catarrhales peu intenses, la fièvre éphémère prolongée qui pourrait être prise pour la fièvre typhoïde inflammatoire, l'embarras bilieux pour la fièvre bilieuse, la courbature pour une fièvre adynamique commençante, et surtout une phlegmasie latente soit viscérale, soit veineuse. Il faut donc, dans tous les cas où l'on est appelé dès le début, attendre plusieurs jours avant de se prononcer d'une manière définitive sur la nature d'une maladie que l'on soupçonne être une fièvre typhoïde.

L'un des caractères les plus importans de la maladie typhoïde, c'est la durée de l'état fébrile. Toutes les fois que des phénomènes fébriles que l'on ne peut rattacher à aucune lésion appréciable se prolongent au-delà d'une certaine limite, huit ou dix jours, par exemple, on aura déjà un grave motif de présumer qu'ils se lient à l'altération des glandes de Peyer, et quand une maladie se sera terminée au bout de quelques jours, on pourra toujours être assuré, quelques doutes d'ailleurs qui aient existé sur sa nature, qu'elle était différente de l'affection typhoïde, et ainsi se trouvent éloignés tous les états morbides dont la durée n'atteint pas le dixième ou douzième jour.

Dans la période moyenne, et, le plus souvent, du sixième au douzième jour, nous voyons apparaître des phénomènes qui, dans le plus grand nombre des cas, ne doivent pas laisser de doutes sur le diagnostic : le météorisme de l'abdomen, l'éruption typhoïde, la stupeur dans presque tous les cas graves, les épistaxis, les hémorrhagies intestinales. Cependant, comme ces symptômes ne se présentent pas dans tous les cas, il y en a toujours un certain nombre où l'on ne pourra arriver au diagnostic d'une manière directe, mais seulement par exclusion.

Enfin, à une époque avancée de la maladie, il arrive plus rarement encore que la nature de la maladie puisse paraître douteuse. Si les phénomènes propres à la première ou à la seconde période ont manqué, ceux qui appartiennent à la troisième doivent le plus souvent suffire pour lever tout doute à cet égard. Les hémorrhagies intestinales, les escarres qui apparaissent sur diverses parties du corps, l'ulcération des vésicatoires, les évacuations involontaires, les symptômes d'adynamie très prononcés viennent successivement, chez beaucoup de sujets, fixer le diagnostic dans les cas où il serait resté quelque incertitude.

Si nous voulions rapprocher la maladie typhoïde, sous le rapport du diagnostic, de toutes celles avec lesquelles elle peut être confondue, à l'une des trois époques que nous venons d'indiquer, nous serions obligés de passer en revue la plupart des affections aiguës, puisqu'il est peu de symptômes de la fièvre typhoïde que l'on ne retrouve dans d'autres affections, et qui, pris isolément, ne puissent induire en erreur. Nous nous bornerons à la distinguer de celles qui pourraient le plus facilement donner lieu à cette erreur.

La maladie qui, au premier abord, semble devoir être le plus facilement confondue avec l'affection typhoïde, c'est l'entérite. Il ne sera donc pas déplacé d'entrer ici dans quelques détails sur les différences qui existent entre ces deux affections, si souvent désignées sous le même nom.

L'entérite s'observe chez les sujets de tous les âges, est le résultat de causes le plus souvent appréciables et peut se développer un nombre indéterminé de fois chez le même sujet; toutes circonstances que l'on ne rencontre pas dans l'affection typhoïde.

L'invasion de l'entérite a souvent lieu d'une manière subite, mais non inopinée comme dans la maladie typhoïde; les phénomènes fébriles sont généralement moins développés, et, le plus souvent, moins prolongés; les évacuations alvines, plus nombreuses, plus douloureuses, persistent pendant toute la durée de l'entérite. Nous avons vu que dans l'affection typhoïde elles ne viennent quelquefois qu'à une époque déjà avancée de la maladie, ou même qu'elles manquent complètement. La prostration, lorsqu'elle existe dans l'entérite, n'est jamais aussi prononcée que dans la maladie typhoïde; les phénomènes adynamiques, la stupeur, les fuliginosités, les évacuations involontaires, les phénomènes ataxiques, le délire, les soubresauts des tendons y sont extrêmement rares, ainsi que les taches rosées, les sudamina, le météorisme, les escarres. Il arrive fréquemment qu'un individu atteint d'une phlegmasie intestinale peut, pendant plusieurs mois, vaquer à ses affaires sans être affaibli au point où le sont, dès les premiers jours, les sujets atteints d'une affection typhoïde un peu grave.

Nous trouverions encore bien d'autres différences entre ces deux maladies si nous les comparions sous le rapport de la durée, de la gravité, de la longueur de la convalescence, enfin des lésions anatomiques, mais il nous suffit de les avoir indiquées ici brièvement.

Quant à la colite, le caractère des douleurs et l'absence dans le plus grand nombre des cas de phénomènes généraux suffisent pour empêcher de la confondre avec la maladie typhoïde.

Une phlegmasie latente pourrait, en se présentant dans les conditions où l'on observe ordinairement la fièvre typhoïde et offrant l'une des formes sous lesquelles elle se rencontre le plus souvent, devenir l'occasion de quelque incertitude dans le diagnostic. Mais d'abord nous ferons remarquer que les affections que les anciens médecins avaient nommées phlegmasies latentes méritent bien rarement ce nom, aujourd'hui que le diagnostic des affections locales a fait tant de progrès. Dailleurs une observation attentive pendant quelques jours suffirait le plus souvent, même dans les cas les plus obscurs, pour faire connaître la nature de la maladie.

Lorsqu'un individu se présente dans un état d'adynamie qui ne permet d'obtenir de lui aucun renseignement sur les antécédens de sa maladie, et que l'on ne peut rien apprendre des personnes qui l'ont amené, il doit être souvent impossible de se prononcer immédiatement sur la nature de l'affection dont il est atteint. Ce cas, l'un des plus embarrassans qui puissent se présenter puisque du diagnostic précis de la maladie dépend alors l'emploï d'un traitement énergique et que l'on ne peut se borner à une simple expectation, comme dans d'autres cas dont nous parlerons bientôt, exige que nous entrions ici dans quelques détails.

Parmi les maladies dont les symptômes pourraient simuler jusqu'à un certain point, la forme adynamique de l'affection typhoïde, les unes doivent être complètement exclues du cadre qu'aura à parcourir le médecin, les autres offrent plus ou moins de chances de l'induire en erreur. Au nombre des premières nous rangerons toutes les phlegmasies aiguës des vieillards qui revêtent fréquemment dès le début, ou après quelques jours de durée, la forme adynamique : par exemple, la pneumonie, la péritonite, la pleurésie ; telle est encore l'adynamie qui complique si souvent, chez eux, les affections des voies urinaires : dans ces cas, et d'autres analogues, l'âge seul des sujets suffira pour éloigner la pensée d'une affection typhoïde.

Parmi les maladies qui pourraient être facilement confondues avec l'affection typhoïde, nous trouvons, au premier rang, la phlébite. Mais il est bien rare que cette maladie se développe spontanément. Le plus souvent, c'est à la suite de plaies, d'opérations chirurgicales, et surtout de la saignée, comme aussi à la suite de l'accouchement. Ces circonstances, dont il est toujours facile d'avoir connaissance, suffiront le plus souvent pour éclairer le praticien. Quelquefois aussi une partie du placenta restée dans l'utérus pendant plusieurs semaines, à la suite d'une couche heureuse en apparence, a déterminé des symptômes adynamiques très prononcés, et qui auraient pu en imposer pour ceux de la fièvre typhoïde; mais dans ces cas, la possibilité de constater par le toucher la présence d'une portion de placenta, que l'écoulement sanieux par le vagin aurait pu faire soupçonner, donne l'explication de ces phénomènes morbides. D'ailleurs, nous ne devons point oublier ce que nous avons établi ailleurs, savoir : qu'il est extrêmement rare de voir la maladie typhoïde se développer sous l'influence de l'état puerpéral.

La péritonite latente compliquée d'adynamie et chez un sujet jeune est l'un des cas qui pourrait encore le plus embarrasser. Mais si nous nous rappelons que la péritonite s'accompagne ordinairement de vomissemens, de constipation, d'un épanchement plus ou moins considérable dans l'abdomen, ou au contraire d'un retrait des parois abdominales qui semblent collées contre la colonne vertébrale, tandis que dans la fièvre typhoïde il y a le plus souvent de la diarrhée, même involontaire, un météorisme plus ou moins prononcé de l'abdomen, nous aurons là, indépendamment de toutes les autres circonstances que nous n'avons pas besoin de rappeler ici, des signes diagnostiques suffisans.

On a dit que la troisième période du choléra pouvait être confondue facilement avec la forme adynamique de la fièvre typhoïde. Nous ne rappellerons pas ici les détails dans lesquels nous sommes entrés à l'occasion des lésions anatomiques que l'on avait dit être identiques dans les deux maladies ; nous allons nous borner à signaler les principales différences qui existent entre les phénomènes adynamiques qu'elles présentent toutes les deux, d'après le résultat des observations recueillies à l'Hôtel-Dieu en 1832.

Dans la période adynamique du choléra, toute l'attitude du sujet indique une prostration prononcée ; il y a, dans le facies, un certain degré de stupeur, mais moindre que dans les cas de fièvre typhoïde graves, et en outre une expression de douleur que l'on observe rarement dans cette dernière ; l'intelligence conserve presque toute son intégrité ; on tire facilement le malade de la stupeur. Dans les cas graves, les yeux, qui sont enfoncés et cernés, donnent à la physionomie du malade un aspect tout-à-fait particulier; la langue ordinairement sèche, avec une légère teinte jaune due à la bile des vomissemens, rarement rouge, large, arrondie à sa pointe, n'est jamais chargée de ces fuliginosités que l'on voit s'amasser en si grande quantité à sa surface chez les sujets affectés de fièvre typhoïde adynamique. Les dents et les lèvres nous en ont cependant offert quelques traces chez plusieurs cholériques. Il y a en même temps un peu de douleur à l'épigastre ou dans tout l'abdomen qui est mou, sans météorisme, et plutôt rentré que saillant.

Si les accidens persistent, la prostration va en augmentant; le malade tombe dans un état de somnolence continuelle, d'où on le tire encore facilement en lui adressant la parole, et il finit par s'éteindre tranquillement.

Ainsi qu'il est facile de le voir, l'aspect de ces phénomènes adynamiques diffère assez de ceux qui appartiennent à la maladie typhoïde pour qu'il soit difficile de s'y méprendre, lors même qu'on serait privé de la connaissance des antécédens qui ne pourraient laisser de doutes.

Il est encore quelques cas de fièvre typhoïde ataxique dont le diagnostic peut offrir une certaine difficulté, à raison de l'analogie qui existe entre ces symptômes et ceux des phlegmasies cérébrales, et de l'obscurité qui règne encore sur les signes caractéristiques de ces maladies. Cette obscurité existerait surtout dans le cas où vous seriez appelé auprès d'un malade sur l'état antérieur duquel vous ne pourriez obtenir aucun renseignement, et qui serait dans un délire violent ou dans un coma profond avec soubresauts des tendons ou contraction permanente des membres. Il est évident que si, chez ce même malade la peau n'offre pas de taches lenticulaires, si les fosses nasales n'indiquent pas l'existence d'épistaxis antérieures et s'il n'y a pas de diarrhée, vous ne pourrez porter un pronostic assuré et serez peut-être obligé de rester dans le doute pendant un ou plusieurs jours. Si au contraire vous connaissiez les antécédens du malade, il est probable que tout doute cesserait à l'instant même. Dans la fièvre typhoïde le délire ne se montre peut-être jamais dès le début de la maladie ; ce n'est qu'au bout de quelques jours que ce phénomène morbide se développe, et la connaissance de ce qui a précédé le délire suffira, dans la plupart des cas, pour faire reconnaître la marche ordinaire de la maladie typhoïde. C'est en effet par sa marche, bien plus que par ses symptômes actuels, que la maladie typhoïde se distingue des phlegmasies encéphaliques.

Un autre ordre de faits où le diagnostic n'est pas moins difficile que dans les précédens, et qui se rencontre très fréquemment, renferme ceux que M. Louis a désignés sous le nom de fièvre typhoïde latente et dont il a déjà été question plusieurs fois, mais très sommairement, dans ce travail.

Nous avons déjà vu qu'il y a un certain nombre de cas où l'on ne peut arriver à un diagnostic positif pendant les deux premières périodes, tant la marche de la maladie offre peu d'intensité. La même bénignité des symptômes persiste pendant toute la durée de la maladie dans les cas dont nous parlons ici. Un état fébrile très peu intense est quelquefois, avec la perte de l'appétit, le seul phénomène qui puisse fixer l'attention ; s'il y a eu de la céphalalgie au début, elle n'a pas tardé à disparaître ; le dévoiement et la douleur abdominale, lorsqu'ils existent, sont peu prononcés ; l'affaiblissement est médiocre ; rien n'annonce une maladie grave, et si l'on arrive au diagnostic ce n'est que par exclusion, à moins qu'il ne survienne quelques-uns des symptômes caractéristiques de la maladie, les taches rosées, la stupeur, une hémorrhagie nasale ou intestinale, une perforation intestinale suivie d'une péritonite suraiguë.

Nous avons déjà dit avec quelle réserve le médecin doit porter son diagnostic dans des cas de ce genre pendant la première et la seconde période, à cause du grand nombre de maladies qui peuvent présenter les mêmes phénomènes; mais quand une maladie, arrivée au quinzième jour, ne se décèle encore que par de l'anorexie, quelques malaises, une fièvre plus ou moins intense, quelques selles liquides, sans une altération notable de la contractilité musculaire, on est conduit à reconnaître une affection typhoïde. Quelle autre maladie pourrait offrir une marche semblable? Celles de l'encéphale et de la poitrine se décèlent par des phénomènes généraux ou particuliers qui, le plus souvent, ne permettent pas de les méconnaître, ou qui, au moins, les séparent complètement de l'état morbide dont nous nous occupons; celles de l'abdomen, comme l'entérite, l'hépatite, la gastrite, ne se présentent jamais sous une forme complètement latente; elles offrent toujours quelques données qui permettent au moins de soupçonner leur existence. Il ne reste donc que l'affection typhoïde qui puisse être rattachée à cet ensemble de phénomènes, et l'expérience nous a appris que ce diagnostic, bien qu'il ne présente pas la même certitude que s'il était fondé sur les symptômes caractéristiques, a cependant une grande valeur puisqu'on a vu fréquemment un état morbide analogue revêtir tout à coup, au quinzième ou au vingtième jour, ou même beaucoup plus tard, les symptômes les mieux dessinés de la maladie typhoïde, et que, quand un sujet présentant cet état morbide est mort accidentellement, constamment on a trouvé l'altération caractéristique des follicules intestinaux. Nous avons vu un exemple de ce genre chez le sujet de la Xᵉ observation qui mourut le quatorzième jour de la maladie d'une péritonite sur-aiguë déterminée par la perforation intestinale. Celui de la XXIVᵉ observation pourrait être donné aussi comme un exemple de la forme latente, si la présence d'une éruption typhoïde nombreuse n'eût suffi seule pour caractériser la maladie dont il était atteint.

Les observations suivantes vont nous faire connaître cette forme latente de la maladie typhoïde à trois degrés différens.

XXXIXᵉ OBSERVATION.

Séjour récent à Paris. Malaise, céphalalgie, fièvre, diarrhée légère; le dix-huitième jour méteorisme de l'abdomen, stupeur, éruption typhoïde, sudamina ; amelioration le vingt-deuxieme jour. *Guérison.*

Le nommé Jublet, cocher de cabriolet, âgé de 20 ans, domicilié à Paris depuis un an, a eu dans son enfance une fièvre intermittente ; depuis, sans maladie. Le 3 octobre 1831 il éprouve, sans cause appréciable, un malaise général. Le lendemain, céphalalgie, fièvre forte, douleurs à l'abdomen, affaiblissement notable; il continue néanmoins de travailler jusqu'au 10. Il entre à l'Hôtel-Dieu le 12, n'ayant fait aucun traitement, et est couché salle Sainte-Madeleine, n° 92.

Le lendemain, ou neuvième jour de la maladie, prostration légère, avec un peu de dyspnée; langue collante; abdomen un peu sonore. Il n'y avait point eu de selles depuis quatre jours; il y en a eu deux dans les dernières vingt-quatre heures; la peau est chaude et sèche, le pouls fréquent et plein; la soif vive. (*Saignée de cinq palettes; lavement; orge avec sirop de gomme.*)

Le dixième jour, le sommeil a été tranquille; le sang de la saignée n'offre pas de couenne; le malade dit se trouver très bien; il a eu moins de coliques; le ventre est moins sonore; la peau reste chaude et le pouls fréquent.

Les jours suivans, l'état du malade persiste à peu près le même, avec quelques variations dans le nombre des selles qui persistent toujours liquides.

Le dix-huitième jour, la prostration est beaucoup plus prononcée, il y a même un degré de stupeur dans l'expression des traits; il s'est écoulé un peu de sang par les narines pendant la nuit; la langue est sèche et nette; la bouche collante; l'abdomen météorisé présente quelques taches typhoïdes et un peu de sensibilité à la pression dans la région iliaque, avec gargouillement; deux selles liquides seulement dans les vingt-quatre heures.

Le dix-neuvième jour, la stupeur est plus prononcée; on remarque sur le bord des lèvres et sur les dents un filet d'un jaune rougeâtre qui indique le commencement d'un dépôt fuligineux sur ces parties; le nombre des taches rosées est augmenté.

Le vingtième et le vingt-unième jour, le malade reste à peu près dans cet état, puis le vingt-deuxième jour la stupeur disparaît presque complètement; il cause, rit et fait plus de mouvemens dans son lit; il n'y avait point eu de selles depuis trois jours; le corps est presque complètement couvert de sudamina; l'abdomen est encore météorisé; la fréquence du pouls est presque tout à-fait tombée.

Le vingt-troisième et le vingt-quatrième jour l'amélioration fait de rapides progrès. Le malade sort de l'Hôtel-Dieu parfaitement rétabli, après y être resté trente-neuf jours.

Il serait difficile, en comparant cette observation avec les faits nombreux que nous avons rapportés et où la mort nous a permis de constater l'altération des follicules, de ne pas reconnaître ici la même maladie. Pendant dix-huit jours les seuls phénomènes appréciables sont un peu de diarrhée et un léger affaiblissement de la contractibilité musculaire; puis tout à coup nous voyons apparaître plusieurs symptômes dont aucun n'est particulier à l'affection typhoïde, à l'exception des taches rosées lenticulaires, mais qui ne peuvent se rencontrer réunis que dans cette maladie. Le fait suivant, bien que moins caractérisé, ne devra cependant nous laisser aucun doute sur la nature de la maladie.

XLe OBSERVATION.

Séjour récent à Paris. Fièvre, céphalalgie, diarrhée puis constipation, persistance de l'état fébrile jusqu'au vingt-unième jour ; à cette époque hémorrhagie intestinale, phénomènes adynamiques mal prononcés ; amélioration le vingt-neuvième jour. *Guérison.*

Le nommé Barbet, menuisier, âgé de 24 ans, habitant Paris depuis trois mois, n'avait jamais été malade ; le 28 avril 1832 il fut pris, sans cause appréciable, de quelques frissons avec céphalalgie et diarrhée, qui dure deux ou trois jours et cesse alors ; la fièvre et la céphalalgie persistent et cependant il ne cesse de travailler que le huitième jour. Il reste chez lui sans faire de traitement et entre à l'Hôtel-Dieu le 12 mars, quinzième jour de la maladie ; il est couché salle Sainte-Madeleine, n° 15.

Le seizième jour, prostration légère, sans stupeur ; forte céphalalgie ; langue sèche et nette ; soif vive ; inappétence ; abdomen indolent à la pression, sonore inférieurement ; absence de taches typhoïdes ; constipation depuis huit jours ; peau chaude, sèche et un peu rugueuse ; pouls vif et fréquent. (*Saignée de deux palettes* ; *solution de sirop de gomme chlorurée ; lavement, etc.*)

Le dix-septième jour, le sang de la saignée a coulé lentement et n'offre pas de couenne ; la céphalalgie est moins forte ; l'état fébrile persiste avec une faiblesse assez prononcée.

Le vingtième jour, il y a eu quelques selles liquides pour la première fois depuis l'arrivée du malade à l'Hôtel-Dieu ; l'état général est le même.

Le vingt-deuxième jour, les selles ont continué liquides, bien que peu fréquentes; la dernière nuit elles ont été mêlées de sang, presque pur, qui peut être évalué à un verre et demi; la langue est très sèche; l'abdomen douloureux à la pression dans presque toute son étendue; le pouls est vif et fréquent; la peau sèche et rugueuse, comme à l'époque de l'entrée du malade qui dit être plus faible. Ces hémorrhagies se répètent plusieurs fois encore les deux jours suivans et s'arrêtent alors; la diarrhée persiste jusqu'au vingt-neuvième jour; à cette époque, la langue est humide; le pouls sans fréquence, mais la faiblesse de la contractilité musculaire est encore assez prononcée, et le malade ne recouvre ses forces que lentement. Il sort assez bien rétabli de l'Hôtel-Dieu, après y être resté trente-trois jours.

Dans cette observation, les phénomènes adynamiques ont été à peine sensibles; il n'y a eu, à l'exception des hémorrhagies intestinales, aucun des symptômes caractéristiques de la maladie typhoïde; et cependant il est impossible de méconnaître cette affection si l'on tient compte de l'état fébrile durant près de trente jours, de l'affaiblissement de la contractilité musculaire qui s'est montrée dès les premiers jours bien que la diarrhée ne soit survenue que le dix-neuvième jour de la maladie, de la sécheresse de la langue et de la sonorité de l'abdomen. Ainsi, lors même que l'hémorrhagie ne fût pas venue confirmer notre diagnostic, cette affection n'en aurait pas moins été, pour nous, une maladie typhoïde aussi bien que la précédente.

XLIe OBSERVATION.

Séjour récent à Paris ; invasion subite, céphalalgie, anorexie, fièvre très forte ; épistaxis, diarrhée légère, affaiblissement de la contractilité musculaire ; amelioration le douzieme jour. *Guerison.*

Le nommé Levigon, âgé de 25 ans, domestique, demeurant à Paris depuis neuf mois, assure n'avoir fait qu'une maladie, dans son enfance, et dont il n'a pas conservé de souvenirs. Le 27 octobre 1832 il est pris subitement et sans cause appréciable de céphalalgie avec douleur dans les membres ; anorexie ; fièvre forte et abattement considérable. Il est obligé de garder le repos, et tous ces symptômes diminuent notablement. Il entre néanmoins à l'Hôtel-Dieu le 3 novembre, et est couché salle Sainte-Madeleine, n° 25.

Le septième jour de sa maladie, le malade se croit presque guéri. Cependant il y a de la prostration ; la voix offre une faiblesse remarquable ; le pouls est à peine fréquent ; toux fréquente et sèche ; absence de céphalalgie depuis deux jours ; insomnie. Le malade dit ressentir en marchant une douleur à l'épigastre ; l'abdomen, indolent à la pression, présente un peu de météorisme ; pour la première fois, avant-hier (septième jour), deux selles liquides ; même nombre encore hier ; la poitrine n'offre de râle dans aucun point ; on voit un peu de sang dans les matières qui sortent des fosses nasales ; soif ; inappétence ; transpiration abondante pendant la nuit dernière. (*Solution de sirop de gomme ; lavement de lin*, etc.)

Les symptômes n'éprouvent ni amélioration ni exaspération les deux jours suivans ; régulièrement deux selles liquides chaque jour.

Le dixième jour, la faiblesse disparaît et le malade peut se promener dans les salles ; mais les selles restent liquides, et ce n'est que le treizième ou le quatorzième jour qu'elles se présentent à l'état normal. Le malade sort parfaitement rétabli quelques jours après.

Ce fait qui est le moins caractérisé sur cent trente observations de fièvre typhoïde recueillies dans les salles de la clinique, pourrait, s'il était considéré isolément et indépendamment de ceux qui précèdent, être rejeté comme n'appartenant pas à cette maladie. Mais si nous remarquons que les deux précédens ont présenté la même marche et la même absence de phénomènes caractéristiques, l'un jusqu'au dix-huitième jour, l'autre jusqu'au vingt-deuxième, et que c'est seulement à ces époques qu'ont apparu quelques-uns des symptômes que l'on peut considérer comme propres à la fièvre typhoïde, si, en même temps, nous nous rappelons que telle est, au début, la marche d'un grand nombre de cas qui plus tard affectent une forme plus grave et se terminent par la mort, et qu'enfin dans un certain nombre de faits analogues où la perforation de l'intestin a amené une mort rapide, constamment on a trouvé la lésion des follicules intestinaux, on comprendra comment nous avons pu et dû ranger ce cas, quelque simple qu'il paraisse, quelque dégagé qu'il soit de tous phénomènes graves, parmi ceux de fièvre typhoïde.

Une circonstance curieuse et à laquelle nous avons déjà fait allusion ailleurs, c'est que la plupart des cas où l'on a observé la perforation intestinale, offraient assez peu de gravité pour qu'on ait pu facilement méconnaître la maladie jusqu'à ce que l'apparition subite des symptômes d'une péritonite suraiguë ait éclairé sur la nature de l'affection. Si donc chez un sujet atteint de diarrhée et de phénomènes fébriles, bien que peu violens, il survenait tout à coup une douleur vive et déchirante dans l'abdomen, exaspérée par la pression, accompagnée de décomposition des traits, de nausées et de vomissemens, on devrait reconnaître une perforation intestinale consécutive à l'ulcération des follicules intestinaux, et liée par conséquent à une maladie typhoïde.

Quelque précision que les observations de perforation intestinale recueillies jusqu'ici permettent d'apporter dans le diagnostic de cette fâcheuse complication, et conséquemment dans celui des cas obscurs dont nous parlions à l'instant, cependant, on ne doit pas se prononcer encore d'une manière trop absolue tant que les symptômes n'ont pas persisté assez long-temps pour qu'il ne puisse plus y avoir de cause d'erreur. Dans le fait suivant où tous les symptômes indiquaient une perforation intestinale l'heureuse terminaison a démontré que cet accident n'avait pas eu lieu.

XLIIe OBSERVATION (1).

Deux années de séjour à Paris. Invasion subite, céphalalgie, devoiement, vomissemens, météorisme abdominal, prostration et stupeur; amélioration le vingt-unième jour; puis symptômes d'une fièvre double quarte; convalescence le trentième jour. Le quarante-quatrième jour, symptômes simulant une perforation intestinale; retour des mêmes symptômes le quarante-sixième jour. *Guérison.*

La nommée Voisin, âgée de 32 ans, domestique, demeurant à Paris depuis deux ans, n'avait jamais été malade quand elle fut prise subitement le 21 août 1831 de céphalalgie intense et qui s'accompagna bientôt de fièvre très forte, de dévoiement et de vomissemens; elle est admise à l'Hôtel-Dieu le 31 août 1831, et couchée salle Saint-Lazare, n° 2.

Le dixième jour, prostration et stupeur profonde; céphalalgie, difficulté de se mettre en rapport avec la malade; respiration fréquente, langue sèche et fuligineuse ainsi que les lèvres et les dents; abdomen très ballonné, une seule selle liquide dans les vingt-quatre heures; pouls fréquent assez fort, soif vive, chaleur de la peau sèche et âcre. (*Vingt sangsues sur l'abdomen, fomentations sur l'abdomen; solution de sirop de groseilles, lavement.*)

Les jours suivans l'état de la malade s'améliore un peu, puis vers le seizième jour les phénomènes adynamiques reviennent avec la même intensité, et disparaissent de nouveau vers le vingt-unième jour. A cette époque, accès de fièvre qui prennent le type d'une double quarte et sont combattus avec succès par le sulfate de quinine introduit dans l'économie au moyen d'un vésicatoire.

(1) Recueillie dans le service de M. le professeur Bouillaud.

Le vingt-neuvième jour, la malade n'éprouve plus ni frissons, ni vomissemens; le pouls conserve un peu de fréquence; l'appétit devient très fort; pour la première fois depuis le douzième jour elle a une selle molle; du reste l'amélioration fait de rapides progrès; le vésicatoire cependant tarde beaucoup à se fermer.

Le quarante-quatrième jour, la malade était à la demi-portion depuis deux ou trois jours; hier elle a mangé une petite côtelette de mouton et une partie de sa portion, et s'est couchée sans rien ressentir d'extraordinaire; à une heure du matin elle a été réveillée par des coliques violentes et des vomissemens qui depuis ont persisté continuellement. Au moment de la visite, la malade, dont les traits sont fortement altérés, pousse des cris très forts; la peau de tout le corps et surtout celle des extrémités est froide; le pouls peu fréquent est petit, 84; la malade se couche sur le côté droit; l'abdomen, sans météorisme, est si douloureux à la pression qu'on ne peut l'examiner, surtout du côté droit. Il y a eu aussi quelques selles qui n'ont pas été conservées; la malade vomit pendant la visite une faible quantité d'un fluide coloré par de la bile. Elle prend aussitôt une potion d'eau de menthe et d'eau de laitue avec XII gouttes de laudanum de Rousseau.

Au bout de quelques heures les vomissemens s'éloignent; la malade se réchauffe et la douleur abdominale est beaucoup moins aiguë.

Le quarante-cinquième jour, la malade est mieux; les traits bien qu'encore altérés le sont beaucoup moins qu'hier; depuis le milieu de la nuit il n'y a plus eu ni vomissemens, ni selles liquides; la douleur est encore assez vive partout l'abdomen, et spécialement dans le côté droit, pour que l'on ne puisse l'examiner par la pression; il n'y a pas de rougeur locale; le lendemain (quarante-sixième jour) la malade ne conservait presque plus de traces des accidens du quarante-quatrième jour.

Le quarante-septième jour; hier, dans la journée, la douleur du côté droit a pris tout à coup une grande acuité; insomnie cette nuit; le pouls a repris de la fréquence; les traits sont un peu altérés; il n'y a eu ni selles ni vomissemens depuis trois jours; on trouve à deux pouces au-dessous du rebord libre des fausses côtes droites une tumeur peu volumineuse, mate, un peu mobile, mais qui ne peut être examinée à cause de la vive sensibilité dont toutes les parties voisines sont le siége. La malade est mise immédiatement dans le bain; au sortir, diminution considérable dans la vivacité de la douleur, et disparition complète de la tumeur qui n'est pas revenue depuis. La malade sort parfaitement rétablie au bout d'une quinzaine de jours.

Quelle que soit la cause à laquelle on attribue les phénomènes qui ont eu lieu chez la femme Voisin le quarante-quatrième jour de sa maladie, et quelque rapport que l'on aperçoive entre eux et le développement ultérieur, dans l'hypocondre, de la tumeur qui disparut subitement dans le bain, il n'en est pas moins évident qu'il n'y a point eu là de péritonite générale ni conséquemment de perforation de l'intestin, quoique la malade eût offert tous les symptômes qui caractérisent cette fâcheuse complication : la douleur soudaine et déchirante, les nausées et les vomissemens, l'altération des traits, le refroidissement de la surface du corps, la faiblesse du pouls, etc. Un seul phénomène présenté par cette malade aurait pu jeter quelques doutes sur la réalité d'une perforation intestinale ; nous voulons parler des selles liquides qui eurent lieu en même temps que les vomissemens ; mais nous devons remarquer qu'elles ne firent qu'augmenter en nombre, car déjà les selles qui avaient repris, depuis le douzième jour, leur consistance naturelle étaient redevenues liquides le trente-troisième jour et avaient conservé ce caractère jusqu'à ce moment. D'ailleurs, bien que la constipation soit un des symptômes de la péritonite, cependant elle n'est point un symptôme constant ; ainsi, pour nous borner à la péritonite qui résulte de la perforation intestinale, si nous parcourons les cas rapportés par les auteurs, nous trouvons que, quelquefois, il y a eu des selles liquides dans des cas où le diagnostic a été confirmé par l'autopsie. Sur les dix faits rapportés par M. Louis (1), dans trois cas il est dit positivement qu'il y eut des garde-robes liquides plus ou moins fréquentes. Sur neuf cas observés par le docteur Stokes (2), où le diagnostic fut confirmé par l'ouverture, dans plusieurs la diarrhée qui existait avant fut arrêtée subitement au moment où les symptômes de la perforation apparurent ; mais dans un cas elle continua avec plus d'in-

(1) *Mémoires ou Recherches anatomico-pathologiques*, par Ch. Louis.

(2) The cyclopædia of practical medicine 3e vol., p. 313. (Article *péritonite par la perforation de la membrane sereuse.*)

tensité qu'avant. Dans l'une des deux observations recueillies à la clinique, et que nous avons rapportées, il y eut de nombreuses selles liquides après la perforation (IXe observation). L'augmentation du nombre des selles liquides chez la femme Voisin, au moment où apparurent les symptômes qui simulaient si bien la perforation intestinale, n'était donc point un signe propre à mettre à l'abri de l'erreur. Il faudra donc, pour que l'on puisse affirmer qu'il s'est fait une perforation de l'intestin, non-seulement que les symptômes que nous avons énumérés se trouvent réunis, mais aussi qu'ils persistent assez long-temps pour ne pouvoir être le résultat d'une cause passagère, d'une indigestion, par exemple.

L'un des cas les plus embarrassans sous le rapport du diagnostic est celui où la fièvre typhoïde survient comme complication d'une autre affection. Dans ces occasions l'attention du médecin sera quelquefois éveillée d'abord par la prolongation de la première maladie, ou d'une de ses périodes au-delà de la durée ordinaire, ou par l'apparition de symptômes différens de ceux qu'on observe dans l'affection première. Si parmi ces nouveaux symptômes surviennent des phénomènes ataxiques ou adynamiques, s'il s'y joint des épistaxis, de la diarrhée, du météorisme, des taches typhoïdes, il ne devra rester aucun doute dans son esprit sur le développement secondaire d'une fièvre typhoïde.

L'observation suivante va nous offrir un exemple d'une fièvre typhoïde survenant dans le cours d'une pleuropneumonie.

XLIIIe OBSERVATION.

Séjour récent à Paris, symptômes de pleuropneumonie, puis diarrhée, prostration, météorisme, taches rosées lenticulaires. *Mort le dix-neuvième jour de la pneumonie.* Hépatisation et épanchement, plaques réticulées avec commencement d'ulcération.

Le nommé Mahon, âgé de 25 ans, boulanger, demeurant à Paris depuis un an, dit être très fréquemment enrhumé. Il y a quatre jours, en travaillant, il fut pris subitement d'une vive douleur de côté, avec impossibilité de continuer son travail; ensuite il éprouve un frisson, puis de la fièvre et est obligé de garder le lit. Il est couché, le 11 décembre 1830, salle Sainte-Madeleine, n° 30, et sans avoir fait aucune espèce de traitement.

Le cinquième jour de la maladie, état fébrile peu développé; vive douleur au-dessous du mamelon gauche; du même côté, matité avec respiration très faible, et crépitation éloignée en arrière et en bas; râle sibilant des deux côtés de la poitrine; crachats liquides un peu aérés, adhérens au vase. Trois saignées pratiquées les trois jours suivans, offrant chaque fois un caillot riche avec une couenne épaisse, mais sans amélioration du malade qui reste dans le même état avec peu de dyspnée, des crachats peu caractérisés, et les mêmes phénomènes stéthoscopiques, mais avec une chaleur âcre et sèche; le pouls petit et fréquent.

Le douzième jour et le neuvième de son séjour à l'Hôtel-Dieu, il est pris de diarrhée; cinq à six selles dans les vingt-quatre heures; météorisme prononcé et un peu de douleur dans la région iliaque droite.

La bouche du malade se sèche; insomnie continuelle; un peu de céphalalgie; la toux continue; la dyspnée augmente; les crachats deviennent opaques et adhérens au vase.

Le seizième jour, l'abdomen, qui est toujours tendu et résonnant, offre de nombreuses taches typhoïdes, mais peu colorées; tout le côté gauche est mat à la percussion; le malade maigrit rapidement; il est dans un état de prostration très prononcé, mais répond avec intelligence aux questions qui lui sont adressées.

Le dix-septième jour, il se plaint d'une assez vive douleur à l'épigastre; quinze sangsues sont appliquées sur cette partie, et il ne tarde pas à tomber dans un état qui approche de l'agonie et meurt le dix-neuvième jour, quinze jours après son admission.

Autopsie trente-deux heures après la mort.

Le *cerveau* n'offre rien d'anormal.

Le *cœur*, un peu plus volumineux et ses cavités plus larges que dans l'état normal, contiennent du sang liquide.

La *plèvre* gauche contient de huit à dix onces d'un liquide séro-purulent, avec quelques traces de fausses membranes très récentes, mais sans adhérences anciennes; le lobe inférieur du *poumon* gauche est en entier hépatisé, rouge et passant sur quelques points à la suppuration; le reste du poumon est sain ainsi que celui du côté droit.

ABDOMEN. L'*œsophage* n'offre rien d'anormal; l'*estomac*, rétréci, contient plusieurs onces d'un liquide épais et noirâtre; sa muqueuse, qui est plus épaisse que dans l'état ordinaire, est ramollie dans toute son étendue.

Le *duodénum* et le *jéjunum* n'offrent rien de notable. Dans toute la longueur de l'intestin *iléum* on trouve de huit à douze plaques elliptiques très grandes, bien dessinées, et offrant toutes la même forme, situées à des intervalles égaux et faisant à la surface de la muqueuse une saillie d'une demi-ligne à une ligne; quelques-unes sont rouges, d'autres grisâtres ou blanches; aucune n'offre l'aspect gaufré, mais toutes sont couvertes d'un réseau à larges mailles et si ramolli qu'on l'enlève très facilement avec le doigt. Une seule, la plus rapprochée du cœcum, offre vers l'une de ses extrémités un commencement d'ulcération de quelques lignes de largeur; les *gros intestins* semblent à l'état normal.

Les *ganglions mésentériques* sont un peu gonflés, rouges et ramollis; la *rate* a bien trois fois son volume ordinaire.

L'examen des plaques altérées ne permet pas de croire qu'au moment de la mort du sujet l'affection typhoide remontât chez lui au-delà du huitième ou dixième, ou tout au plus du douzième jour; en sorte qu'il est très probable qu'elle n'a débuté que quelques jours après son admission à l'hôpital. Nous n'avons point compris ce fait dans le nombrede ceux où la maladie avait pu être attribuée à la contagion.

Quelque difficile que l'on suppose le diagnostic dans les cas analogues à celui que nous venons de rapporter, cependant la complication de la fièvre typhoïde échappera rarement au médecin qui sera familiarisé avec les symptômes de la maladie. Ainsi, avant même que la diarrhée fût venue chez ce sujet appuyer nos soupçons, nous avions exprimé la crainte qu'il n'y eût chez ce malade une affection plus dangereuse encore que la pneumonie. Cette crainte était motivée sur l'intensité des phénomènes fébriles et sur leur prolongation après quatre émissions sanguines, avec une affection locale peu étendue, mal dessinée et qui n'offrait aucun symptôme local grave. Dès lors nous annonçâmes que nos soupçons acquerraient, s'il survenait de la diarrhée, un degré de probabilité qui se changerait en certitude si nous voyions apparaître une éruption de taches typhoïdes.

L'événement confirma nos soupçons et nos craintes.

ARTICLE VI.

PRONOSTIC.

Le pronostic de la maladie typhoïde doit toujours être considéré comme grave; il est peu de maladies qui fassent autant de victimes proportionnellement au nombre de sujets qui en sont atteints. D'après un tableau que nous allons présenter à l'instant, et comprenant à peu près tous les sujets atteints d'affection typhoïde qui ont été traités dans les salles de la clinique de l'Hôtel-Dieu, depuis le commencement de 1828 jusqu'à la fin de 1832, nous trouvons que sur cent quarante-sept individus qui ont offert les symptômes de cette maladie, quarante-sept ont succombé: ce qui établit une proportion de un mort sur environ trois malades.

Les circonstances sur lesquelles repose l'étude du pronostic sont nombreuses: les unes se lient aux conditions d'âge et d'acclimatement des sujets, les autres dépendent de l'influence des causes occasionnelles, d'autres reposent sur des symptômes particuliers, sur des complications accidentelles; enfin, dans quelques cas, le pronostic peut être modifié par une influence particulière que dans certaines occasions on a rapportée aux variations de température, à l'action des différentes saisons, mais qui, dans le plus grand nombre des cas, ne peut être rattachée à aucune cause appréciable et qui varie avec les époques où l'on observe la maladie.

L'AGE.

Nous avons déjà vu que l'affection typhoïde ne se montre pas à tous les âges; on l'observe rarement au-dessus de quarante-cinq ans, et au-dessous de huit à douze ans.

Le tableau suivant, relevé sur tous les cas de fièvre typhoïde reçus à la clinique pendant les cinq dernières années, va nous faire connaître la mortalité de cette maladie aux divers âges où on l'observe. Nous trouvons donc que sur 147 sujets il y a eu

De 15 à 18 ans,	9 malades	« morts.
De 18 à 20	30	9
De 20 à 25	51	18
De 25 à 30	36	12
De 30 à 35	12	4
De 35 à 40	3	1
De 40 à 50	5	2
Au-dessus de 50	1	1

Ce qui ressort plus évidemment de ce tableau, c'est le peu de danger de la maladie typhoïde dans la première jeunesse, c'est-à-dire de quinze à dix-huit ans (on ne reçoit pas de malades au-dessous de quinze ans à l'Hôtel-Dieu), comparativement avec celui qu'elle offre à une époque plus avancée de la vie. Ce résultat, rapproché de celui de M. Louis, qui rapporte que sur six enfans âgés de moins de dix-sept ans aucun n'a péri, nous démontre suffisamment l'heureuse influence de la jeunesse sur la gravité de cette affection. Il ne faudrait pourtant pas conclure de ces résultats que la maladie ne se termine jamais par la mort à cet âge ; il n'est malheureusement pas un praticien qui n'ait eu une ou plusieurs fois l'occasion d'observer des faits contraires ; mais il restera toujours prouvé que si la jeunesse est une condition indispensable au développement de l'affection typhoïde, elle est aussi d'un pronostic favorable, au moins jusqu'à l'âge de dix-sept à dix-huit ans ; car au-dessus de cet âge jusqu'à quarante ans, nous trouvons à peu près le même degré de mortalité et qui ne s'écarte pas, à de très légères différences près, d'un mort sur trois malades. Au-dessus de quarante ans, la mortalité paraît reprendre plus d'activité et arrive à la proportion de un mort sur deux malades. Mais les chiffres que nous offre ce tableau, relatifs à cette dernière période, sont trop faibles pour que les résultats qui en découlent aient une grande valeur par eux-mêmes. Cependant, comme ils se trouvent d'accord avec d'autres recherches du même genre sur le point de l'accroissement de la mortalité vers le même âge, on peut regarder les résultats fournis par ce tableau comme donnant assez exactement la moyenne générale de la mortalité aux différens âges auxquels la maladie typhoïde peut se présenter.

LE SEXE.

Nous n'avons pas observé de différence notable sous le rapport de la gravité de l'affection typhoïde entre les sujets des deux sexes. Sur les 147 malades compris dans le tableau précédent, nous trouvons 46 femmes qui se partagent ainsi :

Femmes guéries, 32
Mortes, 14

Ce qui porte la mortalité, pour les femmes, un peu au-dessous du tiers ; pour les hommes, nous voyons que sur 101

68 ont guéri.
33 sont morts.

Ici la mortalité est encore un peu au-dessous du tiers, et ne diffère de celle des femmes que d'une fraction insignifiante ; en sorte que l'affection typhoïde peut être considérée comme étant à peu près également funeste chez les individus des deux sexes.

L'ACCLIMATEMENT.

Cette condition, qui exerce une influence si notable sur la disposition à l'affection typhoïde, paraît n'en avoir qu'une bien faible sur sa gravité et sur sa mortalité.

Sur 90 malades, chez lesquels des notes ont été

prises à cet égard, nous trouvons que sur 24 sujets, dont le séjour à Paris ne dépassait pas six mois, 9 sont morts.

Sur 40 dont le séjour à Paris datait de six mois à deux ans, 12 *id.*

Sur 15 de deux ans à six, 5 *id.*

Sur 11 au-dessus de six ans, 3 *id.*

Il y a ici une légère différence en faveur des sujets dont l'acclimatement semblait devoir être plus avancé, mais elle est si faible qu'elle mériterait à peine quelque attention si elle n'était d'accord avec celle obtenue par M. Louis. De nouvelles recherches, faites sur des nombres plus considérables, pourraient seules amener à des resultats plus positifs.

CAUSES OCCASIONNELLES.

Le peu d'influence qu'exercent la plupart des causes, dites occasionnelles, sur la production de la maladie typhoïde, pourrait nous dispenser d'étudier leur influence sur la mortalité; cependant, comme il en est quelques-unes qui, pour être sans efficacité sur la production de la maladie elle-même, pourraient cependant n'être pas sans effet sur sa marche et son mode de terminaison, nous allons nous arrêter quelques instans sur les suivantes.

1° *La faiblesse de l'économie* résultant d'une mauvaise alimentation ou d'une maladie antérieure n'exerce pas sur la marche de la maladie une action aussi défavorable qu'on l'admet généralement: c'est au moins ce qui ressort, pour nous, du petit nombre de faits où nous avons obtenu des malades des renseignemens sur ce point.

Sur cinq sujets qui ont attribué leur maladie à l'absence de l'alimentation ou à sa mauvaise qualité, un seul a succombé. En supposant que cette circonstance ait exercé une influence sur la production de la maladie, il restera presque évident, s'il est permis de s'exprimer ainsi lorsqu'on n'a que d'aussi faibles chiffres, qu'elle n'a pas eu d'influence fâcheuse sur la maladie elle-même. En est il de même dans les cas où de grandes épidémies d'affection typhoïde existent sous l'influence d'une disette, d'un état de misère et de souffrance générales? Nous ne pouvons l'affirmer ; on sait que les individus soumis à ces conditions sont, toutes choses égales, plus exposés à être atteints par la maladie, mais il n'existe pas de données authentiques qui démontrent que la mortalité relative soit plus forte chez eux.

Il en est de même de la débilitation produite par des maladies antérieures. Sur cinq sujets qui avaient eu, peu de temps avant l'invasion de la maladie typhoïde, des maladies de quelque durée, telles que fièvre intermittente, pleuropneumonie, etc, un seul a succombé. D'après ces dix cas réunis, il semblerait donc qu'un certain degré de faiblesse de l'économie, provenant de l'une des deux causes que nous venons de signaler, ne serait point une condition défavorable et ne tendrait point à augmenter la mortalité, toutes les autres circonstances restant d'ailleurs les mêmes.

2° Les *affections morales tristes* sont considérées généralement comme des conditions défavorables pour la marche de la maladie. Ainsi, en 1814 et 1815, nous avons vu succomber à cette maladie trois ou quatre individus qui en avaient été atteints, après avoir perdu l'espoir d'obtenir ou de recouvrer un emploi sur lequel ils avaient fondé tout leur avenir. Dans le tableau des causes occasionnelles, que nous avons présenté ailleurs, on voit que sur quatre cas dont les sujets ont attribué leur maladie à des chagrins, à des secousses morales, deux se sont terminés par la mort.

3° *Boissons stimulantes.* Il arrive souvent, dans la classe ouvrière, qu'au début de l'affection typhoïde, les individus qui en sont atteints, préoccupés du froid qu'ils éprouvent dès le commencement et de l'état de faiblesse dans lequel ils se trouvent, cherchent à se réchauffer ou à relever leurs forces par des boissons chaudes et excitantes. Le vin chaud sucré, dans lequel on a mis infuser de la cannelle, jouit d'une grande renommée, sous ce rapport, parmi les ouvriers, et est fréquemment mis en usage par eux. Les partisans de la médecine physiologique ont souvent rapporté à cette espèce de médication les accidens qui en suivent l'emploi et la production de la maladie elle-même. Suivant eux, un sujet atteint d'une affection légère, et qui se serait terminée en peu de jours, se change, sous l'influence de cette boisson excitante, en une gastro-entérite grave ou fièvre typhoïde. Nous avons démontré, en parlant des causes, le peu d'influence des excès alcooliques sur la production de la maladie : ici nous croyons pouvoir affirmer, d'après les observations que nous avons sous les yeux, que cette espèce de médication, à laquelle beaucoup de malades sont soumis avant leur admission dans les hôpitaux, est sans effet sur la mortalité de l'affection typhoïde.

Sur 16 individus atteints de fièvre typhoïde, qui ont déclaré avoir pris du vin chaud sucré au début de leur maladie, nous trouvons :

13 guérisons.
3 morts.

Ces résultats sont trop peu nombreux pour que nous en tirions une conclusion favorable à cet usage, mais ils le sont assez pour nous permettre de nier qu'il exerce une influence fâcheuse sur la marche ultérieure de la maladie, et spécialement sur sa terminaison.

La *marche* de la maladie fournit des données qui ne sont pas sans importance, sous le rapport du pronostic.

1° Le mode d'invasion paraît avoir une influence assez notable sur la gravité de la maladie, suivant qu'elle est précédée de préludes généraux ou, qu'au contraire, elle débute d'une manière subite. Sur 112 sujets chez lesquels le mode d'invasion a pu être exactement apprécié, nous trouvons les résultats suivans :

Sur 73 invasions subites, il y a eu 26 morts.
Sur 39 avec préludes, 20 morts.

La différence entre ces résultats est assez forte pour ne point être négligée ; il est évident que le pronostic est plus fâcheux chez les sujets chez lesquels l'invasion a lieu d'une manière subite et, qu'au contraire, il est plus favorable chez ceux qui ont offert des préludes.

2° Quand il survient, pendant le cours d'une affection typhoïde, mais surtout du dixième au vingtième jour, une rémission prononcée, et, qu'après un court espace de temps les symptômes reviennent avec une intensité plus grande, la terminaison est presque toujours fâcheuse.

La forme de la maladie est un des élémens les plus importans pour le pronostic, ainsi que le tableau suivant va nous le démontrer. Sur 112 cas de fièvre typhoïde qui ont pu être rattachés à quelques-unes des formes décrites par les auteurs, nous trouvons :

	malades.	guéris.	morts.
Fièvre typhoïde inflammatoire,	6	4	2
Fièvre typhoïde bilieuse,	5	5	0
Fièvre typhoïde muqueuse,	5	5	0
Fièvre typhoïde ataxique,	13	9	4
Fièvre typhoïde lente nerveuse,	12	10	2
Fièvre typhoïde adynamique,	37	25	12
Fièvre inflammatoire adynamique,	13	5	8
Fièvre inflammatoire ataxique,	3	0	3
Fièvre bilieuse adynamique,	2	0	2
Fièvre muqueuse adynamique,	2	0	2
Fièvre adynamique ataxique,	4	1	3
Fièvre typhoïde sans caractères tranchés,	10	10	0
	112	74	38

Il résulte de ce tableau que les cas pendant toute

la durée desquels la maladie conserve la même forme sont les plus favorables ; nous n'en excepterons pas la fièvre inflammatoire, dont deux cas sur six se sont terminés par la mort, mais accidentellement, comme nous l'avons dit ailleurs. Parmi les cas où la maladie a suivi une marche uniforme, la forme ataxique a été la plus grave ; sur treize malades qui l'ont présentée, quatre sont morts.

Si nous prenons successivement les cas où la maladie se complique par le passage d'une forme à une autre, ou présente simultanément soit dès le début, soit à une époque avancée les symptômes de deux ordres de fièvres, nous voyons la gravité augmenter singulièrement ; ainsi sur treize cas de fièvre inflammatoire adynamique, huit se terminent par la mort ; et de tous les autres cas où la maladie, après avoir présenté pendant un espace de temps variable des phénomènes inflammatoires, bilieux ou adynamiques, a revêtu ceux d'une variété différente, il en est à peine quelques-uns qui se soient terminés par la guérison. Aussi, quand, pendant le cours d'une maladie typhoïde, quelle que soit la forme sous laquelle elle ait commencé, on voit survenir des phénomènes d'un ordre différent, le pronostic est beaucoup plus fâcheux.

Plusieurs symptômes, surtout quand ils acquièrent une grande intensité, peuvent aussi devenir des signes pronostics de quelque importance.

1° La *céphalalgie* est un symptôme trop constant pour que l'on puisse tirer quelque induction soit de sa présence, soit de sa durée, soit même de son intensité.

2° La gravité du *délire* varie suivant l'époque à laquelle il apparaît. On doit le regarder comme d'un très fâcheux augure lorsqu'il survient dès le début et avec une grande violence ; il est généralement moins grave lorsqu'il apparaît à une époque plus éloignée, par exemple, au milieu ou vers la fin de la seconde période. Cependant, lorsqu'il acquiert assez de violence pour qu'on soit obligé de mettre le gilet de force au malade, on doit toujours le considérer comme d'un pronostic extrêmement fâcheux, à quelque époque qu'il survienne, et le plus grand nombre des sujets qui le présentent ne tardent pas à succomber. Quand il n'offre pas ce caractère de violence, quand surtout il consiste en une espèce de rêvasserie dont il est facile de tirer le malade en fixant fortement son attention, le pronostic est beaucoup moins fâcheux. Cette dernière forme du délire est la plus fréquente, et il arrive assez souvent que les malades restent pendant bien long-temps dans cette espèce de demi-délire. Sur quatre-vingts sujets dont l'histoire a été recueillie et qui ont tous guéri, douze ont présenté cette rêvasserie pendant un temps assez considérable, et, chez un seul, le délire fut violent; tandis que parmi les quarante-deux sujets qui ont succombé, vingt-deux ont offert le délire qui, chez plus de la moitié, avait une violence remarquable et persista, dans la plupart des cas, jusqu'à la mort. Lorsque le délire furieux se manifeste dès les premiers jours, il annonce une mort prochaine.

3° L'état de la langue, auquel les pathologistes ont attaché une haute importance, ne nous paraît pas mériter, sous le rapport du pronostic, toute l'attention que beaucoup de praticiens lui accordent encore aujourd'hui. Sans doute la sécheresse extrême de la langue et surtout la présence, à sa surface, de couches épaisses de fuliginosités sont des signes d'un pronostic grave; sans doute aussi, lorsqu'à une époque plus avancée on voit la langue s'humecter et se débarrasser de cette masse épaisse, on doit considérer cette circonstance comme très favorable; mais, en général, d'autres phénomènes ou plus importans ou plus faciles à apprécier, précèdent ou accompagnent ces changemens et éclairent plus sûrement le pronostic.

4° Les *évacuations involontaires* sont encore un autre signe d'une extrême gravité; on voit succomber près de la moitié des malades, chez lesquels elles deviennent habituelles. Nous ne voulons pas parler ici de celles qui peuvent survenir accidentellement pendant le sommeil ou même échapper au malade pendant la veille, par faiblesse ou par négligence; nous ne désignons ainsi que celles dont il n'a qu'une sensation très obscure ou même qu'il ignore entièrement. Sur trente sujets affectés de fièvre typhoïde qui ont présenté ce symptôme grave, treize ont succombé; et, chez ces derniers, elles ont été généralement beaucoup plus prolongées que chez les premiers.

Ces évacuations involontaires sont doublement graves sous le rapport du pronostic. D'abord parce qu'elles indiquent une lésion profonde de l'économie, et ensuite à raison de l'action qu'elles exercent sur les parties avec lesquelles les matières excrétées restent nécessairement plus ou moins long-temps en contact, et où se forment souvent des escarres qui seules deviennent quelquefois des causes de mort. Dans ces cas, ce n'est que du trentième au quarantième jour de la maladie que les individus succombent, à l'époque où la plupart des symptômes propres à la maladie typhoïde ont disparu.

5° Les *soubresauts des tendons* occupent le premier rang parmi les accidens nerveux qui aggravent le pronostic : on ne les observe que dans les cas les plus graves. Cependant, lorsque ces mouvemens convulsifs sont passagers, le pronostic, quoique très sérieux, n'est pourtant pas nécessairement funeste ; mais quand ils sont presque continuels, et surtout quand ils s'étendent à tout le tronc, il doit rester peu d'espoir d'une heureuse terminaison. Dans les cas où l'on observe ces convulsions générales qui ressemblent, tantôt aux symptômes de l'épilepsie, tantôt à ceux de l'hydrophobie ou du tétanos, la mort ne tarde pas ordinairement à survenir. Nous en avons vu trois exemples chez les sujets des IVe, XVIIe et XXXIIe observations. Chez deux autres malades qui ont présenté des phénomènes analogues, la mort est arrivée avec la même rapidité. Ces convulsions générales se terminent ordinairement par une raideur générale des membres qui précède la mort de quelques instans.

6° Le *coma* est un des phénomènes les plus graves et les plus funestes, lorsqu'il est très intense et permanent. On doit éviter de le confondre avec un état beaucoup moins grave avec lequel il a quelque analogie, nous voulons parler de cette forme de la *stupeur* dans laquelle le malade reste complètement immobile, les yeux fermés, la respiration plus ou moins rare et dans une position assez semblable à celle des sujets qui sont plongés dans l'état comateux le plus profond. La possibilité de fixer, pour quelques instans au moins, l'attention du malade, suffira toujours pour distinguer la stupeur du coma, dans lequel le malade est complètement étranger à toutes les sensations extérieures, et présente ordinairement, ou une dilatation, ou une contraction considérable de la pupille. Le plus souvent, le malade sort de cet état de stupeur pour entrer en convalescence, tandis que quand le coma est très prononcé, le pronostic est presque nécessairement funeste.

7° Les *hémorrhagies intestinales* sont considérées avec raison comme un accident fâcheux. Sur sept sujets chez lesquels ces hémorrhagies ont été observées à l'Hôtel-Dieu, chez six, la maladie s'est terminée d'une manière funeste; un seul a guéri, bien qu'il eût éprouvé des hémorrhagies considérables; c'est celui de la XLe observation. Cependant, si cet accident est si fâcheux dans la fièvre typhoïde, ce n'est pas à l'effet immédiat de la perte de sang qu'on doit l'attribuer; car, sur les six sujets qui ont succombé, après l'avoir présenté, chez un seul la mort a eu lieu avec des circonstances propres à faire penser qu'elle avait été notablement accélérée par l'hémorrhagie, dans les cinq autres cas on n'a rien observé d'analogue. C'est donc plutôt à la faiblesse dont les hémorrhagies sont un effet qu'à celle qu'elles déterminent, qu'on doit rattacher la gravité du pronostic.

On a quelquefois regardé ces hémorrhagies, ainsi que les épistaxis qui sont si fréquentes dans l'affection typhoïde, comme favorables, parce qu'on les considérait comme le produit d'un effort de la nature, pour se débarrasser d'une quantité de sang superflue. Mais le résultat que nous venons de rapporter montre la valeur de cette opinion.

8° La surdité ou la dureté de l'ouïe que l'on observe souvent, n'est point aussi grave que quelques pathologistes l'ont pensé.

9° Lorsque la *respiration* est bruyante et laborieuse, et qu'elle est accompagnée d'autres signes défavorables, tels que la faiblesse du pouls, les évacuations involontaires, il ne reste aucun espoir de sauver le malade.

10° L'examen du *facies* peut, dans quelques cas, servir de base à un pronostic assuré; à une époque moins avancée si la respiration est fréquente et petite le péril est grand, comme l'a observé Stoll, et la mort presque certaine. Toutes les fois que la face est amaigrie, ratatinée, et qu'elle offre le caractère désigné par les auteurs, sous le nom de *facies Hippocratica*, le pronostic est extrêmement grave et la mort peu éloignée; mais aussi, lorsque, même au milieu des symptômes les plus graves, on voit le *facies* qui jusqu'alors n'avait exprimé qu'une stupéfaction profonde, présenter les signes de cette intelligence qui semblait avoir abandonné le malade; quand on le voit fixer ses yeux sur le médecin comme pour l'interroger sur son état, et faire attention à ce qui l'entoure, ce changement est d'un augure très favorable, même dans les cas où sa faiblesse ne lui permettrait point de le faire connaître par des paroles; alors c'est dans l'expression du *facies*, que l'on trouve les premiers signes de l'amélioration.

11 La *fréquence du pouls*, tant qu'elle n'excède pas certaines limites, n'est point un signe défavorable; mais quand elle dépasse 120 et 130 pulsations par minute, quand surtout elle arrive à 150 et 160, le pronostic est très fâcheux; il est même fort rare que dans ce dernier cas la mort n'arrive promptement, surtout quand cet état du pouls est accompagné des autres signes que nous avons considérés comme défavorables.

Le *ralentissement du pouls*, lorsqu'il a offert antérieurement une grande fréquence, est un signe d'une haute valeur; quand il survient seul et sans diminution des autres accidens graves, il est l'annonce d'une mort prochaine, si des moyens propres à relever le malade ne sont employés à temps. Lorsque le pouls se ralentit au point de descendre au-dessous de son rhythme normal sans que les autres phénomènes indiquent une exaspération du mal, le pronostic n'a rien de grave.

La *faiblesse du pouls*, qui est un des caractères propres à l'affection typhoïde, du moins pendant les dernières périodes des cas graves, n'est pas toujours en raison de la gravité de la maladie : c'est un signe qui n'a de valeur pour le pronostic qu'autant que la faiblesse est portée très loin et qu'il s'y joint quelques autres circonstances fâcheuses.

12° L'examen du *sang* tiré pendant la vie du sujet fournirait peut-être quelques données importantes, si les relevés des cas où cet examen a été fait étaient plus nombreux. Voici le résultat de trente cas observés à la clinique, et où l'état du sang a été noté avec soin.

	Malades.	Guéris.	Morts.
Sang couenneux et ferme chez	6	5	1
Sang couenneux mais fluide au-dessous	2	1	1
Sang non couenneux mais ferme	20	16	4
Sang fluide.	2	1	1
	30	22	7

Il est rare que l'affection typhoïde offre des *complications* de quelque importance dans les premiers jours de la maladie ; dans la plupart des cas même, elles ne viennent pas avant le vingtième jour. Aussi on peut dire d'une manière générale que toute complication qui survient dans l'état d'adynamie où sont plongés presque tous les sujets après que l'affection a duré plus de vingt jours, ajoute nécessairement beaucoup de gravité au pronostic ; cependant elles ne sont pas toutes également fâcheuses.

I. La *perforation intestinale* et la péritonite qui en est la conséquence se présentent d'abord au nombre des circonstances les plus funestes, sinon par leur fréquence, au moins par leur gravité, qui est telle, que l'on aurait beaucoup de peine à citer un seul exemple de guérison bien constatée; telle est même la rapidité des accidens que détermine cette complication, que quand il ne reste plus de doute sur sa réalité, le médecin doit porter le pronostic le plus fâcheux. L'obscurité qui règne sur les causes de cette perforation et sur les conditions dans lesquelles elle a lieu, semble ajouter encore à ce qu'elle a d'effrayant; car, bien qu'elle soit fort rare, il n'est aucun cas dans lequel on puisse être en sécurité contre cet accident, et ne pas craindre à chaque instant de le voir survenir. Cette crainte doit préoccuper encore même à l'époque où le malade semble entrer dans une franche convalescence; et le médecin doit toujours, dans son pronostic général, tenir compte de la possibilité de cet accident.

II. L'*érysipèle de la face* est l'une des complications les plus fréquentes et les plus funestes peut-être que présente la fièvre typhoïde; sur les quarante-deux cas où la maladie s'est terminée par la mort, quatre ont offert un érysipèle de la face, et c'est sous l'influence de cette complication que la mort est survenue, tandis qu'aucun des quatre-vingt deux sujets qui ont guéri et dont les observations ont été recueillies, n'en a été affecté. Cette complication, comparée à la perforation intestinale, serait donc, d'après ces résultats, plus fréquente et aussi funeste; mais on conçoit que les chiffres sur lesquels ils reposent sont trop peu nombreux pour qu'on puisse en tirer des inductions générales; cependant il en ressort que l'érysipèle de la face survenant pendant le cours de l'affection typhoïde, est une complication redoutable.

III. L'*inflammation du poumon* survient souvent pendant la durée de l'affection typhoïde, et est encore une grave complication. Cependant sa gravité est presque toujours en raison de son étendue et de l'état général du sujet : nous ne voulons pas parler de cet engouement qui se forme à la partie postérieure des poumons soit pendant les derniers instans de la vie soit immédiatement après la mort. La phlegmasie dont nous parlons peut être bornée à quelque point très peu étendu du poumon, et alors elle constitue la pneumonie lobulaire; on l'observe surtout chez les sujets qui offrent de larges suppurations au sacrum ou sur d'autres parties du corps ; aussi, bien que sous cette forme elle occupe en général moins d'étendue, cependant elle a plus de gravité, toutes choses égales d'ailleurs. D'autres fois la pneumonie occupe une portion considérable d'un lobe ou même un lobe tout entier ; et si, dans ce cas, elle n'est pas arrêtée dans sa marche par les moyens appropriés, elle ne tarde pas à entraîner la mort du malade, avant même, dans beaucoup de cas, que l'inflammation ait passé au second et surtout au troisième degré.

La pneumonie est l'une des complications contre lesquelles on doit se tenir le plus en garde, d'abord parce que dans ce cas elle est le plus souvent latente ou presque latente, c'est-à-dire que ses signes rationnels manquent et que souvent elle ne peut être constatée que par l'examen le mieux dirigé, ensuite parce qu'elle est aggravée par l'état du malade chez lequel elle survient.

IV. L'*inflammation du larynx et de l'épiglotte* vient

quelquefois compliquer d'une manière fâcheuse l'affection typhoïde et aggrave singulièrement le pronostic que l'on doit porter sur cette affection. Ces complications sont d'autant plus graves qu'il est plus difficile de les constater sur le malade et de les combattre d'une manière active. Trois sujets en ont offert des exemples (voyez les VIIIe et XXIVe observations) et tous les trois ont succombé.

V. On a exagéré l'influence fâcheuse des *escarres* qui se forment sur le sacrum, aux talons, ou autres points sur lesquels porte le poids d'une partie du corps. Sur sept malades qui ont offert cette complication, trois seulement ont succombé, quatre ont guéri, et cependant chez plusieurs de ces derniers les surfaces ulcérées offraient une étendue vraiment effrayante. Les soins de propreté et l'éloignement de toute pression sur les points affectés sont impérieusement recommandés dans cet état, et le pronostic devra varier suivant que la position du malade permettra que ces soins lui soient donnés avec plus ou moins d'exactitude et d'intelligence.

VI. La formation *d'abcès* sur les organes extérieurs pendant le cours de la maladie, est loin d'être un phénomène aussi défavorable qu'on pourrait le penser; au contraire, on ne les observe pour ainsi dire que chez les sujets qui guérissent. Ainsi chez aucun des quarante-deux sujets déjà cités qui ont succombé, on n'a observé de ces suppurations extérieures, différentes de l'ulcération qui se forme aux environs du sacrum, tandis que six fois on en a observé des exemples sur des sujets qui ont guéri. Ces abcès occupaient les régions suivantes : le bras, la région précordiale, la région temporale, la région de la parotide, la rainure des fesses, les fesses elles-mêmes; ces suppurations ne pouvaient être considérées comme dépendant soit du contact des matières excrétées, soit de la pression du corps. Il existe aussi sous le rapport du pronostic une différence considérable entre ces suppurations, que nous pourrions appeler spontanées, puisque la cause qui les détermine et fixe le point sur lequel elles se développent nous échappe, et celles qui sont évidemment le résultat de la pression du corps sur certains points; la comparaison des chiffres fera ressortir cette différence.

	Guéris.	Morts.
Suppuration sur les points comprimés	4	3
— sur des parties non comprimées.	6	0
	10	3

INFLUENCE DES SAISONS.

Avant d'entrer dans quelques considérations sur cette influence qui a paru très manifeste dans plusieurs occasions, nous présenterons le tableau de la mortalité de la fièvre typhoïde dans les différens mois de l'année pendant les cinq dernières années.

Janvier	25 malades.	9 morts.
Février	11	3
Mars	13	3
Avril	6	1
Mai	10	6
Juin	10	2
Juillet	4	1

Août	5	3
Septembre	8	3
Octobre	11	4
Novembre	21	5
Décembre	23	7

Si nous examinons la mortalité de chacun de ces mois en particulier, nous trouverons des différences si variables qu'elles ne peuvent dépendre que de circonstances fortuites. Mais en réunissant la mortalité des mois d'été à celle des mois d'hiver, nous pourrons arriver à une moyenne qui nous permettra d'établir une comparaison exacte entre les deux principales saisons de l'année. Ainsi, nous trouvons que dans les mois d'octobre, novembre, décembre, janvier, février et mars,

Sur 104 malades,
31 sont morts;

ce qui porte pour l'hiver la mortalité à 1 mort sur 3 $\frac{1}{2}$ malades.

En réunissant les mois d'avril, mai, juin, juillet, août et septembre, nous trouvons que

Sur 43 malades,
16 sont morts.

La mortalité a donc été pour les mois d'été de un mort sur 2 $\frac{2}{5}$ malades. La différence qui résulte de la comparaison de ces chiffres, bien que peu considérable, mériterait cependant d'influer sur le pronostic s'il était démontré qu'elle dependît réellement de l'action des saisons; mais nous avons tout lieu de croire qu'il en est autrement, car si nous prenons celle des années dernières (1831) pendant laquelle on a reçu à la clinique le plus de sujets atteints d'affections typhoïdes, nous trouverons une différence presque inverse :

	Hiver.	Eté.	
Sur	38	18	malades
	11	5	morts ;

ce qui porte la mortalité pour l'hiver à 1 mort sur 3 $\frac{1}{2}$ malades, et pour l'été à 1 sur 3 $\frac{3}{5}$.

Il est donc évident d'après ces résultats que l'on ne peut trouver dans les chiffres que nous venons de présenter une différence assez appréciable pour servir au pronostic.

Une différence plus incontestable, mais sur laquelle il serait peut être encore plus difficile de baser le pronostic, c'est celle que l'on observe dans la mortalité des années qui se succèdent. Nous donnerons ici le tableau de la mortalité des sujets reçus à la clinique pendant les quatre années dernières.

1830	27 malades	8 morts.
1831	56	16
1832	23	5
1833	30	10

Il y a donc entre ces quatre années pendant lesquelles les malades ont été traités, à peu d'exceptions près, suivant les mêmes principes et par les mêmes moyens, une différence assez notable puisque, pour 1832, nous avons 1 mort sur 4 $\frac{3}{5}$ malades, et en 1833, 1 mort sur 3 malades.

Nous trouverions des différences encore plus remarquables sur la mortalité de la fièvre, si nous ajoutions une foi entière aux tables de mortalité publiées par les médecins anglais et irlandais ; mais, ainsi que nous l'avons déjà dit ailleurs, il est probable qu'ils emploient le mot fièvre (fever) pour désigner des maladies qui pour nous ne sont pas des fièvres typhoïdes. Cependant, comme ils ont été à même de recueillir dans leurs hôpitaux des fiévreux des documens que nous chercherions en vain dans nos propres établissemens, nous allons faire connaître ici ceux de ces chiffres qui nous offriront le plus d'authenticité : nous choisirons de préférence l'hôpital des fiévreux de Londres (1). En comparant les chiffres des 20 années dernières, nous trouvons que la mortalité a varié du quart au dixième ainsi :

En 1818,	sur 599 malades,	104 succombèrent,
1820	437	44
1826	582	109
1828	534	74

Quelle est la mortalité dans le cas où la maladie prend un caractère épidémique très prononcé? est-elle plus forte alors que dans les circonstances ordinaires? c'est ce qu'il nous est impossible de déterminer dans l'absence de documens statistiques authentiques.

ARTICLE VII.

TRAITEMENT.

Le traitement de la maladie typhoïde est l'un des points les plus difficiles et les plus obscurs de la médecine pratique. Parmi les causes qui ont contribué à entretenir l'obscurité qui règne encore sur cette partie importante de l'histoire de l'affection typhoïde, il faut placer d'abord la marche même de

(1) Clinical illustrations of fever by A Tweedie; pag. [illegible], et suiv.

la maladie, les modifications en bien comme en mal qu'elle offre dans son cours naturel et l'incertitude où l'on est pendant sa durée presque entière sur son issue définitive.

En effet, l'affection typhoïde ne suit pas constamment une marche régulière ; elle offre des exaspérations et des améliorations fréquentes et inattendues qui surviennent même dans les cas où la maladie est abandonnée à elle-même : on voit souvent le malade passer subitement d'un état peu grave en apparence à l'état adynamique ou à l'état ataxique, sans que l'on puisse en trouver la raison dans les circonstances au milieu desquelles il est placé. Le délire peut paraître céder, ou devenir plus intense par la marche naturelle de la maladie. La cessation de la céphalalgie qui arrive souvent vers le huitième jour, a quelquefois induit en erreur des médecins qui, attribuant ce changement au traitement prescrit, étaient conduits à en tirer un augure favorable pour la marche ultérieure de la maladie à l'époque même où elle allait en s'aggravant. S'il est quelques-uns de ces changemens que le médecin instruit peut prévoir, mais qui doivent induire en erreur celui qui ne l'est pas, il en est d'autres que rien n'annonce et qu'il faut également se donner de garde d'attribuer à la médication adoptée.

Concluons de ces diverses considérations que l'on doit bien se garder d'attribuer légèrement et sans un examen approfondi les divers changemens qui surviennent pendant le cours de la maladie typhoïde, aux moyens dont l'emploi les a précédés et qu'il est plus difficile de juger de l'efficacité d'une médication dans une maladie qui présente des formes aussi variables, que ne semblent le penser quelques médecins de notre époque qui croient qu'en groupant quelques observations ils peuvent en tirer des conclusions positives sur la question qui nous occupe.

Si, au lieu de chercher à connaître l'influence de tel ou de tel remède sur la marche de la maladie d'après les changemens qui suivent immédiatement son emploi, nous voulons juger d'après l'issue définitive les effets bons ou mauvais d'une méthode quelconque de traitement, les faits, tels que la science nous les fournit aujourd'hui, ne pourront éclairer cette question. Jusqu'ici, quelque variées, quelque opposées même qu'aient été les méthodes de traitement mises en usage dans la maladie typhoïde, non-seulement aucune d'elles n'a eu constamment ni de bons, ni de mauvais effets, mais les différences de mortalité, s'il en existe, ont été assez faibles pour qu'elles aient été obscures et contestées, et pour qu'aux mêmes époques, mais sous l'influence de théories diverses, des hommes de bonne foi aient employé des moyens contraires, et que ces expérimens que la fréquence de la maladie a rendus si communs, n'aient pas encore fourni de résultats satisfaisans. Dans chaque méthode de traitement, la mortalité générale a été assez forte pour démontrer son insuffisance; dans aucune, elle n'a été assez grande pour en démontrer évidemment le danger.

La méthode rationnelle elle-même, dans laquelle le traitement est modifié selon la forme et la période de la maladie, n'a pas pour elle une proportion de succès telle que sa supériorité sur les autres méthodes soit clairement établie.

C'est en partie pour avoir méconnu ces vérités que tous les systèmes qui ont eu quelque vogue en médecine, s'appuyant sur un petit nombre de faits, ont compté des guérisons qui ne leur appartenaient pas exclusivement, et qui, le plus souvent, n'étaient dues qu'à la marche naturelle de la maladie. Le vague et la confusion qui résultent de tant de prétentions presque également absolues, constituent, pour nous, l'une des principales causes de l'incertitude qui règne encore aujourd'hui sur le traitement à opposer à la maladie typhoïde.

Les anciens, qui observaient les phénomènes morbides et les changemens qu'ils présentent dans le cours de la maladie avec une exactitude que depuis on a quelquefois négligée, ayant attribué la guérison des fièvres aux évacuations qu'ils avaient observées dans quelques cas à l'époque où surviennent les premiers signes d'amélioration, et qu'ils appelaient critiques, devaient, lorsque la maladie suivait une marche simple, se garder de l'interrompre par une médication active; mais lorsqu'elle se prolongeait, ou lorsqu'il survenait quelque accident propre à troubler ces évacuations, ils cherchaient à les accélérer ou même à les remplacer. Les phénomènes auxquels ils attribuaient la résolution de la fièvre, et qu'ils cherchaient à produire par des médicamens, étaient le vomissement, la diarrhée, la diaphorèse et les évacuations sanguines.

Après les détails dans lesquels nous sommes entrés ailleurs à l'occasion de ces divers symptômes, il nous est inutile de dire ici que l'on ne peut prendre la plupart de ces évacuations pour des phénomènes critiques, que celles qui, comme le retour de la transpiration, se lient ordinairement à une amélioration, en sont un effet plutôt que la cause, et que conséquemment la médication basée sur cette théorie ne peut être admise dans l'état actuel de la science.

Les médecins qui firent jouer un rôle important dans la maladie qui nous occupe, à la putridité des humeurs, durent chercher dans les substances que l'on a supposées douées de propriétés anti-putrides les moyens à lui opposer. Parmi les médicamens qui ont joui, à des époques différentes, d'une grande renommée, nous trouvons le camphre, le musc, le quinquina, un grand nombre de plantes plus ou moins aromatiques, les vins de diverses espèces, l'alcool, les différentes préparations de quinquina; les acides, minéraux et particulièrement les acides sulfuriques et muriatiques étaient fréquemment employés sous forme de limonade, dite minérale. La plupart de ces substances étaient administrées à l'intérieur et appliquées en topiques à l'extérieur. Toutes étaient destinées à prévenir ou à combattre la putridité que l'on considérait comme la cause principale de la fièvre.

La doctrine qui attribuait toutes les maladies et spécialement les fièvres à l'adynamie ou à l'asthénie employait, dans un but différent, des moyens semblables de traitement; les vins les plus généreux, les préparations que l'on supposait douées des propriétés les plus toniques, les amers, le quinquina sous toutes les formes, étaient administrés pour relever les forces que l'on croyait abattues.

Cette théorie qui avait fait peu de progrès en France y reçut une forte impulsion de la publication de la *nosographie philosophique*. Beaucoup de médecins interprétant mal les idées de Pinel, qui avait conseillé la médication tonique dans la fièvre adynamique l'employèrent dans tous les cas et à toutes les époques, et lui préparèrent l'espèce de réprobation dont elle a été pendant quelque temps l'objet parmi nous.

Quoi qu'il en soit, et bien que les inconvéniens de ce traitement aient été exagérés, cependant on ne saurait le regarder comme applicable à tous les cas. C'est ce que comprit Razori, l'un des partisans du brownisme que l'autorité de son nom et de son talent avait contribué pour beaucoup à répandre en Italie, lorsque, appelé à Gênes pour y traiter une fièvre pétéchiale qui offrait quelques-uns des caractères des maladies asthéniques de Brown, il trouva le traitement stimulant si nuisible qu'il fut obligé de l'abandonner. Ce fut alors que, forcé de chercher une autre méthode de traitement, il fut conduit à la doctrine du *contre-stimulisme*.

L'administration des préparations antimoniales à haute dose fit la base de la nouvelle médication qu'employa Razori dans le traitement de la fièvre. Lorsque le malade lui était confié dans les premiers jours de la maladie, si le sujet était jeune et vigoureux il prescrivait la saignée dès le début, et, immédiatement après, administrait quatre, six, huit, douze, seize grains de tartrate antimonié de potasse dans la boisson aqueuse qui plaisait le plus au malade, la faisant prendre à petite dose pendant toute la journée.

Le kermès minéral est, après l'émétique, le médicament dont il faisait le plus d'usage comme contre-stimulant; il l'associait au nitre, et augmentait la dose suivant la gravité des cas, le malade en prenant un grain ou un grain et demi d'heure en heure ou de deux heures en deux heures. En même temps qu'il prescrivait l'usage soit du tartre stibié, soit du kermès, soit même de ces deux substances alternativement, il ne négligeait pas l'emploi des divers autres moyens qui formaient comme le complément de la médication contre-stimulante. Chez quelques-uns il ordonnait les purgatifs, tels que les sels neutres, la manne, la pulpe de tamarin, etc., à doses également fortes et répétées, consultant, pour le choix de ces divers médicamens, le goût ou les préjugés du malade ou de ses parens; chez d'autres il préférait les lavemens plus ou moins purgatifs, dans lesquels il faisait entrer le plus souvent le tartre émétique; il aidait encore l'action de tous ces moyens contre-stimulans de décoctions végétales, principalement de tamarin, d'une diète sévère et de toutes les conditions hygiéniques les plus convenables.

Le traitement des fièvres d'après cette doctrine aurait eu entre les mains de Razori de tels succès, que, d'après ce qu'il rapporte dans son histoire de la fièvre pétéchiale de Gênes (1), il n'aurait pas perdu

(1) Histoire de la fièvre pétéchiale de Gênes par Razori; trad. par Fontaneille, p. 28.

un seul des malades qui y ont été soumis, bien qu'il en ait traité beaucoup parmi lesquels plusieurs furent dans un grand danger. Si cette méthode n'a pas été employée en France dans le traitement des fièvres, on doit surtout l'attribuer à ce qu'elle ne pouvait s'accorder avec les recherches d'anatomie pathologique qui commençaient à cette époque à prendre faveur et qui, bien ou mal interprétées, donnèrent naissance à la doctrine physiologique.

La médication imposée par cette dernière doctrine est exclusive comme la théorie dont elle découle, et soumet au traitement antiphlogistique plus ou moins énergique les états morbides les plus différens. Elle repousse l'emploi des médicamens héroïques qui seuls peuvent, dans quelques occasions, arracher le malade à une mort presque assurée, ne tient presque aucun compte de l'état général du malade, et poursuit constamment l'inflammation qu'elle croit voir sous divers déguisemens par les saignées locales et générales, les boissons aqueuses, les fomentations et les cataplasmes émolliens et quelquefois par les révulsifs.

Depuis que la pathologie humorale long-temps abandonnée a commencé à être cultivée, la pensée que les différentes fièvres continues pouvaient dépendre d'un état morbide des fluides, ayant été reproduite de nouveau de nos jours et appuyée sur des recherches qui paraissent en rapport avec l'état actuel des sciences, de nouveaux traitemens ont nécessairement été proposés. Les recherches de ce genre qui ont obtenu le plus de crédit sont celles du docteur Clanny de Sunderland et celles du docteur Stevens.

Le premier a exclusivement borné les siennes aux fièvres typhoïdes qu'il rapporte à une altération importante du sang, consistant dans la diminution ou plutôt dans la disparition, pendant le cours de l'affection typhoïde, de la quantité d'acide carbonique que ce fluide contient dans l'état de santé, altération qu'il dit n'avoir rencontrée dans aucune autre maladie. Le moyen de rendre au sang l'acide carbonique qu'il a perdu c'est, suivant le docteur Clanny (1), de faire arriver ce gaz dans l'économie par toutes les voies possibles; l'eau de Seltz, en boisson, prise en grande quantité, les potions effervescentes, l'acide carbonique en lavement forment la base du traitement qu'il propose et qui doit, si nous l'en croyons, lorsqu'il n'y aura pas de complication, avoir autant d'efficacité que le sulfate de quinine dans les fièvres intermittentes, et le mercure dans les affections syphilitiques. Nous-mêmes, ne trouvant aucun motif de repousser l'emploi de ce moyen, nous avons fait quelques essais dont les résultats n'out pas été aussi favorables que l'avait annoncé le docteur Clanny. Ayant résolu, à l'époque où ces recherches furent publiées, de traiter par ce moyen tous les cas de fièvre typhoïde qui seraient envoyés dans notre service à la Charité, nous prescrivîmes l'eau de Seltz en grande quantité chez six malades qui se présentèrent pendant la première année, et ces six malades guérirent; mais l'année suivante la mortalité nous parut plus forte que dans

(1) A lecture upon typhus fever by William Reid Clanny. London, 1828.

les circonstances ordinaires; en sorte que le résultat de ces deux années réunies ne différait pas notablement du résultat ordinaire. Quelque peu nombreux qu'aient été ces essais, nous avons pu en conclure que l'eau de Seltz, ou plutôt le gaz acide carbonique n'est pas un anti-typhoïde aussi puissant que l'avait avancé l'auteur de ces recherches, et nous avons préféré tenter d'autres moyens dont l'inefficacité ne serait pas démontrée encore.

Les recherches du docteur Stevens(1) ont été plus étendues que celles de son compatriote, il paraît avoir analysé le sang dans les fievres les plus différentes et dans divers climats, et avoir trouvé, surtout dans les cas graves, une diminution notable de la quantité des sels qui entrent dans la composition de ce fluide et spécialement du muriate de soude. L'imprégnation de ces matières salines dans le sang étant, suivant ce médecin, la cause de la couleur rouge de ce fluide, tout l'objet du traitement qu'il propose est de rendre au sang la proportion de ces sels dont il est privé, en faisant prendre au malade une quantité suffisante de sels non purgatifs. Non content de les faire arriver dans l'économie par les voies ordinaires, le docteur Stevens pense que dans les cas très graves et lorsque le médecin est appelé seulement dans la dernière période, il doit tenter de les introduire par l'injection d'une solution saline dans les veines.

(1) Observations on the healthy and diseased properties of the blood, by Dr. Stevens.

Cette théorie, qui n'a point encore été jugée par les faits, avait été étendue par l'auteur au traitement du choléra asiatique dans lequel elle a complètement échoué; cet insuccès, sans juger la question relativement à la fièvre typhoïde, est au moins d'un mauvais présage.

Les purgatifs ont été employés à des époques différentes et avec des buts divers dans le traitement de la maladie qui nous occupe. Il n'est sans doute pas de praticien aujourd'hui qui traite uniquement par ces moyens les malades atteints d'affection typhoïde; mais le temps n'est pas encore bien éloigné où, dans un pays voisin, les purgatifs formaient la base du traitement des fièvres. Bien que cette médication, appelée la méthode d'Hamilton, du nom de l'auteur qui l'a mise en vogue, soit maintenant abandonnée même en Angleterre dans son application générale, cependant beaucoup de médecins anglais emploient encore dans le cours de la fièvre typhoïde, des purgatifs qui n'ont pas entre leurs mains les funestes effets que leur ont attribués les partisans de la doctrine physiologique. En France, M. Bretonneau a cherché, à introduire cette dernière méthode qui, si elle n'a pas les avantages que les uns lui ont supposé, n'a pas non plus les inconvéniens que lui ont attribués les autres. L'expérience des Anglais qui l'emploient constamment nous démontre que les craintes qu'elle avait inspirées parmi nous sont au moins exagérées.

Il n'est pas douteux pour nous que les purgatifs peuvent, dans beaucoup de cas, être employés après le début de l'affection typhoïde sans aucun danger;

mais lorsqu'une fois l'époque où d'ordinaire les ulcérations intestinales se forment est arrivée, c'est-à-dire à dater du dixième ou douzième jour, nous pensons que, dans l'état actuel de la science, on doit s'abstenir de tous les moyens thérapeutiques qui en accélérant et multipliant les mouvemens des intestins peuvent amener la rupture du péritoine sur les points correspondans aux ulcérations, et où souvent il est le seul obstacle qui s'oppose au passage des matières de l'intestin dans la cavité péritonéale.

Le nombre et la diversité des méthodes de traitement qui ont été opposées aux fièvres nous prouvent le peu d'influence de la médecine théorique dans le traitement de la maladie qui nous occupe. Tous ces traitemens ont été vantés comme les seuls qui fussent d'accord avec les connaissances de l'époque; tous ont été appuyés de faits qui semblaient déposer en leur faveur, et cependant aucun ne peut nous satisfaire complètement.

La connaissance de tant d'essais, que l'on peut dire avoir été presque également infructueux, ne peut évidemment qu'augmenter l'état de vague et d'incertitude d'un sujet déjà si difficile et si obscur par lui-même.

Quelques autres circonstances encore, qui ne permettent pas d'établir une exacte comparaison entre les résultats de ces différentes médications, ajoutent encore à cette incertitude.

Si tous ces traitemens avaient été employés dans les mêmes conditions, peut-être parviendrait-on, à l'aide de tables nombreuses, à découvrir dans les résultats quelques différences qui pourraient amener à donner la préférence à une méthode sur une autre ; mais il y a tant de circonstances qui contribuent à faire varier ces résultats, qu'on ne doit accepter qu'avec la plus grande circonspection les conséquences qu'on en tire.

Les faits qui pourraient servir à ces recherches ont été recueillis, pour la plupart, dans des épidémies ; or toutes les épidémies n'ont pas la même gravité, et la même épidémie présente, sous ce rapport, des différences remarquables à des époques variées de sa durée ; aux époques même où la maladie ne prend pas une forme épidémique décidée, la mortalité offre souvent des différences assez notables d'une année à l'autre, dans les mêmes localités, et le traitement restant le même.

La mortalité offre encore de grandes différences, indépendamment de toute influence du traitement, suivant que les observations ont été recueillies en ville ou dans les hôpitaux ; et parmi ces derniers, encore, quelques-uns sont dans des conditions particulières qui ne permettent pas de comparer avec exactitude les résultats obtenus dans ces divers établissemens. L'Hôtel-Dieu, par exemple, étant l'hôpital le plus rapproché du bureau central, reçoit dans ses salles un plus grand nombre de cas graves, et qui doivent charger les tables de mortalité de ce vaste hôpital en faveur des hôpitaux excentriques. Il y a encore, sous ce rapport, une plus grande différence entre les hôpitaux civils et les hôpitaux militaires. Ces derniers ne recevant que des sujets de 20 à 30 ans, et les recevant le plus souvent dès le début de la maladie, les autres admettant des sujets de tous les âges et à toutes les époques de leurs maladies ; de là l'extrême difficulté de tirer des conclusions positives en faveur de telle ou de telle médication, d'après des tables de mortalité et même d'après celles qui auraient été faites avec la plus scrupuleuse exactitude.

Quelque grandes que soient ces difficultés, que nous n'avons point exagérées, il n'est cependant pas complètement impossible d'arriver à des résultats utiles pour le traitement de la maladie typhoïde.

Si l'irrégularité de la marche de la maladie ne permet pas d'attribuer constamment à la médication employée l'amélioration ou l'exaspération qui survient sous l'influence de cette médication, prévenus une fois de cette cause d'erreur, nous trouverons pourtant quelques cas où nous serons forcés de reconnaître l'efficacité des médicamens employés et conséquemment où nous pourrons juger de l'opportunité ou de l'inopportunité de leur administration ; mais, pour que ces résultats aient quelque valeur, il faut qu'ils reposent sur un nombre considérable de faits, qu'ils aient été observés sur un grand nombre de sujets pendant plusieurs années de suite et, s'il est possible, dans différentes localités.

Si le rapprochement que nous avons fait des diverses médications employées jusqu'ici nous a démontré par le fait qu'aucune d'elles ne présentait des résultats satisfaisans dans le traitement des fièvres continues, il n'en résulte pas qu'elles doivent toutes être comprises dans une commune réprobation. Dabord, il répugne d'admettre que celles qui ont joui de plus de faveur aient produit tout le mal que leur ont attribué ceux qui professaient des opinions auxquelles ces méthodes thérapeutiques étaient contraires. Peut-on croire que si le traitement par les toniques, par exemple, eût été dans tous les cas aussi défavorable qu'on l'a prétendu, il aurait été si long-temps en vigueur et serait encore employé de nos jours par un certain nombre de praticiens? Croirait-on encore que le traitement antiphlogistique, qui a déjà été vanté bien des fois comme le seul qui pût être opposé à la maladie qui nous occupe, eût conservé aussi long-temps la faveur dont il jouit encore s'il avait produit constamment les mauvais effets qu'on lui a reprochés; nous dirons plus, même, s'il n'avait pas été évident pour ceux qui l'emploient que, dans quelques cas, au moins, ils ont eu à se louer de ses effets? Lorsqu'un traitement est évidemment funeste, il ne tarde pas à être abandonné, même de ses plus chauds partisans.

Si des médications aussi variées ont réussi, au moins quelquefois, dans le traitement de la même maladie, nous en trouvons l'explication dans un fait que nous croyons avoir démontré ; c'est que l'affection typhoïde représentant à elle seule toutes les fièvres continues des auteurs, le traitement a dû varier suivant que la maladie affectait de préférence l'une des formes que nous avons décrites. L'efficacité d'une méthode une fois démontrée par quelques succès, on conçoit comment les grands praticiens ont pu, par cette propension naturelle à tout généraliser, en étendre l'application à un grand nombre de cas, en la modifiant, toutefois, avec ce tact que fournit l'expérience et qui corrige les défauts d'une médication exclusive.

Il ressort de là, que le traitement qui convient à une variété de l'affection typhoïde peut être nuisible dans une variété différente, et que dans les cas où la maladie présente successivement les phénomènes qui appartiennent à plusieurs variétés, le médecin doit aussi varier le traitement à l'instar des changemens qui s'opèrent dans la forme du mal.

Ces considérations ont conduit un grand nombre de médecins à renoncer, dans le traitement de l'affection typhoïde, à toute méthode uniforme qui ne saurait convenir ni aux diverses périodes, ni aux variétés si diverses de cette maladie. Ils ont pensé que la nature de la maladie, que les causes déterminantes étant inconnues, il valait mieux prendre les indications dans l'ensemble des symptômes qui frappent nos sens que dans l'opinion des médecins systématiques. Cette méthode, que nous appelons *rationnelle*, parce qu'elle a pour base le raisonnement, et que l'on a appelée aussi *symptomatique*, parce qu'elle s'appuie sur les symptômes, ne repousse aucun des moyens de traitement; elle n'en adopte également aucun d'une manière exclusive; elle s'attache à distinguer les cas dans lesquels ces divers agens thérapeutiques conviennent de ceux dans lesquels ils pourraient nuire. Elle emploie, selon le cas, les remèdes les plus opposés, les débilitans et les toniques, les évacuans et les astringens, soit chez divers sujets, soit chez le même individu à des époques différentes de la maladie. Cette méthode ne repousse pas même l'usage des remèdes empiriques et les essais propres à éclairer sur leur efficacité. Dans les expériences que nous avons faites sur l'emploi de l'acide carbonique, dans celles que nous faisons encore sur celui des chlorures, nous avons constamment combiné le traitement rationnel avec l'administration de ces médicamens.

Nous allons passer en revue ces divers moyens et spécifier les périodes et les circonstances dans lesquelles ils peuvent être employés, soit dans les cas où l'affection typhoïde conserve le caractère de simplicité qu'elle a dans la plupart des cas, soit dans les différentes complications qui peuvent survenir.

PARAGRAPHE Ier.

TRAITEMENT RATIONNEL.

La maladie typhoïde ne se montre pas toujours avec les phénomènes généraux qui appartiennent aux fièvres inflammatoires, bilieuses, adynamiques et ataxiques; dans un certain nombre de cas, l'appareil fébrile qu'elle présente n'offre aucun des caractères distinctifs des ordres des fièvres de Pinel. Cette forme de la maladie typhoïde ne présente pas d'indication bien tranchée, et, lorsqu'elle ne change pas dans son cours ultérieur, la terminaison est presque constamment favorable, en exceptant les cas toujours à craindre d'une perforation intestinale.

Dans cette forme de la maladie typhoïde, nous nous bornons en général à prescrire des boissons rafraîchissantes, telles que la limonade, la solution de sirop de groseilles, l'orangeade, l'eau pure, prises à de courts intervalles et en quantité proportionnée au besoin, des fomentations émollientes ou des cataplasmes de lin sur le ventre s'il est douloureux; des lotions d'eau vinaigrée sur toute la surface du corps, ou des bains simples si la chaleur est élevée; des lavemens mucilagineux, répétés tous les jours, plusieurs fois; des compresses froides sur le front quand la tête est douloureuse; et des cataplasmes chauds et même sinapisés s'il y a tendance à l'assoupissement et aux rêvasseries.

Dans le plus grand nombre des cas, ces moyens pourraient être employés seuls et la maladie arriver à une issue favorable. Néanmoins, il nous paraît utile, même dans les cas les plus simples de maladie typhoïde, de faire, au début, une saignée du bras, qui a pour premier effet de diminuer la céphalalgie et de hâter l'époque où elle cesse. Nous avons lieu de croire aussi qu'elle peut prévenir le développement ultérieur d'accidens plus ou moins graves. Il résulte en effet des tableaux publiés par M. Louis en 1829, et des observations que nous avons faites depuis cette époque, qu'une saignée pratiquée au commencement de la maladie exerce une influence favorable sur sa durée et sur sa terminaison définitive. On peut aussi recourir, dans les cas de céphalalgie intense ou de douleur abdominale vive, à l'application de quelques sangsues au-dessous des apophyses mastoïdes dans un cas, et à l'anus dans l'autre. On sollicite les évacuations alvines, si elles sont rares, par le petit-lait tamariné, un sel neutre ou quelque autre laxatif doux; on les modère, si elles sont très fréquentes, par les boissons mucilagineuses, l'eau de gomme ou de riz, les demi-lavemens d'amidon, etc.

En même temps qu'on met en usage ces moyens médicamenteux, on doit apporter un grand soin à placer le malade dans les conditions hygiéniques les plus favorables. Les soins hygiéniques ont ici une grande importance, et si quelques médecins éclairés ont élevé des doutes sur l'efficacité des médicamens dans la maladie typhoïde, personne n'a pu douter de l'utilité des secours hygiéniques, des dangers de leur omission. L'expérience n'a que trop bien appris ce que deviennent les malades attaqués de ces affections lorsqu'ils sont accumulés dans des lieux étroits et qu'ils restent privés des soins de propreté, dans leurs propres excrémens, dans l'urine et les matières fécales. La maladie s'aggrave de jour en jour, des escarres se forment sur les tégumens, et le typhus contagieux ne tarde pas à naître et à exercer ses ravages.

Parmi les soins hygiéniques qui sont le plus impérieusement recommandés pendant le cours de l'affection typhoïde, on doit mettre en première ligne le renouvellement de l'air de la pièce où se trouve le malade. L'encombrement étant une des circonstances les plus défavorables, soit pour les malades eux-mêmes, soit pour ceux qui sont appelés a leur donner des soins, le médecin doit apporter toute son attention a ce que les malades, lorsqu'il y en a plusieurs dans la même salle, soient placés à une assez grande distance pour que l'air passe librement entre leurs lits ; les croisées seront ouvertes fréquemment, et l'on évitera de placer les lits dans des alcôves ou de les enfermer dans des rideaux.

Les soins de propreté n'ont pas moins d'influence

sur la marche de la maladie, et spécialement sur son issue définitive. Les selles involontaires qui ont lieu fréquemment dans les cas graves et l'action fâcheuse des matières évacuées sur les parties sur lesquelles porte le poids du corps rendent ces soins bien plus indispensables encore qu'ils ne le sont dans les autres maladies. On ne devra rien négliger pour empêcher que les matières des déjections ne restent en contact avec le malade : le changement des draps de lit, l'interposition d'une alèze entre le siége du malade ou le matelas, ou d'une toile imperméable au-dessus de ce dernier, la propreté de tous les objets qui servent à son usage et de tous les meubles qui entourent son lit sont des soins sur lesquels on ne peut trop insister ; et comme il n'est pas rare que les malades n'aient point la conscience des évacuations et qu'ils ne s'aperçoivent point de l'état dans lequel ils se trouvent, on ne saurait trop recommander aux persones qui les soignent de passer fréquemment la main sous les malades pour s'assurer qu'aucune évacuation n'a eu lieu, et changer immédiatement les alèzes lorsqu'elles ont reçu de l'urine ou des matières fécales. Il est encore quelques autres soins d'une moindre importance pour la maladie typhoïde et qui, ne différant que peu de ceux du même genre que réclament les autres maladies, ne fixeront pas notre attention d'une manière particulière, ils apartiennent à l'étude de l'hygiène en général ; telles sont, par exemple, les règles relatives à la température de la chambre du malade, à l'éloignement de toutes les causes qui pourraient influer d'une manière fâcheuse sur son moral, etc.

Telle est a peu près la base du traitement auquel nous soumettons la plupart des sujets atteints de fièvres typhoïdes, lorsque la maladie n'offre aucun phénomène grave et tant que les accidens fébriles persistent. Mais à l'époque où ces derniers diminuent d'intensité, où l'état général du malade présente les signes d'une amélioration incontestable, alors souvent nous changeons les boissons émollientes en une boisson légèrement amère ou aromatique; la diète cesse d'être aussi sévère, on permet au malade quelques gelées végétales, du bouillon coupé, la limonade vineuse et successivement quelques potages légers, jusqu'à ce qu'il entre en une franche convalescence.

Ce traitement, qui consiste plutôt dans le soin d'éloigner du malade toutes les causes susceptibles de troubler la marche naturelle de la maladie, en l'entourant de tous les moyens hygiéniques convenables, que dans l'emploi d'aucune substance médicamenteuse, ne suffit plus lorsque l'affection revêt les caractères prononcés de l'une des formes que nous avons décrites; alors le médecin ne doit plus se tenir dans une simple expectation; la maladie offre des indications positives à remplir; nous allons les exposer dans les sections suivantes.

SECTION Ire.

Traitement de la fièvre typhoïde inflammatoire.

Lorsque la fièvre typhoïde affecte la forme inflammatoire, le traitement antiphlogistique doit être employé avec plus ou moins d'énergie, selon l'âge et la force des sujets et selon l'intensité des symptômes inflammatoires.

Il y a ici une règle qu'il est important de ne pas oublier ; c'est que, dans la forme de l'affection typhoïde dont nous nous occupons, on ne doit pas employer le traitement antiphlogistique avec la même vigueur que dans la plupart des maladies franchement inflammatoires. Rarement dans une pneumonie, chez un sujet robuste, nous prescrivons moins de deux saignées, fréquemment nous dépassons ce nombre et nous les faisons, en général, beaucoup plus fortes que dans l'affection typhoïde. On doit se rappeler constamment que, dans cette dernière affection, la forme adynamique peut succéder à la forme inflammatoire, ce qui arrive rarement dans les phlegmasies ; de là la nécessité de ménager les forces des malades, et par conséquent d'apporter une sage réserve dans l'emploi des émissions sanguines.

Un autre motif, encore, à l'appui de ce précepte, c'est la fréquence des phlegmasies accidentelles chez les sujets qui ont été le plus débilités, et l'impossibilité où l'on se trouverait de combattre ces complications, si dans le principe on avait employé trop largement les saignées.

En conséquence, dans la forme inflammatoire de la maladie typhoïde, après avoir, au début, pratiqué une ou deux saignées et combattu, au besoin, quelques congestions locales par une ou deux applications de sangsues, on devra généralement renoncer à ces moyens, se borner à une abstinence absolue d'alimens, aux boissons rafraîchissantes, telles que le petit-lait, les émulsions, les limonades végétales, les bains tempérés, les fomentations et les lavemens émolliens, les lotions fraîches sur le front et l'ensemble des secours hygiéniques précédemment indiqués.

Les mêmes moyens conviennent encore dans la seconde période et même dans la troisième, lorsque la maladie ne prend pas un caractère différent. Le seul cas où de nouvelles émissions sanguines pourraient être indiquées serait celui où l'on verrait survenir une inflammation de quelque organe important, chez un sujet qui conserverait encore assez de forces pour que ce moyen pût être tenté. Dans tous les cas, on ne devrait y recourir qu'avec beaucoup de mesure, comme on le fait pour les *saignées exploratrices*.

Si dans son cours ultérieur l'affection typhoïde, primitivement inflammatoire, prend la forme ataxique ou même adynamique, elle peut réclamer des moyens différens, comme on le verra plus loin.

SECTION II.

Traitement de la fièvre typhoïde bilieuse.

Cette forme de la maladie typhoïde ne nous a pas paru réclamer dans son traitement de modifications importantes. L'amertume de la bouche, l'intensité de la soif font vivement désirer aux malades, surtout dans la première période, les boissons fraîches, acidulées, telles que l'orangeade, la limonade, le sirop de groseilles, les décoctions à peine sucrées, des fruits rouges, quand la saison les fournit et spécialement des groseilles, des cerises, des framboises. Il est naturel d'obéir à cet instinct, et d'accorder aux malades celles de ces boissons qu'ils préfèrent et qu'ils prennent d'ailleurs en plus grande abondance.

L'utilité des vomitifs et des purgatifs, et les dangers de la saignée, signalés par des médecins du dernier siècle, ne nous ont pas paru démontrés. Nous avons employé la saignée au début de la fièvre typhoïde bilieuse, comme dans la forme simple de la maladie et par les mêmes motifs, sans avoir jamais observé qu'elle eût un résultat fâcheux.

Quant aux vomitifs spécialement, sur lesquels les avis ont été partagés, nous y avons eu très rarement recours parce que, dans le plus grand nombre des cas, nous avons vu disparaître, sous l'influence des boissons acidulées et légèrement laxatives, les signes qui les indiquaient et spécialement l'enduit jaunâtre de la langue, l'amertume de la bouche, les nausées et les vomissemens bilieux, la constipation. Toutefois, nous sommes portés à croire que les vomitifs peuvent avoir de l'utilité, lorsque, dans les premiers jours de la maladie, l'invasion ayant été subite, l'estomac et les intestins ne sont plus dans les conditions convenables pour digérer les substances alimentaires qu'ils ont reçues, ou lorsqu'il existe des signes évidens de surcharge des premières voies. On doit croire encore que, sous l'influence de ces trois conditions mieux déterminées dans quelques constitutions médicales, dans certaines épidémies, comme dans celle de Lausanne, dont Tissot a donné l'histoire, les vomitifs ont été et pourraient être indiqués et exercer une influence favorable sur la marche de la maladie, comme aussi les saignées pourraient en avoir une fâcheuse. Mais ces observations n'ont été faites que dans le dernier siècle et peut-être avec une disposition d'esprit qui n'était pas exempte de toute idée préconçue. De nouvelles observations sont nécessaires pour fixer le degré de confiance que l'on doit accorder aux premières.

SECTION III.

Traitement de la fièvre typhoïde muqueuse.

Cette forme de la maladie est, comme nous l'avons dit, l'une des moins bien dessinées. C'est aussi celle qui fournit le moins d'indications particulières. Le traitement de la maladie typhoïde, dans sa forme la plus simple, lui est applicable dans le plus grand nombre des cas; seulement on substitue avec avantage aux boissons émollientes que les malades rejeteraient quelquefois par le vomissement, aux acidulées que l'acidité naturelle de la salive semble contre-indiquer, les infusions légèrement amères ou faiblement aromatisées, telles que celles de germandrée, par exemple, de feuilles d'oranger, l'eau de veau ou de poulet, légèrement aromatisée avec le cerfeuil ou le sirop de framboise; dans la seconde période, on donnera quelques boissons amères, telles que l'infusion de petite centaurée ou de chicorée que l'on remplacera plus tard par une infusion de sauge, de camomille ou de menthe, suivant les indications. Lorsque, dans la seconde ou la troisième période, des symptômes ataxiques ou adynamiques remplacent les caractères obscurs de la forme muqueuse, les indications changent aussi bien que dans les variétés précédentes, avec l'état général du sujet.

SECTION IV.

Traitement de la fièvre typhoïde ataxique.

La forme ataxique de la fièvre typhoïde est à la fois l'une des plus graves et celle dont le traitement présente le plus de difficultés. Le désordre de l'innervation, qui en forme le principal caractère, a paru à quelques médecins toujours lié à une phlegmasie et réclamer constamment les antiphlogistiques; d'autres, au contraire, ont vu dans ce désordre un résultat de la débilité et, dans les toniques, le seul moyen propre à la combattre; d'autres, enfin, ont considéré cette perturbation nerveuse comme dépendant d'un état de spasme auquel une série de remèdes, décorés du titre d'*antispasmodiques*, aurait été constamment applicable. La plus grande obscurité règne sur les causes matérielles de ce trouble nerveux, nous devons le reconnaître, et c'est ailleurs que dans des suppositions gratuites que nous devons chercher les moyens de le combattre avec succès.

On doit reconnaître d'abord que les symptômes ataxiques se montrent dans des conditions trop différentes pour qu'une même méthode de traitement soit applicable avec succès à tous les cas. Ici, ils apparaissent dès le début, concurremment avec les symptômes inflammatoires; là, ils ne se montrent qu'à une période très avancée et avec des symptômes adynamiques; ailleurs, le trouble du système nerveux apparaît seul, sans réaction inflammatoire, sans signes d'adynamie. Évidemment un même traitement ne saurait convenir à ces diverses variétés de la fièvre ataxique.

Toutes les fois que la maladie typhoïde se montrera sous la forme inflammatoire ataxique, les indications ne seront pas incertaines; le traitement antiphlogistique sera le seul qui convienne; il sera mis en usage, comme dans la forme inflammatoire, avec un degré d'énergie proportionné à la force du sujet et à l'intensité des symptômes.

Les symptômes ataxiques se montrent-ils au contraire accompagnés des phénomènes adynamiques, ces derniers révèlent à la fois le véritable caractère du mal et le mode de traitement qui lui convient; c'est manifestement aux toniques que l'on doit alors recourir.

Lorsque les symptômes ataxiques se montrent seuls, sans être accompagnés de ces phénomènes clairement inflammatoires ou adynamiques qui lèvent toute incertitude, l'examen attentif des symptômes présens, la recherche exacte de toutes les circonstances qui ont précédé l'invasion de la maladie, peuvent encore éclairer le médecin et établir l'utilité du traitement antiphlogistique dans certains cas et du traitement tonique dans d'autres. La constitution, l'alimentation habituelle des sujets fourniront, dans ces cas, des données qui ne seront pas sans utilité.

Lorsque la maladie ne présente pas d'indications précises, soit par le peu d'intensité de ses symptômes, soit dans ses causes ou dans sa marche, alors on doit se borner à la médication expectante.

SECTION V.

Traitement de la fièvre typhoïde adynamique.

La maladie typhoïde se montre assez fréquemment sous la forme adynamique, et l'adynamie elle-même apparaît avec des degrés divers d'intensité. Se montre-t-elle seulement par la stupeur, une prostration des forces plus grande que celle qu'on observe communément dans la maladie typhoïde, la faiblesse du pouls, les défaillances dans la position assise, l'impossibilité de retenir les excrétions? Elle réclame l'emploi des amers et des aromatiques tels que la décoction de quinquina, les infusions de camomille et de sauge en boissons, en lavemens, en bains, en applications extérieures; on y joint, à dose modérée, le vin, le camphre et quelquefois l'éther. La faiblesse est-elle portée à un degré plus considérable, et se montre-t-elle par l'impossibilité où est le malade d'exécuter les plus faibles mouvemens et de parler, par l'altération profonde des traits, la fétidité de l'haleine, la petitesse et la lenteur du pouls, le peu d'élévation de la chaleur, le refroidissement même? Il faut alors élever les doses des remèdes déjà indiqués, tels que le vin, le camphre, l'éther; employer le quinquina sous forme d'extrait, à la dose de plusieurs gros, d'une à deux onces par la bouche et en lavemens : remplacer les vins de France par les vins alcooliques d'Espagne administrés par cuillerées, à des intervalles déterminés, quatre à cinq fois le jour, toutes les deux heures, toutes les heures même : j'ai fait prendre quelquefois avec un succès inespéré, jusqu'à deux bouteilles de vin de Madère ou de Malaga à certains malades, dans l'espace de quatre à cinq jours.

L'on aurait tort de croire que, dans l'état adynamique, les toniques et les excitans doivent exercer une impression fâcheuse sur les lésions dont les intestins sont le siége; ces mêmes moyens, qui relèvent avec une promptitude et une énergie remarquables les forces générales du malade, ne doivent pas agir d'une manière défavorable sur les lésions qui se trouvent dans ces organes; au contraire, ils semblent exercer sur elles, dans ces cas, un effet favorable.

L'analogie et les faits que nous avons recueillis viennent à l'appui de cette opinion. Tout porte à croire en effet que les ulcérations intestinales doivent, dans ces conditions, réclamer un mode de traitement analogue à celui qui convient dans les ulcérations cutanées qui se forment chez les mêmes sujets. Or, il est d'observation que le digestif animé, que l'emplâtre styrax donnent à ces ulcères un meilleur aspect et en favorisent la cicatrisation. Lorsqu'un sujet succombe après avoir été soumis pendant quelque temps à un traitement tonique, les ulcères de l'intestin ou les plaques gaufrées n'offrent rien dans leur aspect qui indique que les toniques aient exercé sur ces lésions une influence fâcheuse, souvent au contraire elles sont évidemment en voie de cicatrisation ou de résolution : nous en avons vu des exemples remarquables chez les sujets des XIIe, XVIe et XXXVIIe observations.

Sur neuf sujets auxquels nous avons administré pendant les années 1831 et 1832 une médication tonique, et qui tous, au moment où ils furent soumis à cette médication, étaient dans l'état le plus grave et semblaient devoir succomber presque immédiatement par la progression continuellement croissante de la faiblesse, six ont guéri et trois seulement sont morts; cette proportion est d'autant plus remarquable, que tous semblaient devoir succomber promptement si on eût laissé suivre à la maladie sa marche naturelle. Aurions-nous obtenu un tel résultat si la médication tonique avait sur la lésion locale les effets fâcheux qu'on lui attribue?

S'il est important de ne pas commencer l'emploi de la médication tonique pendant que l'état de réaction, déjà trop énergique par lui-même, pourrait recevoir un accroissement fâcheux de l'emploi d'une médication tonique active, il ne l'est pas moins de ne pas attendre que les forces du sujet soient complètement épuisées et ne puissent plus être relevées. Il est difficile de déterminer exactement l'époque à laquelle on doit cesser, dans tous les cas, l'emploi du traitement antiphlogistique ou délayant pour commencer le traitement tonique; c'est au lit des malades plutôt que dans les livres qu'on peut l'apprendre.

Le vin, qui est à la fois pour les malades un remède énergique et un aliment précieux, est d'un grand secours dans le traitement de la fièvre typhoïde adynamique, mais il ne convient pas également dans tous les cas : s'il existe du délire ou des signes évidens de congestion sanguine vers la tête, on doit renoncer à l'emploi de ce moyen dont l'effet serait d'aggraver presque inévitablement ces accidens. Dans les autres cas, le vin sera généralement utile, avec le soin d'en fixer le choix, les doses et le mode d'administration ; et d'abord, quant au choix, on doit préférer les vins froids lorsque la maladie est arrivée à ce point où l'emploi des toniques commence à être indiqué; les vins de Bordeaux, ceux des vins de Bourgogne qui sont peu capiteux conviennent alors spécialement. Lorsque l'adynamie se dessine plus fortement, les vins généreux du midi de la France, et les vins d'Espagne et de Portugal, et spécialement ceux de Malaga et de Madère doivent être préférés ou employés concurremment avec les premiers.

La dose de ces vins doit varier commê leur choix, selon le degré auquel la faiblesse est parvenue ; on les donne généralement par cuillerées, une ou plusieurs fois le jour d'abord, puis à quelques heures d'intervalle, puis toutes les heures, et plus fréquemment encore si l'accroissement de la faiblesse le rendait nécessaire.

Quant au mode d'administration, on donne le vin mêlé aux boissons, dans la proportion d'un quart, d'un tiers, de moitié selon que l'adynamie est plus ou moins prononcée ; ce sont spécialement les vins de Bourgogne et de Bordeaux qu'on administre de cette manière. Quant aux vins plus généreux, on les donne communément purs, et autant que possible dans les intervalles des exacerbations fébriles. Chez quelques sujets l'emploi des vins généreux est promptement suivi d'un effet marqué : le pouls se relève, la chaleur augmente légèrement, les traits reprennent un peu d'expression. On juge qu'une nouvelle dose est nécessaire lorsque le malade retombe dans son affaiblissement habituel. J'ai plusieurs fois porté avec succès la dose de vin de Malaga ou de Madère à huit onces (un quart de bouteille) en 24 heures.

L'éther est surtout utile quand il faut relever instantanément les forces; son action est plus rapide que celle du vin; mais elle est moins durable. Il convient aussi de l'associer à l'extrait de quinquina dans les potions pour en rendre la digestion plus facile. Quant au camphre, nous ne l'employons guère qu'en lavemens, combiné avec le quinquina dans les cas où la faiblesse est grande. Le quinquina et les autres substances amères et aromatiques, les vins généreux, l'ether, ne conviennent pas indistinctement dans tous les cas d'adynamie; un seul de ces médicamens ne pourrait pas remplacer les autres, et tous ne doivent pas être simultanément employés dans tous les cas de fièvre typhoïde adynamique.

Le quinquina employé en infusion, en décoction, et mieux encore en macération aqueuse est l'une des meilleures boissons qu'on puisse faire prendre aux malades; on l'édulcore avec le sirop de limon pour en rendre la saveur moins désagréable. Mais c'est surtout sous la forme d'extrait sec ou mou, à la dose d'une et même de deux onces par jour dans une potion aromatique, que ce remède agit comme un des plus puissans toniques. Quelques médecins ont remplacé l'extrait de quinquina par le sulfate de quinine, qui, étant soluble, est plus facile à faire prendre aux malades que l'extrait, dont la dose d'ailleurs doit être plus élevée. Mais il ne m'est pas démontré que le sulfate de quinine, qui contient tout ce qu'il y a de *fébrifuge* ou d'*antipériodique* dans le quinquina, contienne également tout ce que ce remède renferme de *tonique;* aussi, nonobstant les inconvéniens d'ordre secondaire qu'offre l'administration des extraits de quinquina, et surtout la consistance épaisse des potions dans lesquelles il entre à haute dose, ai-je préféré cette préparation de quinquina aux sels de quinine : je n'ai eu recours à ces derniers que fort rarement et dans les cas seulement où les malades refusaient absolument l'extrait de quinquina ou le rejetaient par le vomissement. Dans les deux cas, on peut aussi remplacer les boissons de quinquina par les infusions de sauge, de serpentaire, de cascarille, etc.

Dans tous les cas où nous prescrivons le quinquina par la bouche, nous l'employons aussi en lavemens, soit en décoction, soit en extrait, sauf le cas où l'intensité du dévoiement s'oppose à ce qu'il séjourne dans l'intestin. Dans ce dernier cas, on ne l'emploie que par la bouche, comme aussi on ne l'administre qu'en lavemens dans les cas où l'estomac le rejette.

Quand on traite par les toniques, on doit agir

avec une énergie proportionnée à l'intensité du mal ; mais les règles à établir doivent être subordonnées au sexe, à l'âge, à la constitution, aux habitudes du malade et varier suivant les différentes périodes. Rarement il est utile d'administrer ces remèdes dès le début ; on doit même, pendant la première période, n'y recourir qu'avec réserve. Mais lorsqu'on arrive vers la seconde ou la troisième période on doit les employer avec plus de confiance et d'énergie.

Avant de remettre sous vos yeux quelques-uns des faits dont vous avez été témoins et dans lesquels l'action favorable des toniques nous paraît bien établie, nous vous en rappellerons deux autres qui remontent à une époque plus éloignée, mais dans lesquels l'influence du traitement tonique est encore, s'il est possible, plus incontestablement démontrée.

Un malade (hôpital de la Charité, salle Saint-Louis), dont M. le professeur Andral a publié l'observation, présentait les symptômes bien distincts d'une fièvre typhoïde adynamique. L'emploi des toniques ayant été suivi de la disparition prompte et complète des symptômes graves, je crus pouvoir l'interrompre. Presque immédiatement après cette interruption les symptômes adynamiques revinrent avec la même intensité ; les mêmes moyens leur furent opposés à doses plus énergiques encore, et firent rapidement couronnés une seconde fois du même succès.

J'aurai toujours présent à l'esprit le fait d'une jeune fille de 24 ans, admise en 1827 ou 1828 à la clinique de la Charité dans un tel état d'adynamie qu'elle était sans mouvement et presque sans voix et sans pouls; la bouche était couverte d'un enduit sec et noirâtre, son ventre météorisé, la peau froide et gluante; les selles étaient involontaires. Je la fis envelopper de flanelles chaudes imprégnées de vin aromatique; je lui prescrivis une potion avec extrait de quinquina et d'éther à haute dose, des lavemens de quinquina camphré et du vin de Malaga par cuillerées à intervalles rapprochés; son état était si grave qu'elle me paraissait agonisante : en faisant ces prescriptions je n'en espérais aucun succès, je ne pensais pas qu'elle vécût le soir; le lendemain je la retrouvai vivante, mais dans un état si désespéré qu'elle semblait ne pas avoir quelques heures à vivre. J'insistai néanmoins sur les moyens propres à ranimer les forces, à rappeler la chaleur, et, après trois ou quatre jours de cette lutte désespérée, la chaleur se rétablit; le pouls reprit quelque résistance et la physionomie quelque expression; l'amélioration se consolida de jour en jour, et cette jeune fille guérit complètement.

XLIVe OBSERVATION.

Séjour récent à Paris. Céphalalgie, prostration, stupeur augmentant sous l'influence du traitement délayant; pneumonie. Guerison par les toniques.

Bastide, âgé de 30 ans, commissionnaire, habitant Paris depuis six mois, d'une constitution robuste et toujours bien portant, est pris, sans causes appréciables, le 9 décembre 1830, de céphalalgie intense, avec un peu de toux, diarrhée colliquative et prostration; il est obligé de garder le lit, mais ne fait aucun traitement; il est couché salle Sainte-Madeleine, n. 24, et le lendemain il offre l'état suivant :

Seizième jour de la maladie; décubitus sur le dos, *facies* exprimant l'abattement; immobilité; intelligence nette, sans stupeur; diarrhée qui varie pour la fréquence; douleurs dans la région cœcale; taches typhoïdes et rosées qui sont peu apparentes sur la peau brune du malade; toux fréquente; sonorité de la poitrine et râle sibilant des deux côtés; langue rouge à sa pointe et vers ses bords, tendant à la sécheresse, insomnie. (*Saignée de* 8 *onces, solution de sirop de groseilles; cataplasme sur l'abdomen.*)

Le dix-septième jour, le sang offre un caillot ferme, sans couenne, avec peu de sérosité; même état des forces; la langue est très sèche et présente deux fentes transversales, larges et profondes; deux selles liquides dans les vingt-quatre heures.

Le dix-huitième jour, la prostration augmente et se complique de stupeur; le malade s'efforce de répondre et brièvement aux questions qui lui sont adressées; quatre selles dans les vingt-quatre heures; peau sèche et brûlante; pouls peu fréquent.

Le vingt-deuxième jour, même état général; la langue très sèche est recouverte, ainsi que les dents, d'un enduit noirâtre; évacuations involontaires; les crachats sont un peu rougeâtres; en arrière, des deux côtés de la poitrine et intérieurement, râle crépitant, avec quelques bulles plus grosses. (*Large vésicatoire sur la poitrine.*)

Le vingt-quatrième jour, les mêmes symptômes persistent, mais la faiblesse va en augmentant; on ne peut presque plus obtenir de réponse du malade qui parle très lentement; les crachats offrent un aspect rouillé très tranché.

Le vingt-septième jour, les selles continuent toujours liquides et involontaires; les crachats sont épais, jaunâtres, avec quelques traces de sang; la peau est sans chaleur, le pouls bat 60 fois par minute. (*Potion avec extrait de quinquina*, 5 *gros; eau de Seltz coupée avec le quart de vin; vin de Malaga* 1 *once.*)

Le vingt-huitième jour, le malade offre peu de différences dans son état, cependant il dit se trouver un peu mieux.

Le vingt-neuvième jour, l'amélioration continue, le pouls bat 72 fois à la minute, un peu plus fort et plus plein; la langue n'est plus aussi sèche, elle est débarrassée de l'enduit noirâtre qui la recouvrait, mais elle reste collante. (Même prescription.)

Le trentième jour, le *facies* est beaucoup meilleur; le malade semble s'intéresser à ce qu'on lui demande et répond bien aux questions; le pouls donne 92; la langue est humide quoiqu'il n'ait pas bu depuis une demi-heure; une seule selle molle dans les vingt-quatre heures; le malade se tourne librement dans son lit et dit sentir ses forces revenir avec rapidité. (*On supprime la potion avec extrait de quinquina et le vin de Malaga; et nous prescrivons eau de Seltz avec quart de vin; trois bouillons, lave-*

mens avec infusion de camomille; fomentations sur l'abdomen avec huile camphrée.)

Le trente-troisième jour, l'état du malade persiste; le pouls médiocrement fort donne 80; la respiration est facile, les crachats sont rares et épais; la poitrine sonne bien et n'offre plus de crépitation; la langue est sèche et rouge au milieu, humide sur les bords; les fentes transversales qu'elle présentait à l'époque de l'entrée du malade paraissent cicatrisées ou remplies par du sang desséché dont l'aspect luisant offre de l'analogie avec une cicatrice; il n'y a point eu de selles depuis deux ou trois jours; le sacrum rouge offre une petite vésicule d'où s'est écoulé un fluide rosé.

Le trente-sixième jour, le malade va bien; il comprend et répond avec intelligence quoique très lentement; une selle un peu ferme dans les vingt-quatre heures, et que, cependant, le malade ne peut retenir. On observe à la partie antérieure et moyenne du bras gauche un furoncle qui est bosselé, et au-dessus une douzaine de taches rouges avec élevure de la peau; au bras droit on voit le même nombre de petites tumeurs, mais dont aucune n'offre encore une saillie aussi considérable que le furoncle du bras gauche qui a plus d'un pouce de diamètre. (*Limonade minérale deux pots; eau de Seltz avec quart de vin; lavemens avec infusion de camomille.*)

Le trente-huitième jour, l'état du malade continue à s'améliorer; le pouls a repris sa force naturelle et bat 70 fois; cependant il continue à lâcher sous lui, mais une fois seulement dans les vingt-quatre heures et des matières presque moulées ; la tumeur du bras gauche a acquis un assez gros volume, les autres ont presque complètement disparu, elle est très douloureuse ; le sacrum offre une légère excoriation. (Même prescription, etc., etc.)

Le quarante-unième jour ; le malade peut maintenant demander le pot de nuit pour aller à la garde robe, ce qui lui arrive rarement ; la langue est tout-à-fait humide ; les fentes transversales sont à peine visibles ; l'abcès du bras gauche est ouvert et fournit une bonne cuillerée à café de pus mêlé de sang. (*Vin de Madère quatre onces ; le quart d'a imens.*)

Les jours suivans l'amélioration se prononce de plus en plus ; les forces renaissent, bien que très lentement ; on diminue la quantité de vin de Madère le cinquantième jour de la maladie ; le cinquante-troisième jour le malade se lève pour la première fois pour se traîner auprès du poêle. Pendant quelque temps il se plaint de douleurs dans les tégumens de la tête, et il sort encore faible le 26 février 1831, après un séjour de plus de deux mois à l'hôpital.

La marche qu'a suivie la maladie dans ce cas est fort remarquable ; aucun des symptômes en particulier n'avait offert une grande intensité ; la réaction fébrile était peu développée ; le sujet était d'une forte constitution et n'avait jamais été malade, et cependant il avait éprouvé une telle débilitation que ce n'est que vingt jours après que son état eut commencé à s'améliorer qu'il pût garder ses selles, bien qu'elles fussent molles et rares.

Si l'on voulait attribuer, dans ce cas, l'amélioration survenue sous l'influence de la médication tonique au peu de développement que semblaient avoir, chez ce sujet, les lésions locales, nous ferions remarquer, d'abord, que très souvent, dans l'affection typhoïde, les symptômes généraux ne sont point en rapport avec les lésions anatomiques, et ensuite que la pneumonie, qui occupait la base des deux poumons et n'avait fait que s'accroître sous l'influence des délayans et du vésicatoire, avait cependant décliné notablement, mais graduellement, sous celle des toniques qui changèrent l'aspect du malade avec une telle promptitude qu'il paraît difficile de ne pas reconnaître ici l'efficacité de leur action.

XLVe OBSERVATION.

Céphalalgie, prostration, stupeur, taches typhoïdes; larges escarres sur le sacrum et les hanches. Les symptômes vont en s'aggravant sous l'influence des boissons délayantes et chlorurées; amélioration rapide sous celle des toniques.

Le nommé Nicolas, âgé de 19 ans, tailleur, habitant Paris depuis sept mois, fut pris, le 3 mars 1831, sans cause appréciable pour lui, de céphalalgie avec fièvre forte, un peu de toux et une grande faiblesse. Il est obligé de garder le repos, et entre, le 7 mars, salle Sainte-Madeleine, n° 25, où il présente l'état suivant.

Le cinquième jour, prostration prononcée avec un peu de stupeur et un léger degré de surdité; cependant le malade répond avec intelligence aux questions qui lui sont adressées; il y a eu un peu de diarrhée depuis hier et quelques coliques; le pouls est plein et fort. (*Saignée de huit onces; riz sirop de gomme; lavement de lin.*)

Les jours suivans, le malade reste à peu près dans le même état, mais avec aggravation des symptômes.

Le treizième jour, la stupeur et la surdité sont très prononcées; la faiblesse musculaire extrême; la diarrhée continue fréquente et la plupart des selles sont involontaires; la langue est très sèche et un peu fuligineuse; l'abdomen, légèrement météorisé, offre, pour la première fois, quelques taches typhoïdes, et est, dans la région cœcale, le siége d'une douleur spontanée qui augmente à la pression. (*Riz sirop de gomme avec chlorure de soude, un scrupule; lavement de lin avec chlorure, un scrupule.*)

Du dix-huitième au dix-neuvième jour, le malade est pris de délire avec accroissement de tous les symptômes et auquel succède un assoupissement presque continuel avec transpiration et développement de nombreux sudamina sur la poitrine, le cou et les bras; le pouls donne 88; les selles, qui sont peu fréquentes, sont le plus souvent involontaires; la quantité de chlorure est doublée, mais sans aucune amélioration; au contraire, le délire revient à plusieurs reprises; le pouls s'affaiblit et se ralentit; la surdité devient complète; les évacuations alvines deviennent très fréquentes et continuellement involontaires; le malade maigrit beaucoup; une escarre large existe sur le sacrum et une sur chaque hanche; le malade est dans une faiblesse extrême : le pouls est petit et misérable. Dans cet état on cesse, le vingt-huitième jour, l'usage des chlorures.

(*Potion avec extrait de quinquina, un gros; vin de Malaga, une once; lavement.*)

Le trentième jour, le malade se trouve un peu mieux; surdité moindre; suspension de la diarrhée. Le trente-unième, il se plaint de la gorge et des oreilles, est un peu moins faible et offre moins de stupeur. On joint aux prescriptions précédentes un peu de gelée. Le trente-deuxième jour, la langue est un peu humide; le pouls, relevé, donne 84. Ce qui incommode le plus le malade, c'est l'obligation où il est de se tenir constamment couché sur le ventre, ne pouvant rester sur le dos ni sur les côtés. On lui accorde le demi-quart et peu à peu les forces reviennent. Cependant, ce n'est qu'après le cinquantième jour de la maladie que la première escarre, celle du sacrum, était cicatrisée; les deux autres ne l'étaient pas encore. A cette époque le malade mangeait les trois quarts et restait courageusement couché sur le ventre; et il ne put sortir que dans les premiers jours de juin, après plus de trois mois de séjour à l'hôpital.

Le sujet de cette observation nous offre les signes d'une lésion intestinale beaucoup plus grave que le précédent, et cependant chez lui l'effet des toniques ne fut ni moins prompt ni moins prononcé, et même le premier signe d'amélioration fut la suspension de la diarrhée. Si les toniques avaient l'effet irritant qu'on leur a supposé, tout en relevant les forces du malade ils eussent dû aggraver les symptômes fournis par le tube digestif.

La rapidité avec laquelle se sont manifestés les effets de la médication tonique et la constance avec laquelle ils se sont soutenus, malgré l'influence débilitante que devait exercer sur l'état général du malade la présence de trois escarres, ne permettent pas de douter de leur action dans ce cas, ni d'attribuer l'amélioration survenue à la marche simple de l'affection. Le malade était arrivé à un tel degré de faiblesse qu'on ne pouvait plus espérer qu'il s'en relevât si des moyens convenables et énergiques n'étaient employés à temps.

L'administration des toniques n'est pas toujours aussi facile qu'on pourrait le penser. On ne peut pas toujours déterminer exactement et de prime abord le degré d'énergie qu'on doit mettre dans leur emploi : à dose trop faible, ils seraient peu utiles; à dose trop élevée, ils pourraient nuire. L'observation suivante va nous offrir un exemple de ces tâtonnemens qui ne peuvent offrir de grands dangers lorsqu'ils sont faits avec prudence, mais qui sont indispensables dans quelques cas.

XLVI. OBSERVATION.

Séjour récent à Paris. Céphalalgie, diarrhée, taches roses lenticulaires ; prostration et stupeur ; évacuations involontaires, soubresauts des tendons ; amélioration sous l'influence des toniques : diminution de la quantité de ces derniers; retour des accidens qui disparaissent quand on augmente la dose des toniques.

Le nommé Chevallier, âgé de 22 ans, maréchal ferrant, demeurant à Paris depuis sept semaines, n'avait jamais encore été malade. En arrivant à Paris, il eut la diarrhée pendant huit jours ; comme il ne trouvait point d'ouvrage, il s'inquiétait ; ce qui, cependant, ne dérangea pas sa santé ; il continuait à se bien nourrir et était très bien portant quand, dans la nuit du 5 au 6 février 1831, il dormit mal ; en s'éveillant, cephalalgie, inappétence, faiblesse extrême et quelques douleurs dans l'abdomen ; il est obligé de garder le lit. Le lendemain quelques nausées. Les 8 et 9, le malade reste encore au lit ; les symptômes augmentent. Le 24 février il est couché salle Sainte-Madeleine, n° 32, ayant pour tout traitement gardé le repos, et pris du vin chaud sucré, les premier et deuxième jours de la maladie, et de l'eau sucrée les autres.

Le dix-huitième jour, prostration et immobilité des traits ; vertiges, lorsque le malade veut s'asseoir sur son lit ; forte cephalalgie ; soif vive ; bouche mauvaise ; langue large, assez épaisse, rouge sur les bords, un peu blanche et peu humide ; l'abdomen est un peu douloureux à la pression dans presque toute son étendue ; selles rares et fermes pendant tout le cours de la maladie ; le pouls est large, plein, assez résistant ; la peau chaude, sans sécheresse notable. (*Saignée de douze onces ; solution de sirop de groseille ; lavement.*)

Le vingtième jour, le malade ne se trouve point mieux ; la prostration est plus prononcée ; le pouls est plus fréquent, moins développé ; la céphalalgie est un peu moindre.

Le vingtième jour, quelques selles liquides pour la première fois. On aperçoit sur l'estomac plusieurs taches typhoïdes qui augmentent en nombre les jours suivans.

Le vingt-neuvième jour, la prostration et la stupeur sont très prononcées; on peut à peine tirer quelques paroles du malade; l'éruption typhoïde se développe très nombreuse sur les bras, les jambes, les cuisses, l'abdomen et la poitrine; les selles deviennent involontaires, trois ou quatre chaque jour; la langue se sèche en partie, conservant néanmoins de l'humidité.

Du trentième au trente-quatrième jour, la faiblesse était extrême; le malade délirait par momens, poussant de temps en temps des cris plaintifs; il y avait des soubresauts presque continuels dans les tendons; le pouls était petit et fréquent. (*Potion avec extrait de quinquina deux onces*; *décoction de quinquina pour boisson; lavement de quinquina.*)

Le trente-sixième jour, les gémissemens sont beaucoup plus rares; il n'y a plus de soubresauts dans les tendons ni de délire; le malade est calme; les évacuations continuent involontaires, quoique rares; la langue est un peu plus humide.

Le trente-huitième jour, les selles ne sont plus involontaires; deux seulement en vingt-quatre heures; le pouls est plus plein, plus fort; l'abdomen est plus douloureux à la pression. Nous réduisons de moitié la quantité de quinquina prescrite chaque jour au malade et qu'il avait continué de prendre régulièrement.

Le trente-neuvième jour, le malade est retombé dans l'état où il était le trente-quatrième jour; il pousse des gémissemens continuels et se sent extrêmement faible; le pouls est petit et fréquent. Nous rétablissons les premières doses de quinquina et prescrivons en outre de l'eau de Seltz avec le quart de vin. Le malade éprouve le même jour quelques vomissemens, par le dégoût que lui causent les préparations de quinquina, mais l'amélioration se prononce dès le lendemain; il éprouve une gaîté assez vive qu'il perd au bout de quelques jours lorsqu'il entre en une franche convalescence pendant laquelle il a maigri considérablement et qui a été très longue; car au soixante-douzième jour de la maladie il ne prenait encore que du bouillon.

Les vomissemens n'ont point été pour nous, dans ce cas, un motif de suspendre l'administration des toniques, et le malade n'en est pas moins entré dans une franche convalescence, mais avec cette particularité que la diarrhée, qui n'était venue qu'après le vingtième jour, et durant le reste de la maladie ne fut jamais très forte, persista pendant toute la durée de la convalescence et avec plus d'intensité que pendant la maladie. Nous conclurons de ce fait que la diarrhée n'a pas été, chez ce sujet, la cause de l'adynamie, puisque cette dernière l'a précédée de plusieurs jours et qu'elle a disparu long-temps avant que la diarrhée eût même atteint son *maximum* d'intensité.

Quant à l'action des toniques, elle a encore été évidente dans ce cas qui nous démontre en outre la nécessité de ne pas s'effrayer pour une légère douleur de l'abdomen ou pour quelques vomissemens survenant pendant leur administration.

Après avoir passé en revue les indications qui ressortent des différentes formes de la maladie typhoïde, il nous reste à examiner quelques médications qui peuvent être employées presque indifféremment dans ces formes diverses et dont il n'a pu être question jusqu'ici que d'une manière très sommaire.

Les *révulsifs* ne sont pas tous employés indifféremment à toutes les périodes de l'affection typhoïde : les uns, comme les pédiluves simples ou aiguisés avec de la farine de moutarde, les cataplasmes chauds sinapisés peuvent être employés avec avantage dans la première période lorsque, par exemple, la céphalalgie a une grande intensité ou qu'une congestion semble se faire du côté du cerveau; on peut encore, à la même époque, appliquer des sinapismes quand le délire est aigu. Mais c'est surtout pendant la seconde et la troisième période que les sinapismes et les vésicatoires sont le plus communément employés, soit pour relever les forces, soit pour combattre quelques symptômes graves ou quelque complication. Cependant, les praticiens ne sont pas d'accord sur l'opportunité de ces moyens dans les deux circonstances que nous venons d'indiquer.

Ainsi, l'utilité des vésicatoires est contestée dans leur application comme moyen destiné à relever les forces; car, outre qu'ils ne produisent qu'un effet d'une courte durée et que l'on ne peut répéter à volonté, ils constituent encore souvent une complication fâcheuse par les ulcérations qui leur succèdent fréquemment chez quelques sujets atteints d'affection typhoïde. Aussi beaucoup de praticiens ont renoncé presque complètement aux révulsifs qui causent des plaies, et leur préfèrent généralement les sinapismes; mais on doit, quand on emploie la moutarde ou les cataplasmes sinapisés, ne pas les laisser au-delà de vingt minutes, car les ulcérations qu'ils déterminent sont difficiles à guérir, et l'on prendra soin, après les avoir enlevés, de frictionner avec de l'huile la partie sur laquelle ils avaient été appliqués.

C'est encore au traitement rationnel que doivent être rapportés quelques autres moyens dont l'action porte spécialement sur la peau qui offre le plus souvent, pendant l'affection typhoïde, une chaleur sèche et âcre. Nous voulons parler des bains, des affusions chaudes et froides, des lotions, des frictions, etc.

Ce n'est pas seulement pour combattre la sécheresse des tégumens que ces moyens sont utiles, on a encore en vue une action plus générale et dirigée spécialement sur le système nerveux qui est si profondément altéré dans l'affection typhoide. On peut aussi, en agissant sur la vaste surface des tégumens, déterminer une forte révulsion et attirer vers la périphérie le sang qui tend toujours à se porter à l'intérieur et à y former des congestions quelquefois plus funestes que la maladie elle-même. On voit souvent le malade auquel on avait prescrit un bain tiède, en sortir au bout de quinze ou vingt minutes avec une amélioration notable, mais qui, dans la plupart des cas, ne tarde pas à disparaître. L'eau froide ou tiède en affusion sur tout le corps et spécialement sur la tête, modère la chaleur et donne à la peau une souplesse qu'elle conserve quelque temps; il n'est pas rare de voir survenir immédiatement une transpiration, ou seulement une douce moiteur de la peau, chez des sujets qui en étaient privés depuis long-temps. On conçoit que ces moyens, employés avec persévérance, puissent exercer une influence heureuse sur l'issue de la maladie.

SECTION VI.

Accidens et complications.

Il est quelques phénomènes particuliers qui réclament, soit une une modification dans le traitement général, soit une médication tout-à-fait spéciale. Nous allons les indiquer sommairement.

1° *Hémorrhagies*. L'épistaxis et l'hémorrhagie intestinale sont, comme nous l'avons vu, les seules que l'on observe dans la maladie typhoïde. Les épistaxis ne sont presque jamais assez abondantes pour mettre en danger l'existence du malade. Comme le plus souvent elles ont lieu dans la première période ou au commencement de la seconde à une époque où la saignée est employée avec avantage et où la faiblesse n'est pas encore grande, elles ne réclament aucune modification dans le traitement. Toutefois, si l'abondance, la prolongation, le retour fréquent de l'hémorrhagie déterminaient un affaiblissement assez considérable pour qu'il en résultât quelque inconvénient, on devrait chercher à arrêter le sang en rafraîchissant l'air que respire le malade, en faisant aspirer de l'eau froide par les narines, en plaçant des ligatures sur les membres; on devrait même avoir recours au tamponnement des fosses nasales si le cas l'exigeait.

L'hémorrhagie intestinale, qui offre plus de gravité à raison de l'époque à laquelle elle arrive et de la quantité de sang qui est perdue, exige une attention d'autant plus grande que la mort peut être le résultat de la perte de sang. Bien que dans quelques cas où cette hémorrhagie a été modérée, elle ait été suivie d'une amélioration à laquelle elle a paru avoir quelque part, toutefois elle doit toujours être considérée comme un phénomène grave, et combattue, lorsqu'elle est peu considérable, par l'éloignement des causes propres à l'entretenir, et quand elle est abondante, par les moyens les plus actifs, tels que l'eau froide, même à la glace, en boisson, en lavement, en applications sur le ventre; les limonades, l'extrait de ratanhia.

2° Les *escarres* constituent un accident si grave, qu'on ne saurait mettre trop de soin à en prévenir la formation, et, quand elles sont formées, à en obtenir la guérison. Pour préserver les malades d'un accident aussi redoutable, il faut, avant tout, apporter un soin continuel à les changer fréquemment de position. Le médecin doit donc, lorsque déjà la maladie a duré quelque temps, s'informer ou s'assurer par lui-même si les parties qui supportent habituellement le poids du corps, le sacrum et les hanches surtout, offrent cette rougeur qui précède, dans la plupart des cas, la mortification. Il y aura alors indication d'exiger du malade qu'il évite de se coucher sur cette partie ; si c'est le sacrum qui offre cette rougeur, le malade devra se tenir couché, tantôt sur un côté, tantôt sur l'autre, ou même sur le ventre, quelque incommodes que soient ces positions.

Cette indication sera encore plus précise lorsque l'escarre sera formée. Alors on devra la couvrir avec l'emplâtre de diachylon gommé et même la panser avec l'onguent de la mère, lorsqu'elle paraîtra peu disposée à se détacher. Le pansement de la plaie qui succède à la chute de l'escarre ne diffère pas de celui des plaies ordinaires, c'est-à-dire qu'on se borne à la panser avec la charpie et le cérat simple, tant qu'il n'y a pas contre-indication. Si la plaie prend un aspect blafard, si au lieu de tendre à la cicatrisation, elle reste stationnaire, on pratiquera à sa surface quelques lotions stimulantes, et on la pansera avec l'onguent styrax. Ce que nous venons de dire ici du traitement des plaies qui succèdent aux escarres convient également à celui des vésicatoires ulcérés.

Tous les soins de propreté sur lesquels nous avons insisté sont réclamés dans cette circonstance avec plus d'instance encore que pendant tout le reste du cours de la maladie. Et, ici, nous ne pouvons nous dispenser de payer un juste tribut aux sœurs hospitalières de l'Hôtel-Dieu, pour les soins qu'elles prodiguent aux malades atteints de ce fâcheux accident. Nous devons dire que la plupart de ceux qui guérissent dans nos salles à la suite de ces ulcérations doivent la conservation de leur existence aux bons soins qu'ils ont reçus d'elles. Quand on les a vu faire elles-mêmes ces pansemens si fréquemment répétés, quand on a été témoin de l'empressement avec lequel elles se livrent à des occupations si pénibles, et nous dirons si répugnantes pour leur sexe et leur profession religieuse, des attentions qu'elles ont pour leurs *grands malades*, pour ces infortunés qui, malgré les secours les plus éclairés, seraient voués, sans ces soins de chaque instant, à une mort presque assurée, on ne peut qu'admirer leur généreux dévouement avec tous les amis de l'humanité.

Un médecin anglais (le docteur Arnott) a proposé dans ces derniers temps d'employer, dans les circonstances dont nous venons de parler à l'instant, un lit qu'il a nommé lit hydrostatique, et qui présente l'avantage de répartir tout le poids du corps sur une très large surface; mais nous ne croyons pas que l'essai de ce lit ait été fait dans un nombre de cas assez considérable pour juger la question de son utilité (1).

Complication.

Les *phlegmasies* qui se montrent dans la première période de l'affection typhoïde, à plus forte raison dès son début, n'ajoutent pas beaucoup à sa gravité et ne réclament d'autre modification dans le traitement qu'un emploi un peu plus large et plus prolongé des antiphlogistiques et spécialement de la saignée. Il en est autrement lorsque ces inflammations ne se développent qu'à une époque avancée de la maladie, dans la troisième période, par exemple, ou même pendant la convalescence : le malade présentant un état général qui réclame une médication tonique, et une affection locale qui semble ne pouvoir etre traitée que par une méthode débilitante, la conduite du médecin est

(1) Gazette médicale, vol. 3. Année 1832, p. 720.

difficile à tracer, et les praticiens les plus consommés éprouvent quelquefois un grand embarras.

Si l'état du malade pouvait permettre alors des évacuations sanguines, on devrait y avoir recours avec toute la circonspection convenable, employer les saignées locales et particulièrement les ventouses scarifiées, à raison de leur double effet, de préférence aux saignées générales. Lorsqu'au contraire, comme cela a lieu le plus souvent, l'adynamie est assez prononcée pour que l'on ne puisse sans danger employer ces évacuations, le médecin devra s'en abstenir entièrement, suivre l'indication générale, continuer l'administration des toniques, et combattre l'affection locale par quelques révulsifs appliqués plus ou moins loin de l'organe malade. Ainsi, dans un cas de pneumonie lobulaire, on applique sur les parois de la poitrine un emplâtre rubéfiant, ou mieux, un vésicatoire. Dans un cas d'érysipèle à la face, on porte des révulsifs sur des organes plus éloignés, on appelle le sang aux pieds, soit par des sinapismes, soit simplement par des flanelles très chaudes, enveloppées de taffetas gommé.

L'innocuité du traitement tonique sur une phlegmasie du poumon ou de tout autre organe ne doit pas plus nous étonner que la guérison des ulcères intestinaux, sous l'influence de la même médication. Nous avons trouvé chez les sujets des XIIe et XXXVIIe observations, qui sont morts après avoir été soumis pendant un temps plus ou moins long aux toniques, les ulcères des intestins cicatrisés ou en voie de cicatrisation; pourquoi en serait-il autrement des phlegmasies qui surviennent pendant le cours de la maladie typhoïde?

Perforation intestinale. Cet accident est le plus funeste pour le malade, et le plus pénible pour le médecin, qui voit clairement la cause et la portée du mal, et qui n'a aucun moyen à lui opposer. Le traitement qu'on emploie avec succès dans les inflammations ordinaires est ici sans action, parce que, dans cette circonstance, la maladie, c'est le passage dans le péritoine des matières intestinales, et que l'inflammation qui en est la conséquence ne peut céder, lorsque la cause qui l'a produite tend sans cesse à l'entretenir et à l'augmenter.

Dans les cas où de semblables perforations ont eu lieu dans nos salles, nous leur avons opposé, comme moyens spéciaux et faute d'en connaître de meilleurs, l'immobilité entière du corps et la suspension de toute espèce de boisson, permettant seulement aux malades de sucer quelque peu d'orange, et de tenir de l'eau fraîche dans leur bouche. En éloignant ainsi les deux conditions les plus propres à augmenter l'épanchement, nous avions l'espoir de retarder la marche de la maladie et de favoriser la formation des adhérences autour du point perforé. Dans aucun cas ces moyens n'ont été couronnés de succès, et lorsque pareil accident se présentera à notre observation, nous n'hésiterons pas à mettre immédiatement en usage avec énergie le moyen que deux médecins irlandais, le professeur Graves et le docteur Stokes, ont expérimenté avec quelques avantages, l'opium à très haute dose.

Le docteur Graves, qui eut le premier la pensée d'employer cette médication dans le traitement de la péritonite par perforation, y fut amené par une série de faits qui, bien que d'une nature différente de ceux dont nous nous occupons ici, n'en offrent pas moins d'intérêt. Nous allons les indiquer brièvement.

Appelé à donner des soins à une femme hydropique qui venait d'être prise d'une violente péritonite à la suite de la paracenthèse, il la trouva si faible, si épuisée, qu'il était manifestement impossible de recourir à la saignée. Le docteur Graves prescrivit une forte dose d'opium dans le dessein d'arrêter le vomissement, la malade dormit quelques heures, et offrit à son réveil une amélioration considérable; une nouvelle dose fut suivie des mêmes effets bienfaisans, et sous l'influence de ce traitement seul la femme guérit complètement (1).

Le second sujet fut une femme qui avait été admise à l'hôpital Meath pour un abcès du foie. Une incision fut pratiquée pour donner issue au pus qui, au lieu de sortir par la plaie, s'épancha dans le péritoine et détermina immédiatement une violente péritonite. On ne fit pas de saignée à la malade, on n'appliqua pas une seule sangsue; elle fut traitée par de fortes doses d'opium, des vésicatoires furent appliqués et saupoudrés de morphine, un régime fortifiant fut prescrit, (vin et porter.) Les symptômes de la péritonite disparurent complètement, et la malade ayant succombé un mois après aux progrès de la

(1) Leçons cliniques du docteur Stokes; The London médical and surgical journal, vol. IV, p. 330.

maladie du foie, l'autopsie confirma complètement le diagnostic qui avait été porté (1).

La troisième observation de péritonite traitée par l'opium à haute dose appartient au docteur Stokes et est relative à un cas de perforation intestinale (2).

Le sujet était un enfant de douze ans, qui présentait en apparence tous les symptômes d'une entérite. Parvenu au dixième jour de la maladie, il offrit un grand accablement; le facies était décomposé, le pouls vif et intermittent, et tout l'abdomen excessivement douloureux. Il y avait des vomissemens fréquens, et de la diarrhée avec tenesme. Le ventre fut couvert de sangsues, et le malade placé dans un bain chaud. Le lendemain le pouls était plus fort; on fit une saignée qui ne se couvrit pas de couenne. Il fut admis le même jour à l'hôpital avec les traits décomposés, l'expression d'une grande anxiété et d'une vive souffrance.

Les extrémités étaient froides et le pouls était à peine perceptible; la respiration très accélérée, le ventre énorme et très sensible, le tenesme constant.

Le docteur Stokes jugea convenable de lui donner de l'opium à haute dose, et le prescrivit sous forme de gouttes noires (Black drops) de deux en deux heures; il y joignit des frictions mercurielles sur le ventre. Le lendemain, il y avait une amélioration notable, le pouls était plein et mou; les extrémités étaient chaudes; la face avait perdu son expression hippocratique; le malade supportait

(1) The Dublin hospital reports and communications in medicin and surgery, vol. V, p. 93.

(2) Leçons cliniques, loc. cit.

la pression sur l'abdomen ; le tenesme avait cessé. Cet enfant qui, la veille, était presque insensible à tous les objets extérieurs, exprimait du contentement et avait la confiance qu'il guérirait. Le même traitement fut continué encore pendant deux jours, et alors tous les symptômes de la péritonite avaient complètement disparu. Mais comme on crut que la constipation pouvait lui être nuisible, soit erreur, soit plutôt, comme le dit par un honorable aveu le docteur Stockes lui-même, par le fait de l'habitude où sont les médecins anglais de tenir constamment libre le ventre de leurs malades, une petite dose de sel de LaRochelle fut donnée à l'enfant qui eut trois ou quatre selles et fut repris en même temps de tous les symptômes de la péritonite à laquelle il succomba rapidement. A l'ouverture, on trouva une perforation dans le cœcum.

Le quatrième fait (1) a pour sujet un malade qui, après avoir pris une forte dose de sel de glauber, eut un dévoiement considérable et présenta ensuite tout à coup tous les symptômes d'une péritonite suraiguë. Admis dans l'hôpital, il fut traité par l'opium à doses fortes et fréquemment répétées, et sans éprouver le moindre symptôme de narcotisme. La même méthode fut continuée, mais en diminuant chaque jour la quantité d'opium, jusqu'au dixième jour que la convalescence fut complètement établie. Il avait pris pendant ce temps au moins cent quatre-vingt-quatre grains d'opium.

(4) The cyclopœdia of practical medicin; article, péritonite par la perforation de la séreuse; vol III, p. 315.

Les médecins qui ont employé cette médication, y furent amenés par la connaissance des phénomènes qui succèdent à la perforation.

L'un des premiers effets de toute inflammation aiguë du péritoine est l'exhalation d'une certaine quantité de lymphe plastique qui forme les adhérences. Ces dernières, dans les cas où la péritonite est générale, sont si nombreuses que les intestins semblent, au premier abord, ne former qu'une seule masse. Il est donc possible, dans les cas de perforation, que la portion du péritoine environnant l'ulcère contracte rapidement des adhérences qui circonscrivent l'épanchement des matières intestinales et mettent ainsi des bornes à l'extension de la péritonite; mais ces adhérences étant par leur mollesse et par suite de leur formation récente trop faibles pour résister aux mouvemens dont sont agités les intestins, elles doivent se rompre facilement et permettre l'épanchement d'une certaine quantité de matières dans le péritoine; c'est ce qui est arrivé chez le sujet de l'avant-dernière observation, chez lequel tous les symptômes de la péritonite paraissaient avoir disparu, quand l'emploi intempestif du sel de La Rochelle fit immédiatement reparaître tous les accidens.

La première condition de succès dans le traitement de la péritonite résultant de la perforation intestinale est donc l'immobilité la plus complète de l'intestin; et il n'est peut-être pas de médicament plus propre à produire cet effet que l'opium qui calme les douleurs de la péritonite, suspend les mouvemens péristaltiques du tube digestif, ralentit, s'il n'arrête pas complètement, le cours des matières intestinales, et permet aux adhérences formées autour de la perforation d'acquérir une solidité suffisante pour qu'elles puissent résister aux mouvemens de l'intestin et à l'action directe des matières intestinales déjà épanchées et sur lesquelles pressent celles qui sont encore contenues dans les intestins. Le traitement doit être prolongé, non-seulement jusqu'à ce que tous les symptômes de la péritonite aient complètement disparu, mais encore pendant un temps assez long pour que l'on soit certain que les adhérences ont acquis ce degré de consistance qui met à l'abri de tout *décollement*. Il y a peu d'inconvéniens à prolonger le traitement au-delà du terme necessaire. Il y aurait, comme on l'a vu, le plus grand danger à l'interrompre prématurément.

Il est à peine nécessaire d'ajouter qu'en employant l'opium, on doit, comme le simple bon sens l'indique, éviter aussi long-temps que possible que le malade prenne aucune espèce de boisson, proscrire même les lavemens, recommander la plus complète immobilité.

Le docteur Stokes rapporte que ce traitement a été employé plusieurs fois à l'hôpital Stephens dans des cas de perforation intestinale par causes externes, et qu'il n'a réussi que chez un seul sujet. Il attribue la rar té du succès, dans ces cas, à la largeur de la perforation qui est ordinairement beaucoup plus considérable que dans les perforations spontanées.

SECTION VII.

Traitement pendant la convalescence.

L'affection typhoïde est l'une des maladies à la suite desquelles la convalescence est le plus longue et le plus difficile à diriger. C'est dans le tube digestif que se trouvent les lésions les plus graves, et il est bien démontré par quelques ouvertures pratiquées sur des sujets morts pendant leur convalescence que le malade se croît hors de danger et réclame des alimens long-temps avant que les ulcérations soient complètement cicatrisées. S'il est important de ne pas prolonger l'abstinence au-delà du temps nécessaire, il ne l'est pas moins de n'accorder aux convalescens que les substances alimentaires qu'ils peuvent digérer.

Tant que la peau conserve de la chaleur, les boissons appropriées à la forme et à la période de la maladie doivent suffire à l'espèce d'alimentation dont le malade a besoin; mais quand la chaleur tombe, on peut, si la bouche est complètement humide, et lors même que le pouls conserverait quelque fréquence, accorder quelques alimens liquides, comme les bouillons de veau ou de poulet, le lait de poule, de l'eau laiteuse à la dose de quelques cuillerées d'abord; si ces premiers alimens sont bien digérés, on en augmente peu à peu la quantité, on diminue la proportion d'eau qui entre dans leur préparation, on y ajoute quelques fécules, et l'on arrive ainsi peu à peu, avec plus ou moins de rapidité selon les cas, aux alimens solides.

Lorsque l'appétit est lent à revenir, que les sujets sont très faibles, on leur fait continuer ou commencer l'usage des boissons amères, telles que l'infusion de chicorée sauvage, de petite centaurée, de quinquina, aussi long-temps que l'exigent l'inappétence et la faiblesse.

Le séjour à la campagne hâte singulièrement le rétablissement des convalescens, et cette condition hygiénique ne doit pas être négligée lorsque rien n'y met obstacle.

PARAGRAPHE II (1).

DU TRAITEMENT PAR LES CHLORURES.

Les faits n'ayant que trop démontré l'impuissance des divers moyens théoriques dans le traitement de la fièvre typhoïde, et le traitement rationnel lui-même étant insuffisant dans une certaine proportion des cas, devait-on rester indéfiniment dans le chemin frayé ou chercher contre une maladie aussi terrible un remède plus efficace que ceux qui lui ont été opposés jusqu'ici?

Personne n'est plus convaincu que moi de tous les inconvéniens et de tous les dangers des essais thérapeutiques, et de la circonspection que le médecin doit apporter d ıns ce genre de recherches. En même temps que le désir d'être utile tend à l'entraîner vers la voie de l'expérimentation, la crainte de nuire

(1) Ce paragraphe et l'article suivant appartiennent entièrement à M. le professeur Chomel.

doit toujours lui être présente et le plus souvent l'arrêter. Aussi toutes les fois que l'expérience, qui est en quelque sorte le résumé des expérimens et des observations de tous les lieux et de tous les temps, aura montré l'utilité d'une méthode de traitement, devra-t-on ne pas abandonner les moyens thérapeutiques qu'elle a sanctionnés pour adopter ces remèdes annoncés chaque jour avec tant de légèreté, et trop souvent accueillis avec une crédulité déplorable. D'un autre côté, si, indistinctement et dans tous les cas, le médecin craignait d'expérimenter, sa pusillanimité mettrait indéfiniment obstacle aux progrès de l'art, et deviendrait autant et peut-être plus préjudiciable à l'humanité que les essais les plus téméraires. Dans un certain nombre de maladies, l'impuissance reconnue de l'art montre la nécessité de nouveaux essais, qui, lors même qu'ils sont infructueux, peuvent encore honorer le médecin qui s'y livre, s'il sait mettre dans l'administration des remèdes la prudence convenable, dans l'observation des faits l'attention et l'indépendance nécessaires, et dans les conclusions qu'il en tire la sévérité d'un esprit exact qui ne cherche que la vérité. Il est tel cas dans lequel le médecin est coupable s'il n'essaie pas un remède différent de ceux qui ont été essayés avant lui; dans la rage par exemple, où tous les moyens employés jusqu'ici ont constamment échoué, n'est-il pas dans l'impérieuse obligation de chercher quelque indication nouvelle, quelque remède différent de ceux dont l'impuissance est démontrée? Dans d'autres maladies l'expérimentation, sans être aussi clairement imposée au médecin, est encore un devoir pour lui : telles sont la plupart des lésions dites organiques, généralement reconnues pour maladies incurables ; telles sont aussi plusieurs autres affections soit aiguës, soit chroniques, dans lesquelles l'influence des remèdes généralement usités est obscure ou faible et dont le traitement laisse encore beaucoup à désirer, soit pour en abréger la durée, soit pour en prévenir la terminaison funeste, ou du moins pour la rendre plus rare : la fièvre typhoïde appartient à cette dernière série.

Plusieurs circonstances concourent ici à engager et à soutenir le médecin dans la voie hasardeuse de l'expérimentation. Et d'abord, la disproportion qui existe souvent entre la gravité du mal et l'importance des lésions anatomiques conduit à présumer que, dans un certain nombre de cas où la mort a eu lieu, elle n'était pas inévitable ; en second lieu, les moyens les plus opposés ayant été mis en usage contre la fièvre typhoïde par des médecins de diverses écoles, et par quelques-uns chez tous les sujets indistinctement et à toutes les périodes de la maladie, sans différences bien notables dans la mortalité, il s'ensuit, d'une part, qu'il est impossible de ne pas avoir des doutes très légitimes sur l'efficacité de ces méthodes (1), et que, d'autre part, leur innocuité doit rassurer le médecin qui se livrera avec la prudence convenable à de nouveaux expérimens.

(1) Laennec disait en parlant des fièvres graves qu'elles étaient de toutes les maladies celles dans lesquelles l'impuissance de l'art était plus manifeste, la puissance de la nature plus évidente.

Tels sont les motifs qui nous ont engagés depuis un certain nombre d'années à essayer dans le traitement de la maladie typhoïde quelques moyens différens de ceux qu'on lui oppose habituellement. Nous avons employé d'abord, comme on l'a vu ailleurs, l'eau chargée d'acide carbonique, en boissons et en lavemens; et, après avoir obtenu dans la première année quelques succès qui ne se sont pas soutenus dans la seconde, nous avons commencé l'emploi des chlorures sur la proposition qui nous en fut faite, en 1831, par un jeune médecin qui suivait alors nos leçons cliniques à l'Hôtel-Dieu. Nous avons d'autant moins hésité à tenter ce moyen, qu'il n'excluait aucun des moyens rationnels généralement employés, comme la saignée, au début, les toniques, à une époque avancée et lorsque l'adynamie les réclamait; c'était un moyen ajouté au traitement ordinaire plutôt qu'un traitement nouveau.

Nous avons choisi parmi les chlorures celui de soude, qui est le plus généralement employé en médecine; nous l'avons prescrit en solution dans une boisson qui ne fût point acide, le plus souvent dans une simple solution de sirop de gomme.

Pour fixer la dose à laquelle ce chlorure devait être administré, nous avons fait dissoudre des proportions diverses de chlorure dans le véhicule indiqué; nous les avons goûtées; nous avons trouvé qu'un grain ou un grain et demi de chlorure par once de véhicule donnait une saveur très prononcée, mais supportable. Pour quelques sujets chez lesquels la saveur nauséeuse du remède provoquait des vomissemens ou des envies de vomir, nous avons substitué avec avantage à la solution de sirop de gomme une infusion légère de germandrée ou quelques autres plantes amères, nous avons engagé les malades à boire le plus possible de cette solution. La plupart en ont pris par jour de 3 à 5 pots (de 18 onces chaque). Nous avons prescrit des lavemens mucilagineux contenant la même proportion de chlorure, répétés matin et soir; nous avons joint à ces moyens des lotions répétées quatre fois le jour, par tout le corps, avec le chlorure de soude pur; nous en avons arrosé les cataplasmes dont le ventre était couvert; nous l'avons fait verser dans chacun des bains que prenaient nos malades, à la dose d'une pinte; enfin des aspersions de chlorure ont été faites plusieurs fois le jour sur les couvertures et les draps, et des vases qui en étaient remplis ont été placés sous le lit.

Quelques médecins ont administré le chlorure de soude à une dose beaucoup plus élevée, à celle de deux gros par pinte, dans une boisson acide, telle que la limonade. Nous l'avons nous-même employé à cette dose et sous cette forme; mais indépendamment de la décomposition du chlorure par l'acide citrique et de la difficulté d'apprécier le point où s'étend et s'arrête cette décomposition, cette boisson, qui conserve encore une très forte odeur de chlore, a été plus souvent rejetée par le vomissement que la première; et c'est le plus souvent et même à peu près exclusivement dans la solution du sirop de gomme que nous l'avons prescrit.

Un second point non moins important était le choix des malades : voici à cet égard quelle a été notre règle. Nous avons spécialement essayé le traitement par le chlorure de soude, chez les sujets qui présentaient les trois conditions suivantes: 1° diagnostic non équivoque; 2° intensité assez grande de la maladie pour présenter du danger; 3° maladie encore à la première période ou au commencement de la seconde: on comprend qu'en ne commençant l'usage des chlorures qu'à une période plus avancée, on n'eût pu rien conclure, quelle qu'eût été l'issue de la maladie, sur l'action d'un remède aussi tardivement employé et pendant un petit nombre de jours seulement. Toutes les fois, en conséquence, que la maladie était équivoque dans sa nature, ou peu intense, ou parvenue au-delà du douzième et quatorzième jour, nous nous bornions à l'emploi du traitement rationnel; toutefois, en 1833 et 1834, parmi les sujets traités par les chlorures, il s'en est trouvé *quelques-uns* chez lesquels, la maladie étant à son début, les chlorures ont été employés bien qu'il n'y eût pas encore de symptômes graves, parce qu'à cette époque, on ne pouvait pas être en sécurité contre leur développement ultérieur. Quelquefois aussi les chlorures ont été essayés après le douzième ou quinzième jour, lorsque les malades offraient un état prochainement inquiétant. Voici maintenant les résultats de ces expérimens.

Dans l'été de 1831 et jusqu'au 1er septembre, 5 sujets atteints de fièvre grave furent traités par les préparations chlorurées. Les deux premiers qui furent soumis à ce traitement, et qui occupaient l'un le n° 25 et l'autre le n° 26 de la salle Sainte-Madeleine, offrirent, pendant les premiers jours, un accroissement si effrayant dans les symptômes, que je dus attendre l'issue définitive de la maladie avant de répéter les mêmes essais sur d'autres malades ; et même, après six à sept jours de l'emploi de ce traitement, l'un d'eux offrit une prostration si grande des forces, que je crus devoir remplacer le chlorure par les toniques les plus puissans ; depuis cette époque je les ai souvent associés. Ce malade guérit aussi bien que les quatre autres, et, dans mon résumé du mois d'août, je n'avais à regretter la mort d'aucun des sujets soumis à ce traitement. Parmi 51 autres sujets qui avaient été traités par la méthode ordinaire, seize avaient succombé ; la proportion était presque de un sur trois.

Du 1er novembre 1831 au mois d'août 1832, 23 sujets atteints de fièvre typhoïde furent admis à la clinique ; de ce nombre, quinze furent traités par les chlorures, et huit par la méthode ordinaire : de ces huit, cinq n'offraient que des symptômes peu intenses et guérirent. Parmi les trois autres qui moururent, l'un était agonisant, l'autre n'arriva qu'à une période trop avancée pour que le traitement pût avoir quelque action ; chez le troisième, la maladie, quoique fort grave, laissa jusqu'à la mort quelque incertitude dans le diagnostic.

Parmi les quinze malades qui furent traités par le chlorure de soude, deux sujets seulement succombèrent, et chez l'un on trouva, indépendamment des lésions propres à la maladie typhoïde, une hépatisation des deux poumons à leur partie postérieure et inférieure, et des tubercules au sommet de l'un d'eux. Pour donner la mesure de la gravité de la maladie chez les 13 sujets qui guérirent, et surtout pour éloigner jusqu'au soupçon que ces malades aient été choisis parmi ceux chez lesquels l'affection n'aurait offert qu'une intensité médiocre, j'extrairai des observations qui les concernent, comme je l'ai fait dans mon résumé du mois d'août 1832, les principaux symptômes offerts par chacun d'eux. Si l'on s'étonnait que la maladie typhoïdie se soit présentée à nous avec des symptômes aussi graves chez un aussi grand nombre de sujets, je ferais remarquer 1° que les médecins du bureau central désignent pour les hôpitaux les moins éloignés, la Charité, et plus spécialement encore l'Hôtel-Dieu, les sujets les plus gravement atteints; 2° que, dans ces hôpitaux, c'est particulièrement dans les salles cliniques que ces malades sont placés. De ces deux faits doit résulter que la mortalité est généralement plus considérable à la Charité ou à l'Hôtel-Dieu que dans les autres hôpitaux, et dans les salles cliniques que dans les autres salles.

1er malade. Langue sèche, météorisme, selles sanguinolentes.

2e. Accablement extrême, surdité, selles involontaires. *Quinquina.*

3e. Délire.

4e. Délire, météorisme, selles involontaires.

5e. Bouche fuligineuse, agitation physique considérable.

6. Selles involontaires, tremblement de la mâchoire inférieure.

7e. Vomissemens bilieux.

9e, Météorisme, selles et urines involontaires.

10°. Bouche fuligineuse, selles et urines involontaires.

11°. Délire, mouvemens désordonnés, bouche fuligineuse, selles et urines involontaires.

12°. Météorisme, urines involontaires.

13°. Météorisme, bouche sèche, stupeur considérable.

Ainsi, dans le cours de l'année scolaire 1831-1832, quinze sujets, atteints d'affection typhoïde intense, sont traités par les chlorures; deux seulement succombent, et l'un d'eux présente à l'autopsie, indépendamment des lésions ordinaires, une double pneumonie et des tubercules pulmonaires.

En joignant ces résultats à ceux de l'année précédente, sur 20 sujets soumis à notre expérimentation, deux seulement avaient succombé, et la mort de l'un d'eux devait être attribuée autant à la double pneumonie et aux tubercules qu'à la maladie typhoïde; c'était en quelque sorte 18 cas de succès pour un insuccès. En annonçant ces résultats inespérés, j'avais dû alors, comme en 1831, recommander à ceux qui m'écoutaient de ne pas se hâter de déduire de ces faits, trop peu nombreux encore, des propositions générales sur l'efficacité de ce nouveau moyen de traitement. Et en effet, dans les quinze mois qui suivent, les résultats sont loin d'être aussi satisfaisans.

Depuis le commencement de l'année scolaire 1832 jusqu'au moment actuel (20 mars 1834), 50 sujets ont été admis dans les salles de la clinique de l'Hôtel-Dieu pour des affections typhoïdes; sur ce nombre 37 ont été traités par le chlorure de soude en boissons, lavemens, lotions, cataplasmes, bains, et 13 par la méthode ordinaire.

De ces treize derniers sujets huit ont offert des symptômes si peu intenses que le diagnostic n'a pu être établi que tardivement ou même imparfaitement. Chez trois autres, l'affection typhoïde a offert des complications et spécialement des pneumonies qui ont éloigné de recourir aux chlorures. Deux sujets n'ont été amenés à la clinique qu'à une époque très avancée : sur ces 13 sujets 5 ont succombé.

Parmi 37 individus qui ont été traités par les chlorures, 12 ont succombé, 25 ont guéri. Parmi ceux-ci, à peine s'en est-il trouvé quatre ou cinq chez lesquels la maladie soit restée bénigne pendant tout son cours; chez quatorze d'entre eux les symptômes ont offert une extrême intensité.

Des douze sujets qui ont succombé à la maladie typhoïde, l'un, déjà convalescent, a été emporté par le choléra ; à l'ouverture on a trouvé les ulcères intestinaux presque complètement cicatrisés ; l'intestin grêle présentait le développement des follicules isolés propres au choléra. — Un second (33 Sainte-Madeleine) était également convalescent de la maladie typhoïde lorsqu'il a été pris d'une pneumonie à laquelle il a succombé. — Une troisième (n° 8 de la salle de femmes) avait paru entrer en convalescence, puis avait offert les signes d'une fièvre lente, dont le point de départ était obscur; une perforation soudaine du poumon avec pneumothorax démontra chez elle l'existence de tubercules, et l'ouverture du corps en donna la dernière confirmation. — Un quatrième fut apporté presque sans connaissance et agonisant; il ne prit que deux jours les chlorures et succomba. — Deux autres avaient une double pneumonie.

En conséquence, si, de ce nombre considérable de 12 morts sur 37 sujets, nous retranchions trois individus qui ont succombé, non pas à la maladie typhoïde, mais après la terminaison de cette maladie, l'un au choléra, l'autre à une pneumonie, le troisième à une affection tuberculeuse et à la perforation des poumons qui en a été la conséquence; si nous ajoutions ces 3 sujets au nombre des 25 qui sont sortis guéris, et si nous déduisions encore des 9 sujets qui ont succombé celui qui n'a pris des chlorures que deux jours, et qui est mort 48 heures après son admission, et les deux individus qui portaient une double pneumonie, maladie presque constamment mortelle, beaucoup plus dangereuse par conséquent que la maladie typhoïde, et qui a dû avoir une part plus grande que cette dernière dans l'extinction de la vie de ces deux sujets, le chiffre des morts se trouverait réduit à 6, celui de la guérison serait porté à 28.

Si maintenant nous résumons ces divers expérimens, depuis l'été de 1831 jusqu'au moment actuel, nous trouvons que, sur 57 sujets traités par le chlorure de soude,

41 sont sortis guéris de l'hôpital,
16 ont succombé;

qu'en ajoutant aux 41 guéris les 3 sujets qui, après la terminaison de la maladie typhoïde, ont succombé à des maladies accidentelles, (*choléra*, *pneumonie, perforation pulmonaire*), et en déduisant du nombre des morts d'abord ces 3 sujets puis les quatre dont il a été question plus haut, nous aurons seulement une mortalité de 9 sur 53, à peu près 1 sur 6, tandis que la mortalité moyenne chez les sujets traités par la méthode ordinaire dans nos salles de la Charité, de l'Hôtel-Dieu, s'est élevée, année commune, à peu près au tiers du nombre des malades atteints de cette terrible affection. Pour s'en convaincre, il suffira de jeter un coup d'œil sur l'ouvrage de M. Louis; sur 138 cas d'affection typhoïde observés de 1822 à 1827, la maladie s'est terminée cinquante fois par la mort. Dans un autre relevé que j'ai sous les yeux, je trouve que, sur 18 sujets atteints de cette maladie dans les salles de la clinique de la Charité (Saint-Jean-de-Dieu et Sainte-Madeleine), depuis le 1er novembre 1827 jusqu'au 1er mai 1828, 5 ont succombé. A la clinique de l'Hôtel-Dieu, du 1er novembre 1830, au commencement de septembre 1831, sur 51 sujets traités par la méthode ordinaire, la mortalité a été de seize. —C'est l'année où les premiers essais sur les chlorures ont été entrepris; des cinq individus qui ont été traités par ce remède, aucun, comme on l'a vu, n'a succombé.

En réunissant les nombreuses observations que je viens de relater, on voit que la mortalité a été à la Charité, de 1822 à 1827,

de 50 sur 138.

Dans l'automne, l'hiver et le printemps de 1827 à 1828,

de 5 sur 18.

A l'Hôtel-Dieu, dans l'année scolaire 1831-1832, de 16 sur 51.

somme toute, 71 sur 207;

un peu plus que le tiers par conséquent.

Si nous comparons maintenant ces résultats à ceux que nous avons obtenus par les chlorures, nous y trouverons une différence bien grande, puisque la mortalité, déduction faite des cas où la mort a été indépendante de la maladie ou du traitement, n'a été que d'un sur 6 environ, et que même en ne déduisant du nombre des morts que les trois sujets qui ont succombé après la terminaison de l'affection typhoïde à des maladies accidentelles, et en comprenant même dans le tableau un individu qui n'a commencé les chlorures que trente-six heures avant de mourir, un autre qui avait des tubercules, deux autres qui étaient atteints d'une double pneumonie, nous n'aurons encore que 13 morts sur 57, 1 sur 4 $\frac{1}{2}$ environ.

Toutefois hâtons-nous de répéter ce que nous avons constamment dit jusqu'à ce jour, ce que nous avons dit surtout en 1831 et 1832, époques où le nombre des guérisons égalait presque celui des expériences; savoir: que ces faits, bien que favorables à un certain degré à ce mode de traitement, ne sont pas suffisans néanmoins pour établir clairement son efficacité. Le contraste si frappant qu'offre la mortalité en 1831 et 1832, où elle est à peine de 1 sur 10 et pourrait être établie à 1 sur 19, et en 1833 et 1834 où elle s'élève presque au tiers, doit engager aussi à mettre beaucoup de réserve dans le jugement favorable ou contraire que l'on portera sur cette méthode thérapeutique.

Si l'on objectait qu'en suivant la méthode de traitement ordinaire, ou en insistant plus que nous ne l'avons fait sur les antiphlogistiques, quelques médecins auraient obtenu, sans employer les chlorures, des résultats beaucoup plus avantageux, nous répondrions que cette différence peut tenir soit à l'intensité moins grande de la maladie, comme cela a lieu pour les sujets qu'on envoie dans les hôpitaux éloignés du bureau central d'admission, soit à ce qu'on a compris sous le nom de fièvre typhoïde des maladies auxquelles nous ne donnerions pas ce nom. Nous ne pensons pas qu'on puisse attribuer au traitement ces différences de mortalité; car le traitement employé dans ces hôpitaux, ou ne diffère pas sensiblement de celui que nous avons appelé rationnel, ou bien il n'en diffère que par des saignées un peu plus abondantes, et cette modification, comme l'ont prouvé les observations publiées par M. Louis, est loin d'exercer une influence salutaire sur le cours de l'affection typhoïde.

En résumé, bien que les réslutats obtenus par les chlorures dans le traitement de cette maladie aient été très différens dans les diverses années, cette méthode thérapeutique est encore celle qui nous a donné la plus forte proportion de succès. Plusieurs praticiens distingués nous ont dit avoir été conduits aux mêmes conséquences. Nous continuerons donc à expérimenter un moyen de traitement qui, combiné avec la méthode rationnelle, nous a donné jusqu'ici, malgré ses insuccès, des résultats plus avantageux qu'aucune autre méthode.

ARTICLE VIII.

DE LA NATURE DE LA MALADIE TYPHOÏDE.

Après avoir étudié successivement la maladie typhoïde dans ses lésions anatomiques et ses symptômes, dans ses causes et son traitement, il nous reste à examiner quelle est sa nature et si cette question n'est pas susceptible d'une solution complète, à déterminer du moins de quel ordre et de quelle importance sont les lésions anatomiques observées après la mort, et quelles sont les maladies avec lesquelles l'affection typhoïde a le plus d'analogie.

Les lésions anatomiques, constatées chez les sujets qui succombent à la maladie typhoïde, sont, comme on l'a vu, nombreuses et variées, et peuvent être rapportées à deux groupes bien distincts. Le premier comprend les lésions que l'on rencontre à peu près constamment dans cette affection et qui n'existent dans aucune autre; elles occupent particulièrement les follicules intestinaux et les ganglions mésentériques. Le second groupe comprend les lésions accidentelles, comme les phlegmasies des membranes muqueuses et de quelques organes parenchymateux; elles n'appartiennent pas à l'affection typhoïde, car on ne les trouve pas chez tous ceux qui y succombent; et, comme chacun le sait, on les rencontre tous les jours chez des sujets qui n'ont point offert les symptômes de cette maladie. Aussi, aucun médecin observateur, aucun homme versé dans l'étude de l'anatomie pathologique ne regarde-t-il aujourd'hui la maladie qui nous occupe comme une gastrite ou une gastro-entérite. Il est maintenant aussi clair que la lumière que ce n'est pas dans la membrane muqueuse de l'estomac ou des intestins que réside l'altération anatomique qui est caractéristique de cette affection, mais bien dans les follicules intestinaux où elle se montre sous des formes qui varient selon la période de la maladie, mais qui, dans chacune de ses périodes, a une forme spéciale et ne peut être confondue avec aucune autre lésion.

Ce fait, trop évident pour être contesté, a conduit plusieurs partisans de la doctrine dite physiologique à désigner cette affection, non plus sous le nom de gastrite, non plus sous celui de gastro-entérite, mais sous celui d'*entérite folliculeuse*. C'était une manière de conserver quelque chose de la dénomination première, tout en reconnaissant que la maladie, qu'on appelle encore entérite, n'est pas une inflammation de l'intestin lui-même, mais seulement des follicules dont il est parsemé.

Laissons de côté ce qu'il y a d'inexact dans cette dénomination, et examinons si la maladie que nous avons décrite consiste en une inflammation des follicules intestinaux.

Pour résoudre convenablement cette question, il convient d'examiner successivement plusieurs points.

1° La lésion des follicules intestinaux est-elle de nature inflammatoire?

2° La gravité de la lésion est-elle généralement proportionnée avec la gravité des symptômes?

3° Cette lésion est-elle constante?

4° Cette inflammation, lorsqu'elle existe, est-elle primitive ou secondaire?

1° La lésion des follicules intestinaux offre les caractères évidens d'une inflammation; *rougeur*, *tuméfaction* considérable chez les sujets qui succombent dans la première période; terminaison par résolution ou par gangrène ou *ulcération* dans les deux périodes suivantes; en même temps, *rougeur*, *ramollissement* et quelquefois *suppuration* des ganglions mésentériques correspondans; retour progressif des follicules enflammés vers l'état normal pendant la convalescence: aucun doute, par conséquent, sur ce premier point; la lésion des follicules intestinaux est de nature inflammatoire.

2° Y a-t-il proportion entre la gravité de la lésion des follicules et la gravité des symptômes?

La lésion des follicules intestinaux et des ganglions mésentériques n'offre pas le même degré de développement dans tous les cas; dans quelques-uns, tous les follicules agminés et isolés sont tuméfiés ou ulcérés; dans d'autres il n'y a qu'un certain nombre de plaques qui soient altérées dans leur structure; vingt, par exemple, ailleurs quinze, ailleurs il n'y en a que cinq, que trois, que deux, qu'une seule, et quelquefois même, elle ne l'est que partiellement. Or, si tous les symptômes qu'on observe, si la gravité de la maladie dépendent de la lésion des follicules, nul doute qu'il ne doive exister proportion entre les symptômes et la lésion, et que le danger ne soit en rapport exact avec le nombre des plaques affectées et l'importance de l'altération dans chacune d'elles. Or, voici ce qu'apprend l'observation. Chez tel sujet, la maladie se montre avec les symptômes les plus graves et l'on ne trouve après la mort qu'un très petit nombre de follicules affectés; chez tel autre, les symptômes typhoïdes n'offrent qu'une intensité médiocre, et si une maladie accidentelle vient à enlever le malade, on trouve les follicules intestinaux lésés gravement et dans une grande étendue.

Chez un sujet reçu à la Clinique en 1831 et qui succomba le trente-troisième jour après avoir présenté dès le onzième les symptômes adynamiques les plus prononcés, et avoir eu des évacuations involontaires pendant les vingt derniers jours, nous avons trouvé les plaques de la portion supérieure de l'intestin à l'état normal et sans aucune trace d'altération. A trois pouces seulement au-dessus de la valvule iléo-cœcale, il y avait un ulcère de la largeur d'une pièce de quinze sols, en grande partie cicatrisé, occupant une plaque bleuâtre légèrement saillante, comme on l'observe à cette époque de la maladie. La partie postérieure des poumons offrait un engouement et un ramollissement très prononcés.

En supposant même qu'il y ait eu chez ce sujet à une époque antérieure à la mort un plus grand nombre de plaques altérées, il restera toujours, pour ceux qui regardent la lésion des follicules comme la seule cause des symptômes, à expliquer comment les symptômes auraient été continuellement en s'aggravant, tandis que la lésion à laquelle on la rapporte aurait suivi une marche opposée. Dans les maladies où la lésion constitue vraiment la maladie, dans la pneumonie, par exemple, les choses ne marchent pas ainsi : l'étendue et la gravité de la lésion donnent constamment la mesure de la gravité des symptômes et du danger.

Si nous parcourons la Xe observation nous verrons un autre exemple de cette disproportion entre les lésions et les symptômes : ceux-ci n'ont point été, il est vrai, chez ce sujet, aussi graves que chez celui de l'observation précédente ; toutefois ils ont offert encore une certaine intensité. Une seule ulcération très peu étendue existait à dix pouces au-dessus de la valvule iléo-cœcale, sur une des plaques de Peyer ; toutes les autres étaient saines. Comme la mort est survenue le treizième jour par l'effet d'une complication, et comme il n'y avait qu'un seul ganglion mésentérique qui fût engorgé (il correspondait au point qu'occupait l'ulcération), on ne peut soupçonner que ces plaques fussent revenues à l'état sain.

Le sujet de la XIVe observation nous a présenté également une altération des follicules intestinaux bien peu prononcée et qui n'était point en harmonie avec la gravité des symptômes. Ce sujet est un de ceux qui ont offert une altération notable du sang dans tous les organes ; mais on ne peut attribuer à cette dernière circonstance la gravité des phénomènes morbides, parce que ces phénomènes ont été observés chez une foule de malades qui à l'autopsie ne présentaient pas cette altération du sang, et parce que cette altération s'est montrée chez des sujets qui n'ont pas offert les symptômes typhoïdes.

Il est donc démontré que dans un grand nombre de cas il n'y a pas proportion entre la gravité de la maladie et celle des lésions anatomiques.

3° La lésion des follicules intestinaux dans la maladie typhoïde est-elle constante?

L'inflammation folliculeuse des intestins est tellement fréquente chez les sujets qui succombent à la maladie qui nous occupe, que depuis cinq ans nous n'avons pas rencontré un seul fait exceptionnel. Cependant, plusieurs observations rapportées, soit par M. Louis, soit par M. Andral, démontrent que dans quelques cas, où pendant la vie les symptômes avaient été exactement ceux qu'on observe dans la maladie typhoïde, l'ouverture du corps, faite par les hommes les plus versés dans ce genre de recherches, n'a présenté dans le conduit intestinal aucune des altérations propres à cette affection, ni aucune autre lésion à laquelle les symptômes pussent être rattachés. Ajoutez à cette considération que si, comme nous l'avons vu, quelques sujets qui succombent n'ont qu'un petit nombre de plaques affectées, n'en ont que deux, qu'une seule, qu'une portion même d'une seule plaque, cette décroissance progressive dans l'étendue de la lésion diminue manifestement l'importance qu'on lui a donnée et conduit par degré à l'absence de toute lésion de ce genre. Et d'ailleurs, à quelle espèce de maladie rapportera-t-on les faits peu nombreux dans lesquels, pendant la vie, les symptômes ont été ceux de la fièvre typhoïde et dans lesquels, après la mort, on n'a point trouvé la lésion accoutumée? Son absence doit-elle suffire pour enlever à la maladie son caractère, et en faire une affection indéterminée qui différera de toutes les maladies renfermées dans les cadres nosologiques et sera semblable en tous points, un seul excepté, à la fièvre typhoïde? Je ne le pense pas; et quelque grave que soit pour moi l'opinion de M. Louis, je ne puis pas la partager sur ce point.

Après avoir reconnu par l'examen des questions qui précèdent, d'une part, que la lésion des follicules n'est pas toujours en proportion avec la gravité des symptômes, d'autre part, que dans quelques cas, fort rares à la vérité, mais d'une authenticité que personne ne contestera, cette lésion a complètement manqué, nous allons passer à l'examen de la quatrième question.

4° L'inflammation des follicules intestinaux et des ganglions mésentériques correspondans est-elle primitive ou secondaire?

Et d'abord, expliquons le plus clairement qu'il nous sera possible ce que nous entendons par ces mots. Une phlegmasie est secondaire lorsque l'observation conduit à admettre chez le sujet qui en est atteint, une *condition morbide* dont cette phlegmasie est la conséquence; elle est primitive lorsqu'à elle seule elle constitue toute la maladie. Citons un exemple.

Un homme est pris subitement, sans cause connue, d'une ophthalmie. La conjonctive devient rouge, gonflée; l'œil est brûlant, douloureux, la secrétion des larmes altérée, la vue obscurcie; le mal augmente pendant plusieurs jours, devient stationnaire, puis diminue progressivement, et cesse après quinze jours de durée.

Un autre individu est pris comme le précédent d'une ophthalmie qui survient de même sans cause extérieure apparente, se caractérise par la douleur, la rougeur, le gonflement, la chaleur, l'écoulement des larmes, le trouble de la vue; mais après dix à douze heures tous ces symptômes se dissipent et l'œil revient à son état normal. Le troisième jour les mêmes accidens se reproduisent avec la même intensité, durent le même temps, cessent de la même manière, pour se produire de nouveau, et sous la même forme, le cinquième et le septième jour.

Voilà deux affections tout-à-fait semblables par leurs symptômes, tout-à-fait différentes dans leur nature, comme on le voit, par leur marche, et surtout par les moyens de traitement qui doivent leur être opposés. Les antiphlogistiques seront employés avantageusement dans la première et n'auront aucun effet contre la seconde. Le quinquina triomphera immédiatement de celle-ci, et aggraverait inévitablement la première. Dans celle-ci l'inflammation est primitive, elle est toute la maladie; dans la seconde elle n'en est qu'un des phénomènes, elle apparaît comme l'expression d'une condition morbide, désignée sous le nom de fièvre intermittente, normale ou larvée.

Après avoir expliqué ce que nous entendons par inflammation secondaire, voyons maintenant si la lésion des follicules intestinaux appartient ou non à cet ordre de phlegmasies.

Celui qui examine pour la première fois l'intestin d'un sujet qui a succombé à la maladie typhoïde est d'abord frappé de la manière dont se montrent les lésions; il voit dans quelques points un désordre considérable, rougeur, gonflement, escarres, ulcérations plus ou moins profondes; et souvent les parties qui entourent ces plaques ou ces ulcères sont remarquables par leur intégrité parfaite. L'inflammation au lieu d'occuper ici, sans interruption, une surface plus ou moins vaste, se montre *disséminée* çà et là dans une multitude de points entre lesquels on n'observe aucun désordre appréciable. Quelques médecins ont comparé l'état de l'intestin à celui de la peau dans les affections exanthématiques, mais je ne sache pas qu'aucun ait rapproché les unes des autres toutes les phlegmasies qui se montrent ainsi *disséminées*, et déduit de ce rapprochement les conséquences qui ressortent généralement de la comparaison de faits analogues.

Si l'on passe en revue les principales affections, et je me borne ici aux phlegmasies, mais ces considérations pourraient comprendre également les lésions organiques, si, dis-je, on passe en revue les principales inflammations qui se montrent ainsi disséminées, on est bientôt conduit à reconnaître d'une part qu'il existe entre elles et les autres phlegmasies des différences remarquables, et d'autre part que, malgré la variété extrême qu'elles offrent entre elles, elles ont cependant des points d'analogie très importans.

Rapprochez dans un même cadre la rougeole, la variole, la scarlatine, l'urticaire, le pemphigus, le zona, la varicelle, les aphthes, l'éruption des furoncles, les phlegmasies rhumatismales, les inflammations variées produites par la peste d'Orient (*bubons, anthrax*), par la syphilis (*bubons, blennorragies, ophthalmies, pustules* des membranes muqueuses et de la peau), les abcès métastatiques qui succèdent aux blessures, aux grandes opérations chirurgicales, ou surviennent après l'accouchement ou à la suite de la variole, et vous ne serez peut-être, au premier abord, frappé que de leur dissemblance. Toutefois, c'est déjà en nosologie un caractère fort remarquable que, dans un ordre entier de maladies, chaque affection reste *une*, bien qu'elle soit représentée par des affections multiples, se développant d'une manière successive ou simultanée sur de grandes surfaces ou sur des organes plus ou moins éloignés, avec des formes tellement spéciales qu'il n'est jamais entré dans la pensée d'un nosologiste de supposer dans ces phlegmasies multiples autant de maladies distinctes.

Un second caractère des *phlegmasies disséminées*, c'est de ne pouvoir pas être, comme les phlegmasies ordinaires, artificiellement produites par les causes générales de l'inflammation. Vous produirez à volonté une péritonite par l'injection d'un liquide, une pneumonie, une hépatite avec un corps contendant, vous ne produirez pas une variole, des aphthes, un furoncle, un rhumatisme, etc.

L'intensité et la durée des phlegmasies ordinaires peuvent être diminuées par les moyens antiphlogistiques, augmentées par les moyens contraires. Les exemples seraient inutiles à l'appui d'un fait incontesté. Dans les phlegmasies disséminées au contraire, les antiphlogistiques n'ont communément aucune influence sur la durée du mal, et n'ont souvent qu'une action équivoque sur son intensité. Les saignées n'abrégent pas la durée de la scarlatine, du zona; les toniques ne la prolongent pas.

Un quatrième caractère des phlegmasies disséminées, c'est que chacune d'elles n'a, le plus souvent, qu'un seul mode de terminaison qui lui appartienne; pour la variole et le zona la suppuration, pour l'urticaire la délitescence, pour la rougeole la desquammation, pour le rhumatisme la résolution avec ou sans métastase, pour les aphthes l'exfoliation, etc.

Quelques-unes n'ont qu'une durée instantanée, comme l'urticaire; d'autres persistent presque indéfiniment, comme le rhumatisme. La durée des autres phlegmasies, au contraire, n'est jamais aussi courte que celle de l'urticaire, et n'est généralement pas aussi longue que l'est quelquefois celle du rhumatisme.

Un autre caractère des phlegmasies disséminées, plus important encore que les autres, c'est que des causes spécifiques paraissent présider à leur développement. Cette spécificité dans la cause est hors de doute pour plusieurs d'entre elles, comme la variole, la scarlatine, la rougeole, les phlegmasies syphilitiques et pestilentielles? Les phlegmasies intermittentes qui, dans leur développement successif, représentent des phlegmasies disséminées par leur *marche* comme les autres le sont par leur *siége*; les affections rhumatismales, qui établissent une espèce de lien entre les unes et les autres, ne paraissent-elles pas, dans l'état actuel de la science, dues à des causes spécifiques, quelque impossible qu'il soit de les saisir? L'existence d'un grand foyer de pus n'est-elle pas, pour les abcès multiples qui se forment dans les poumons, le foie, la rate, une cause toute particulière? N'y a-t-il pas lieu de présumer que les furoncles, le zona, le pemphigus, l'urticaire, les inflammations herpétiques, si remarquables par leur forme, par leur marche, par l'inefficacité des antiphlogistiques dans leur traitement, reconnaissent aussi des causes spécifiques, circonstance qui à elle seule expliquerait tout ce que chacune de ces affections offre de singulier dans ses symptômes et dans son cours.

Un dernier point de l'histoire des phlegmasies disséminées, plus important encore que les autres, mais beaucoup plus obscur, nous reste à étudier; ces phlegmasies sont-elles primitives ou secondaires?

Pour plusieurs d'entre elles la réponse n'est pas douteuse. Ainsi, le bubon syphilitique ou pestilentiel n'est manifestement qu'un phénomène secondaire, révélant l'existence d'une condition morbide qui préside à son développement, d'une infection syphilitique ou pestilentielle. Dans la variole, la scarlatine, la rougeole, c'est encore, comme dans la syphilis et la peste, l'infection qui constitue la maladie; la phlegmasie cutanée n'en est qu'un des phénomènes; l'absence d'éruption cutanée, dans quelques cas d'infection variolique morbilleuse ou scarlatineuse, *variolæ sine variolis, scarlatina sine scarlatinâ, morbilli sine morbillis*, marque nettement la place de l'éruption et l'erreur des nosologistes qui avaient classé ces maladies parmi les phlegmasies cutanées.

Il est encore quelques autres affections dans lesquelles les inflammations disséminées sont évidemment secondaires; par exemple, ces abcès multiples, dont il vient d'être question, qui se forment consécutivement à de grandes suppurations et qu'on rattache généralement à la résorption du pus, sont évidemment la conséquence d'une condition morbide que nous pouvons saisir. Il en est de même de cette éruption ortiée qui suit l'ingestion de certaines especes d'alimens : ici l'affection primitive est une sorte d'empoisonnement, dans lequel la substance délétère semble être projetée à la surface. Dans les maladies intermittentes dues à une cause qui produit tantôt une phlegmasie, tantôt et bien plus souvent un accès fébrile, nous sommes conduits à reconnaître dans ces phlegmasies un phénomène secondaire, par cela seul que la condition morbide qui préside à leur développement peut se montrer à nous par d'autres effets.

Enfin dans certaines maladies comme le rhumatisme, les dartres, les furoncles, bien que la maladie ne se révèle pas à nous par d'autres phénomènes que ceux qui caractérisent ces affections, la plupart des praticiens anciens et modernes ont été conduits à admettre, malgré l'impuissance de tous pour le spécifier, un *état morbide*, une *diathèse* dont ces phlegmasies ne sont que l'expression.

Si l'on objectait qu'il n'est aucune phlegmasie, aucune lésion quelle qu'elle soit, qui n'exige aussi pour son développement une condition morbide spéciale, et que sous ce rapport le rhumatisme et les furoncles ne diffèrent pas de la pleurésie ou de la pneumonie; je répondrais qu'il existe une grande différence entre une modification passagère de l'économie par suite de laquelle la plèvre ou le poumon s'enflamme, et cette condition organique sous l'influence de laquelle se montrent pendant plusieurs mois successivement sur un grand nombre de parties plus ou moins éloignées des phénomènes inflammatoires, ayant partout les mêmes caractères, subordonnés nécessairement à une même cause productrice, et ne représentant malgré leur multiplicité, malgré leur suspension passagère ou prolongée, qu'une seule affection.

Si les phlegmasies disséminées ont des caractères distincts; si, surtout, elles reconnaissent généralement des causes spécifiques, et si, comme cela est démontré pour un certain nombre d'entre elles et tout au moins probable pour la plupart des autres, elles se rattachent à une condition morbide dont elles ne sont que l'expression; si en conséquence elles n'occupent qu'un rang secondaire dans les maladies dans lesquelles on les observe, tout porte à croire que l'inflammation des follicules intestinaux, par cela seul qu'elle est disséminée, n'est aussi qu'un des phénomènes secondaires de la maladie, qu'elle ne constitue pas le phénomène primitif, le point de départ de tous les symptômes.

Si, à cette considération, fournie par l'analogie,

nous joignons ces deux autres circonstances précédemment établies, savoir : 1° qu'il n'y a pas proportion constante entre la gravité des symptômes et celle de la lésion des follicules ; 2° que cette lésion a manqué complètement chez des sujets qui avaient offert pendant la vie tous les symptômes de l'affection typhoïde, il deviendra plus évident encore que la maladie typhoïde ne consiste pas essentiellement dans l'inflammation des follicules ; que cette inflammation n'est qu'un des phénomènes de cette maladie ; qu'elle appartient, comme la plupart des inflammations disséminées, aux inflammations secondaires ; qu'elle peut être comparée, quant à *sa valeur pathogénique*, non pas même aux pustules dans la variole, car ici il y a toujours proportion entre le nombre des pustules et la gravité de la maladie, mais plutôt au bubon dans la peste d'Orient. Mais après avoir diminué l'importance de l'inflammation folliculeuse dans la fièvre typhoïde, nous avons besoin de redire combien est grande sa valeur comme lésion caractéristique de la maladie, de répéter que si elle n'est pas constante, dans la rigoureuse acception de ce mot, il est extrêmement rare qu'elle manque entièrement, et qu'il n'existe pas un seul exemple authentique de cette lésion chez un sujet qui n'aurait pas offert les symptômes de la fièvre typhoïde.

Maintenant une dernière question reste à examiner. Si la maladie typhoïde ne consiste pas dans l'inflammation des follicules intestinaux et des ganglions mésentériques correspondans, si cette inflammation est secondaire, quelle est la lésion primitive qui préside au développement de cette inflammation et de tous les autres symptômes, et qui constitue l'essence de la maladie ?

Dans l'état actuel de la science, lorsqu'à l'ouverture des corps l'examen le plus attentif ne montre aucune lésion appréciable, ou lorsque les lésions observées ne paraissent pas pouvoir expliquer la gravité des symptômes, on est généralement porté à admettre une altération cachée, soit dans le système nerveux, dont l'organisation est partout si délicate et dont les dernières ramifications échappent au scalpel le plus habile, soit dans les liquides animaux, et particulièrement dans le sang, dont les analyses chimiques laissent encore tant à désirer. Dans la fièvre typhoïde, c'est aussi dans le système nerveux, selon quelques-uns, dans le sang, selon d'autres en beaucoup plus grand nombre, qu'existerait la lésion primitive.

S'il était permis d'avoir une opinion dans une question toute matérielle, que les sens seuls pourraient juger et que les sens ne jugent pas dans l'état actuel de la science, j'inclinerais à placer dans les liquides plutôt que dans les nerfs le point de départ de la maladie. En effet, les affections regardées comme ayant leur siége dans le système nerveux se montrent généralement sans appareil fébrile, et l'absence constante de toute lésion anatomique après la mort est un de leurs caractères. Ici l'absence de lésion anatomique est au contraire une exception, une exception très rare ; la fièvre est plus intense peut-être que dans aucune autre maladie connue ; il est donc naturel de penser que le mal a son point de départ ailleurs que dans le système nerveux dont les fonctions, il faut le reconnaître, offrent du reste des désordres bien remarquables.

D'un autre côté, bien que le sang et les autres liquides n'offrent pas, dans cette maladie, d'altérations appréciables qui lui soient propres, néanmoins, si l'on considère l'analogie qui existe entre les phénomènes connus de la fièvre typhoïde et ceux de quelques autres maladies dans lesquelles il y a manifestement infection des liquides, comme la variole, la rougeole, la scarlatine, la peste d'Orient et surtout le typhus contagieux, on est conduit à supposer aussi quelque analogie dans la nature intime de ces affections.

Si de nouvelles observations venaient à démontrer la contagion, jusqu'à présent incertaine, de la maladie typhoïde, on trouverait dans ce fait l'explication facile, la liaison naturelle de la plupart des phénomènes observés, comme le développement de la maladie, à une période déterminée de la vie, sa non-reproduction chez ceux qui en ont été atteints, le défaut de proportion entre la lésion des follicules et les symptômes, l'absence de lésion anatomique chez quelques sujets, le peu d'influence du traitement antiphlogistique. Mais rappelons-nous que cette dernière question est encore irrésolue, et que, par conséquent, elle ne peut être que d'un faible secours dans la solution de la première.

FIN.

TABLE DES MATIÈRES.

ARTICLE III.

ARTICLE IV.

ARTICLE V.

ARTICLE VIII.

FIN DE LA TABLE DES MATIÈRES.

CATALOGUE

DE

LA LIBRAIRIE MÉDICALE

DE GERMER BAILLIÈRE,

RUE DE L'ÉCOLE DE MÉDECINE, N. 13 BIS;

A PARIS.

Février 1834.

IMPRIMERIE
D'HIPPOLYTE TILLIARD,
RUE DE LA HARPE, 88.

Catalogue

DES LIVRES

DE FONDS ET EN NOMBRE,

QUI SE TROUVENT A LA LIBRAIRIE MÉDICALE

DE GERMER BAILLIÈRE,

RUE DE L'ÉCOLE DE MÉDECINE, n. 13 (BIS), A PARIS.

Sous presse, pour paraître incessamment,

TRAITÉ PHILOSOPHIQUE

DE

MÉDECINE PRATIQUE,

PAR **R. N. GENDRIN**, MÉDECIN DE L'HÔPITAL COCHIN;

3 FORTS VOL. IN-8°.

On éprouve depuis plusieurs années déjà le besoin d'un ouvrage dogmatique qui réunisse et systematise toutes les parties de la médecine qui s'appliquent spécialement à la connaissance et au traitement des maladies. L'anatomie pathologique créée par un grand nombre d'habiles observateurs parmi lesquels l'auteur de l'ouvrage que nous annonçons tient une des premières places, fournit aujourd'hui des données nouvelles pour la connaissance des maladies que l'on chercherait en vain dans les traités de médecine, qui ont été publiés jusqu'à ce jour. La découverte des moyens d'exploration que l'on doit au génie de Laennec a étendu et modifié sur beaucoup de points la science pratique du diagnostic, si imparfaite encore dans les traités de médecine, même les plus récents. La thérapeutique pratique a fait aussi des progrès, ne fût-ce que par l'application clinique des nouvelles méthodes d'investigation, des signes des maladies. Il est temps de diriger les études médicales dans cette voie qui doit être en définitif celle où elles aboutissent. C'est principalement dans ces vues que l'ouvrage que nous annonçons a été conçu : les travaux connus de l'auteur, sa position à la tête d'un service d'hopital, doivent faire penser qu'il a compris les besoins de notre époque médicale et qu'il y satisfera par la publication d'un ouvrage éminemment pratique. Les étudiants devront trouver dans ce traité, le guide le plus sûr pour les diriger au lit des malades, et les médecins devront y reconnaître le tableau systématique fidèle de la médecine pratique de nos jours.

COURS DE PHRÉNOLOGIE,

OU

PHYSIOLOGIE DES ORGANES EXTERNES DU CERVEAU,

Suivi de quelques réflexions sur les applications qu'on peut en faire à l'éducation et à la morale, et d'un manuel de procédés usités pour recueillir des observations et prendre sur nature des empreintes qui doivent être conservées dans les collections.

PAR **M. A. DUMOUTIER,**

ANCIEN AIDE D'ANATOMIE A LA FACULTÉ DE MÉDECINE DE PARIS, PROFESSEUR DE PHRÉNOLOGIE, MEMBRE DE PLUSIEURS SOCIÉTÉS SAVANTES.

NOUVEAUX ÉLÉMENTS DE CHIMIE

APPLIQUÉE A LA MÉDECINE, A LA PHARMACIE, AUX ARTS ET AUX MANUFACTURES,

PAR **BOUCHARDAT,**

Docteur en médecine et agrégé de la Faculté de médecine de Paris, pharmacien en chef de l'hôpital Saint-Antoine, etc.

1 FORT VOL. IN-8°, AVEC FIGURES.

COURS DE PHYSIQUE,

A L'USAGE DES ÉLÈVES DE PHILOSOPHIE.

PAR PERSON,

Docteur en médecine et agrégé de la Faculté de médecine de Paris, agrégé de l'université, professeur de physique et de chimie au collége royal de METZ, etc.

1 FORT VOL. IN-8°, AVEC FIGURES.

PRÉCIS ENTOMOLOGIQUE

DES ENVIRONS DE PARIS,

Ou Principes élémentaires d'Entomologie, mis à la portée des gens du monde, suivis de descriptions et de figures d'un grand nombre d'insectes, présentant des exemples des genres et des principales espèces qui se trouvent aux environs de Paris,

PAR **M. F. E. GUÉRIN,**

Membre de la Société d'Histoire naturelle de Paris, de la Société entomologique de France, etc.

1 VOL. IN-18, AVEC 22 GRAVURES IN-4°, REPRÉSENTANT 600 SUJETS.

LEÇONS DU DOCTEUR AMUSSAT,

Sur toutes les maladies de la vessie, la lithothripsie et la cystotomie postéro-pubienne; publiées sous ses yeux par A. PETIT (de l'île de Ré), docteur en médecine de la Faculté de Paris. Un vol. in-8° avec figures.

Cet ouvrage fait suite aux Leçons du docteur Amussat sur les rétentions d'urine causées par les rétrécissements du canal de l'urèthre, etc.

SUPPLÉMENT

AU TRAITÉ THÉORIQUE ET PRATIQUE

DES MALADIES DES YEUX,

DU DOCTEUR WELLER,

Qui forme 2 vol. in-8° avec figures coloriées.

PAR **M. SICHEL**,

DOCTEUR EN MÉDECINE DES FACULTÉS DE PARIS ET DE BERLIN, ANCIEN CHEF DE CLINIQUE DE LA CLINIQUE OPHTALMOLOGIQUE, ETC.

1 VOL. IN-8°.

PRÉCIS

DE

PHRÉNOLOGIE,

D'APRÈS LES SYSTÈMES DE GALL ET SPURZHEIM.

PAR DANNECY,

Docteur en Médecine de la Faculté de Paris, eto.

1 VOL. IN 18. AVEC FIGURES,

POUR FAIRE SUITE AUX

Leçons orales de Clinique chirurgicale

DE M. LE BARON DUPUYTEN.

LEÇONS

DE

CLINIQUE MÉDICALE,

PROFESSÉE A L'HOTEL-DIEU DE PARIS,

PAR **M. CHOMEL,**

PROFESSEUR DE CLINIQUE MÉDICALE A LA FACULTÉ DE MÉDECINE DE PARIS

RECUEILLIES ET PUBLIÉES SOUS SES YEUX,

PAR **M. GENEST,**

DOCTEUR EN MÉDECINE DE LA FACULTÉ DE PARIS, ANCIEN CHEF DE CLINIQUE A L'HÔTEL-DIEU DE PARIS.

2 VOL. IN-8° BR., 14 FR.; ET *franco* PAR LA POSTE, 17 FR.

Le tome premier est en vente, et le second sera publié à la fin d'avril prochain.

On ne peut souscrire que pour les deux volumes, et en prenant le premier on est obligé de payer d'avance l'ouvrage entier.

NOUVELLES PUBLICATIONS.

LEÇONS ORALES
DE CLINIQUE CHIRURGICALE,
FAITES A L'HOTEL-DIEU DE PARIS,
PAR M. LE BARON DUPUYTREN,

CHIRURGIEN EN CHEF,

RECUEILLIES ET PUBLIÉES PAR UNE SOCIÉTÉ DE MÉDECINS.

Paris, 1832. — 1834, 4 vol. in-8, br. 34 francs.

Les Tomes 3 et 4 séparément, 17 fr.

L'idée de publier les Leçons cliniques d'un homme qui s'est élevé au premier rang des célébrités contemporaines, nous a paru heureuse, et l'exécution de ce projet un service éminent rendu à la science, aux élèves et aux praticiens. Chacun avait pu, comme nous, pressentir l'accueil destiné à cette publication importante, et calculer tout l'intérêt qu'elle devait exciter. Une chose paraît aujourd'hui surprenante, c'est que, pendant vingt-cinq ans d'une carrière brillante parcourue jusqu'ici par l'illustre chirurgien, personne n'ait songé à porter au loin dans le monde médical, par une publicité régulière et méthodique, des leçons aussi variées et aussi instructives. Nous avons entrepris cette tâche : deux années déjà sont écoulées ; elles nous ont fourni les matériaux de quatre volumes de plus de 600 pages chacun, dans lesquels a été approfondi un grand nombre de questions importantes de la chirurgie ; et, loin de nous être trompés dans nos prévisions, nous pouvons hautement annoncer qu'elles ont été dépassées.

Les hommes de l'art placés à la tête des établissements publics en France et à l'étranger, les praticiens de tous les pays et les élèves des diverses facultés, presque en masse, ont récompensé nos efforts par de nombreuses souscriptions.

Voici les principaux sujets traités dans ces quatre volumes.

1o Les rétractions permanentes des doigts : leur diverses causes et leur diagnostic différentiel.

2o La Cataracte : ses diverses espèces, les procédés opératoires et le traitement.

3o Les Engorgemens inflammatoires, scrofuleux et vénériens des testicules.

4o L'Emphysème traumatique par suite de fracture des côtes et de déchirure du poumon et de la plèvre ; l'Emphysème traumatique des paupières ; l'Emphysème de la région temporale, suite de la fracture du sinus frontal.

5o La Carie de la Colonne vertébrale : les trajets fistuleux, et les abcès symptomatiques.

6o L'Hydro-Sarcocèle (Cas remarquable sous le rapport des difficultés du diagnostic.)

7o La Chute du rectum : les méthodes de traitement, suivies de considérations générales.

8o Le délire nerveux.

9o Les Fractures de l'extrémité inférieure du péroné, et les luxations du pied.

10o Les Anévrysmes faux de l'artère brachiale.

11° Les *Fractures de la Rotule*.

12° Les *Considérations* générales sur le traitement des fractures des extrémités : description et mode d'application des bandages.

13° L'Excision des *Bourrelets hémorrhoïdaux*.

14° La *Luxation des vertèbres*, et les maladies qui la simulent.

15° Les *Brulures* : leurs causes, leurs divers degrés, leurs complications, leurs caractères anatomiques, leur traitement ; les moyens de diriger convenablement la cicatrisation des plaies produites par les brûlures, et d'obtenir une bonne cicatrice ; les caractères physiques, anatomiques et pathologiques des cicatrices qui succèdent aux brûlures ; les moyens de corriger les difformités, et de remédier aux lésions de fonctions résultant de cicatrices vicieuses, suite de brûlures.

16° Les *Tumeurs fibro-celluleuses enkystées*, connues sous le nom de ganglions ou tubercules nerveux.

17° L'*Étranglement* au collet du sac herniaire.

18° Les *Fractures* du col du fémur : leurs causes et leurs traitemens.

19° Les *Plaies du cœur* : leurs causes, leurs symptômes et les indications curatives.

20° Les *Anus contre nature* : les dispositions anatomiques, les effets, le siége, le pronostic, le diagnostic et le traitement.

21° Le *Phlegmon diffus* : les caractères distinctifs et le traitement.

22° La *Taille* ; les principaux symptômes de la présence des calculs ; l'anatomie des régions ; le traitement préliminaire et les procédés opératoires.

23° Les *Blessures* par armes à feu : les degrés et complications des blessures par armes à feu ; le traitement en général, le débridement, l'amputation, le traitement de l'anévrysme artérioso-veineux ; de la stupeur, de la commotion et du tétanos, etc.

24° Les *Kystes* qui se développent dans l'épaisseur des os et leurs différentes espèces : nature des produits contenus dans les kystes, causes, siége, diagnostic, marche, pronostic et traitement.

25° Les *Kystes séreux* contenant des petits corps blancs appelés *Kystes hydatiques* : nature de ces corps ; symptômes, diagnostic et moyens curatifs.

26° L'*Ongle rentré dans les chairs* : causes, symptômes, et les procédés opératoires.

27° Les *Luxations de l'humérus* : symptômes de la luxation et difficultés de diagnostic ; des causes de l'alongement du bras dans cette luxation ; fréquence des *luxations scapulo-humérales* et ses causes ; différentes espèces de luxation de l'épaule ; signes différentiels de la luxation de l'épaule et de la fracture de l'extrémité supérieure de l'humérus ; difficultés que présentent les luxations anciennes pour le diagnostic ; symptômes qui les distinguent de la fracture ; traitement général des luxations anciennes, etc., etc

28° Les *Dilatations vitales et mécaniques de l'urèthre*.

29° Le *Pied-bot* et l'atrophie suivant la longueur et l'épaisseur du membre : pied-bot externe ou *varus* ; pied bot interne ou *valgus* ; pied-bot dorsal ; causes ; époque à laquelle il faut employer les moyens de traitement.

30° *Déchirure centrale du périné* pendant l'accouchement : causes et traitement.

31° Les *Tumeurs* et *Fistules lacrymales* : distinction entre la tumeur et la fistule lacrymale, origine et développement de la tumeur, symptômes, deuxième période de la tumeur et formation de la fistule, origine de la maladie et de ses causes, traitement dans ses diverses périodes et les diverses circonstances qui l'accompagnent.

32° La *Fissure à l'anus* : définition, symptômes, causes, moyens de traitement, insuffisance de plusieurs d'entre eux, methode de M. Dupuytren sans operation, cas où l'opération est indispensable.

33° La *Grenouillette* ou *Ranule* : définition, causes, substances diverses contenues dans les tumeurs, symptomes et marche, nombreux moyens de traitement mis en usage, leur insuffisance, indications curatives, méthode de traitement imaginée par M. Dupuytren.

34° Les *Abces de la fosse iliaque droite* : siége de ces tumeurs, symptômes précurseurs, causes predisposantes, symptômes propres, causes occasionelles, diagnostic, pronostic et traitement.

35° *Considérations pratiques* sur l'emploi des cautères et des moxas.

36° Les *Tumeurs hydatiques* développées dans les muscles et dans les viscères : différences des acéphalocystes et des vésicules morbifiques, symptômes observés chez les individus qui avaient des hydatiques. Guérison spontanée des kystes, etc.

37° La *Fracture* de l'extrémité inférieure de l'humérus simulant la luxation du coude en arrière : moyens de reconnaître la fracture de la luxation; symptômes, causes et traitement.

38° L'*Exostose* de la face supérieure de la dernière phalange du gros orteil; symptômes, causes, dissection de la tumeur et procédé opératoire.

39° Les *Tumeurs fibro-celluleuses de l'utérus*, vulgairement appelées *polypes de la matrice* : chute spontanée des polypes par suite de gangrène, motifs pour lesquels M. Dupuytren a abandonné la ligature et emploie exclusivement l'excision, definition des polypes fibreux, leur siege en général, polypes à pédicule et sans pedicule, causes du degré d'accroissement des polypes, structure anatomique des polypes, fréquence de cette affection, causes prédisposantes et occasionelles, symptomes et signes, polypes nés dans la cavité de la matrice, diagnostic des polypes nes dans la cavite utérine, symptomatologie et diagnostic des polypes développés dans les parois de la matrice, à la surface péritonéale, en dehors et autour du col de la matrice, propositions générales sur le pronostic, diagnostic différentiel, traitement préparatoire et des symptômes, danger des moyens pharmaceutiques, exposition des divers procédés opératoires.

40° *Observations de Trachéotomie* : nécessité de l'opération, position à donner au malade pendant et après l'opération, signe caractéristique, mode de pansement.

41° *Les Tumeurs érectiles et les fongus hémathodes*. Description du tissu érectile anormal, moyens employés contre ces tumeurs, cas où doivent être employés la ligature, les caustiques et l'extirpation; cas où le tissu érectile doit être respecté. *Fongus hémathode*. Description de cette maladie; tumeurs enkystées; fongus hémathode dans l'epaisseur du sein; le fongus hémathode est difficile à reconnaître; causes, symptômes, moyens de traitement; l'extirpation ou l'amputation, etc.

42° Le *Bec-de-lièvre* : considérations sur l'époque de l'opération. Nouveau procédé de M. Dupuytren; conduite à tenir quand il y a un tubercule median saillant avec deux scissures laterales prononcées.

43° L'*Ophthalmie blennorrhagique, les taies de la cornée, l'inflammation de la rétine* : causes de la maladie, traitement de M. Dupuytren.

44° *La formation du cal*, moyens de remédier au cal vicieux ou difforme, phénomènes du cal, cal provisoire, cal definitif, redressement du cal vicieux, moyens employes pour faire céder le cal.

45° Les *Fractures de l'extrémité inférieure du radius simulant les luxations du poignet*. Opinion des auteurs et de M. Dupuytren. Description anatomique, chute sur le poignet, effets, causes de la fréquence de ces fractures, relevés des fractures, âges, causes, siége, chute sur le dos de la main. De l'entorse, fractures simples et compliquées, signes de la fracture de l'extrémité inférieure du radius, diverses espèces de déplacement, diagnostic, dangers de la fracture méconnue, méthode de traitement.

46° *Doctrines et procédés opératoires de M. Dupuytren dans les amputations* : énonciation générique des cas où il faut pratiquer l'amputation ; historique et généralités sur les amputations, amputations et désarticulations des membres thoraciques et abdominaux suivant les procédés de M. Dupuytren ; inconvéniens attachés à quelques procédés suivis par d'autres chirurgiens ; moyens de suspendre le cours du sang pendant l'opération, moyens hémostatiques définitifs ; du pansement ; de la réunion par première et deuxième intention, de la suture ; des accidens consécutifs, etc., etc.

47° *L'Hydrocèle et de ses principales variétés* : avec le mode de traitement.

48° *Le traitement du goître par le séton*, suivi de remarques sur l'iode.

49° *Les préparations d'arsenic* contre les ulcérations cancéreuses et autres affections rongeantes.

50° *La gangrène symptomatique par suite d'artérite* : étiologie ; causes prédisposantes, sexe, saison, traitement ; de l'utilité de l'opium ; de l'amputation.

51° *Les luxations de l'extrémité inférieure du cubitus* : rareté de ces luxations ; conduite à tenir dans le cas de luxation avec rupture des tégumens.

52° *La ligature des principaux troncs artériels* ; 1ère division : ligature des artères entre le cœur et les tumeurs anévrismales ; de la compression et du compresseur ; préceptes à suivre dans la ligature des artères, diagnostic ; observations de ligatures des artères sous-clavière et procédé pour découvrir l'iliaque externe. 2e division : ligature des artères entre les tumeurs anévrismales et les vaisseaux capillaires ; chances favorables et défavorables à cette méthode.

53° Les anévrismes qui compliquent les fractures et les plaies d'armes à feu, et leur traitement par la méthode d'Anel.

54° L'*Amputation de la mâchoire inférieure* : Description de l'opération, suite de l'opération, quelles maladies la réclament ; opérations diverses suivant la profondeur du mal, difficultés de diagnostics ; moyens d'arrêter l'hémorrhagie ; accidens immédiats et consécutifs ; résultats généraux des amputations de la mâchoire inférieure pratiquées par M. Dupuytren.

55° La *Résection de la mâchoire inférieure* : Considérations sur les résections en général ; distinction entre l'amputation et la résection de la mâchoire ; histoire remarquable d'une résection de la mâchoire par suite d'une fracture ancienne occasionée par une arme à feu, et non consolidée.

LIVRES DE FONDS ET EN NOMBRE.

ABERCROMBIE. Traité sur les maladies de l'encéphale et de la moelle épinière, avec des Recherches pathologiques et pratiques sur ces affections. Deuxième édition, traduite de l'anglais, et augmentée de notes très nombreuses ; par A.-N. Gendrin, médecin de l'hôpital Cochin. *Paris*, 1832. un fort vol. de 656 pag. in-8. 8 fr.

Cet ouvrage se recommande sur-tout à cause des faits curieux qui s'y trouvent sur les inflammations et les tubercules encéphaliques, les apoplexies, les maladies organiques du cerveau, les maladies de la moelle épinière et de ses membranes, et un précis général sur les maladies des nerfs.

Le traité d'Abercrombie renferme une masse considérable de faits intéressants, qui ont conduit l'auteur à tirer des conséquences utiles pour la pathologie et le traitement, et à offrir ainsi à tous les médecins une source riche et abondante d'instruction. La masse de ces faits est encore augmentée par le traducteur, M. *Gendrin*, qui a ajouté des récits de maladies remarquables, soit par les symptômes, soit par les lésions anatomiques. Le tout forme une *vraie clinique d'affections cérébrales*.

ALANÇON (Edward). Manuel pratique de l'amputation des membres; traduit de l'anglais par Lassus. *Paris*, 1784, 1 vol. in-12, br. 1 fr. 50 c.

AMUSSAT. Table synoptique de la Lithotripsie et de la Cystotomie hypogastrique ou mieux postero-pubienne, 1 feuille grand aigle à 8 colonnes avec figures. Paris, 1832. — Prix. 3 f. 50 c.

Idem, in-4° cart. 3 f. 50 c.

Cette table est partagée en deux grandes divisions : la première, consacrée toute entière à l'histoire et aux progrès chronologiques de la lithothripsie, se subdivise elle-même en deux sections, la première embrasse tout ce qui a rapport à l'art de detruire la pierre, depuis le temps d'Hippocrate jusqu'en 1822, et démontre combien cette longue période a été stérile pour la lithothripsie; la seconde comprend tous les documents relatifs à la découverte de la lithothripsie et à son perfectionnement, depuis le moment où M. Amussat a donné l'impulsion à cette opération, par ses travaux sur l'urètre.

La seconde division, consacrée à la partie dogmatique, peut servir de manuel à tous ceux qui veulent apprendre méthodiquement la lithotripsie et la cystotomie.

AMUSSAT. Concrétions urinaires de l'espèce humaine, classées sous le double rapport de leur volume et de leur forme, pour servir à indiquer les difficultés que l'on peut rencontrer en pratiquant la lithotripsie et la cystotomie. Paris, 1832, une feuille grand in fol., avec 78 figures. 2 f. 50 c.

Idem, avec fig. coloriees 6 fr. 50 c.

AMUSSAT. Leçons sur les rétentions d'urine, causées par les rétrécissements du canal de l'urètre, et sur les maladies de la prostate, publiees sous ses yeux par M. A. Petit (de l'ile de Re), docteur en medecine de la Faculté de Paris. *Paris*, 1832, 1 vol. in-8, br. avec 3 planches. 4 fr. 50 c.

ANDRAL. An antiquorum doctrina de crisibus et diebus criticis admittenda, an in curandis morbis et præsertim acutis observanda? Parisiis, 1824, in-4°, br. 2 fr. 50 c.

ARDEVOL (Jaime). Apuntes acerca la cardite intertropical llmada vulgarmente fiebre amarilla, y vomito negro de los espagnóles con indication de los principales incidentes que precedieron a la ultima epidemia de Gibraltar. *Paris*, 1833, 1 vol. in 8. 7 fr.

AUDOUARD. De l'Empyème : cure radicale obtenue par cette opération, avec des observations pratiques. *Paris*, 1808, in-8, br. 2 fr. 50 c.

— Nouvelle therapeutique des fièvres intermittentes, exposée dans trois mémoires, *Paris*, 1812, in-8, br. 3 fr. 25 c.

BARBERET. Recueil de Mémoires et Observations pratiques sur l'épizootie, avec des notes ; par Bourgelat. *Lyon*, 1808, in-8. 3 fr. 50 c.

BAUDELOCQUE. Principes sur l'art des accouchements, par demandes et réponses, en faveur des éleves sages-femmes ; 6e édition, enrichie de trente gravures propres à en faciliter l'etude, precedée de l'éloge de l'auteur, par *Leroux*, et d'une notice sur sa vie et ses ouvrages, par *Chaussier*. *Paris*, 1830, un gros vol. in-12, fig. br. 7 fr. 50 c.

Cet ouvrage est adopté par l'administration des hôpitaux de Paris pour l'enseignement des eleves sages-femmes de l'hospice de la Maternité.

BAUDELOCQUE (A. C.). Traité de la péritonite puerpérale. *Paris*, 1830, 1 vol. in-8° br. 6 fr. 50 c.

BAUMES. Traité des fièvres intermittentes et des indications qu'elles fournissent pour l'usage du quinquina. *Montpellier*, 1821, 2 vol. in-8, br. 12 fr.

BAUMES. Traite de l'amaigrissement des enfants, accompagné de l'élévation et de la dureté du ventre : maladie du mesentère vulgairement connue sous le nom de carreau ; 2e édition. *Paris*, 1806, in-8, br. 2 fr.

BAUMES. Traité de l'Ictère ou jaunisse des enfants de naissance; 2e édition. *Paris*, 1806. 1 fr. 50 c.

BAUMES. Traité de la Phthisie pulmonaire, connue vulgairement sous le nom de maladie de poitrine; 2e édition. *Paris*, 1805, 2 vol. in-8, br. 12 fr.

BELMAS. Recherches sur un moyen de déterminer des inflammations adhésives dans les cavités sereuses. *Paris*, 1831, in-4, fig. br. 3 fr.

BÉRARD et LAVIT. Essai sur les Anomalies de la variole et de la varicelle, avec l'histoire analytique de l'épidémie éruptive qui a régné à Montpellier en 1816. *Montpellier*, 1818, 1 vol. in-8, br. 4 fr.

BOURGERY. Traité de petite chirurgie. *Paris*, 1829, 1 vol. in 8. br. 7 fr.

BERTRAND (C. A H. A.) Manuel médico-légal des poisons introduits dans l'estomac, et des moyens thérapeutiques qui leur conviennent; suivi d'un plan d'organisation médico-judiciaire et d'un tableau de classification générale des empoisonnements. *Paris*, 1817, in-8, br. 6 fr.

BIESSY (C. V.) Manuel pratique de la médecine légale, tome 1er. *Lyon*, 1821, in-8, broc. 6 fr.

BIETT. Manuel pratique des maladies de la peau, appelées *syphilides*. (Voyez Humbert, etc.)

BLANDIN. Diversæ in abdomen liquidorum effusiones, etc. (Thèse qui a fait obtenir à l'auteur la place d'agrégé à la Faculté de Médecine de Paris). *Paris*, 1827, in-4o, br. 1 fr. 25 c.

BLANDIN (PH. FRÉD.) Traité d'anatomie topographique, ou Anatomie des régions, considérée spécialement dans ses rapports avec la Chirurgie et la Médecine opératoire. *Paris*, 1834. 2e édit. considérablement augmentée. Un fort vol. in-8, et atlas in-fol. de vingt planches. 23 fr.

Idem, fig. col. 40 fr.

L'Atlas séparément, fig. n. 16 fr.

Idem, fig. col. 32 fr.

Formé à l'école de Béclard, exercé de longue main à l'art de l'anatomiste et du chirurgien par une suite d'épreuves dont il est toujours sorti avec honneur, et par un enseignement soutenu, M. Blandin était dans des circonstances très favorables pour la composition d'un ouvrage de cette nature. Aussi la lecture du *Traité d'Anatomie topographique* ne dément-elle pas les esperances que pouvait donner le nom de l'auteur. Richesse de faits, descriptions exactes et souvent neuves, applications nombreuses et toujours utiles des connaissances anatomiques à la pratique de la médecine et de la chirurgie, methode rigoureuse et appropriée au sujet, telles sont les qualités principales qui distinguent cet ouvrage et en font un *compendium* dans lequel non-seulement les eleves, mais encore les chirurgiens qui cultivent leur art avec ardeur, pourront puiser des connaissances solides et des documents précieux.

BLAINVILLE (DUCROTAY). Cours de physiologie générale et comparée, professé à la Faculte des sciences de Paris. Paris, 1833, 3 vol. in-8, br. 18 f.

Cet ouvrage comprend la definition, la distinction, les moyens et la matiere de la physiologie, suivis du plan et de l'ordre à adopter dans son enseignement. Il traite aussi de la composition physique, chimique, anatomique et microscopique des animaux, ainsi que de l'action des modificateurs externes généraux sur l'organisme en masse, mort et vivant.

BODARD. Des engorgements des glandes, vulgairement connus sous le nom de scrofules, écrouelles ou humeurs froides; troisième édition. *Paris*, 1816, in-8. br. 2 fr.

BOUILLAUD. Recherches cliniques et expérimentales sur les fonctions du cerveau en général, tendant à réfuter l'opinion de M. Gall sur les fonctions du cervelet, et à prouver que cet organe préside aux actes de l'équilibration, de la station et de la progression. *Paris*, 1827, in-8, br. 2 fr.

BOURDET. Recherches et observations sur toutes les parties de l'art du dentiste. *Paris*, 1786, 2 vol. in-12, fig. 5 fr.

BRACHET. Recherches expérimentales sur les fonctions du système nerveux ganglionnaire et sur leur application à la pathologie. (*Ouvrage couronné par l'Institut de France.*) *Paris*, 1830, 1 vol. in-8, br. 7 fr.

BRACHET. De l'emploi de l'opium dans les phlegmasies des membranes muqueuses, séreuses et fibreuses; suivi d'un Mémoire sur les fièvres intermittentes. *Paris*, 1828, 1 vol. in-8, br. 6 fr.

BRACHET. Recherches sur la nature et le siége de l'hystérie et de l'hypochondrie, et sur l'analogie et les différences de ces deux maladies. *Paris* 1832, 1 vol- in-8 3 fr. 50 c

BRACHET. Mémoire sur l'asthénie. (Ouvrage couronné par la Société de Médecine de Bordeaux.) *Paris*, 1829, 1 vol. in-8. 3 fr. 50c.

BREE. Recherches pratiques sur les désordres de la respiration; distinguant spécialement les espèces d'asthme convulsif; leurs causes et indications curatives. Traduit de l'anglais par *Ducamp*, *D. M. P. Paris*, 1819, in-8 br. 5 fr. 50c.

BRERA. Traité des maladies vermineuses, précédé de l'histoire naturelle des vers et de leur origine dans le corps humain. Trad. de l'italien par MM. *Bartoli* et *Calvet*, *D. M. P. Paris*, 1804, 1 vol. in-8 de 400 pages, avec 5 pl., représentant 64 sujets. 5 fr. 50c.

BRIERRE DE BOISMONT. Considérations pratiques sur la Gripe; son histoire, sa nature et son traitement. *Paris*, 1833, in-8, br. 50 c.

BRIERRE DE BOISMONT. Anthropotomie, ou traité élémentaire d'anatomie, contenant : 1° les préparations anatomiques; 2° l'anatomie descriptive; 3° l'embryologie; 4° les principales régions du corps humain, avec des notes extraites du cours de Ph. Fréd. Blandin, agrégé à la Faculté de médecine de Paris. Nouvelle édition. *Paris*, 1832, un fort vol. br. 7 fr.

Les traités d'anatomie représentant l'état de nos connaissances, au moment de leur publication, sont très propres à montrer les acquisitions nouvelles faites dans le domaine de la science. Sous ce rapport, l'ouvrage de M. Brierre, bien que d'une nature tout-à-fait élémentaire, fournit des arguments sans replique en faveur des travaux des anatomistes modernes. On y trouve, en effet, des faits importants relatifs à l'anatomie du système nerveux; à la texture de la peau, de la langue, de la rate, du cœur; à la conformation de plusieurs aponévroses; au développement de la plupart des organes et des os en particulier; à la disposition de plusieurs parties vasculaires et nerveuses; aux connexions des organes entre eux, etc.

Ces faits, ignorés ou méconnus, il n'y a qu'un petit nombre d'années, témoignent assez que les recherches des anatomistes de nos jours n'ont pas été vaines, et que la science était encore susceptible de progrès réels. Le but particulier que s'est proposé M. Brierre, en publiant cet ouvrage, a été de resserrer dans un cadre peu etendu ce qu'il y a de plus essentiel a connaître pour ceux qui se livrent à l'étude de l'anatomie. Il eût été difficile de réunir plus de choses en aussi peu d'espace : indication des procédes de l'art de la dissection; description détaillée de tous les organes, comprenant les notions communes à chaque genre, leur developpement, leurs principales variétés, et même leurs usages; esquisse rapide du fœtus et des organes qui lui sont propres; exposé sommaire des regions du corps qu'il est le plus important de connaître, voila tout ce que contient le *Traité élementaire d'anatomie*, que l'on peut regarder en quelque sorte comme une *bibliothéque anatomique*, pouvant remplacer à l'amphithéâtre tout le bagage scientifique que l'elève est obligé d'y traîner à sa suite.

BRIERRE DE BOISMONT Considerations médico-légales sur l'interdiction des aliénes, présentees à l'Academie royale des sciences. *Paris*, 1830, in-8. br. 1 fr. 50 c.

BRIERRE DE BOISMONT. Relation historique et médicale du Choléra-Morbus de Pologne, comprenant l'apparition de la maladie, sa marche, ses progrès, ses symptômes, ou mode de traitement et les moyens préservatifs. *Paris*, 1832, 1 vol. in-8 avec une carte. 5 f.

BRIERRE DE BOISMONT. Des premiers secours à donner aux personnes atteintes du Choléra-Morbus, et des moyens préservatifs. *Paris*, 1832, in-8° br. 25 cent.

BRIERRE DE BOISMONT. Des établissements d'aliénés en Italie. *Paris*, 1833, in-8°, br. 2 fr.

BRIERRE DE BOISMONT. De la pellagre et de la folie pellagreuse; observations recueillies au grand hôpital de Milan. (*Mémoire lu à l'académie des sciences, dans la séance du* 30 *novembre* 1830.) 2e édition, corrigée et augmentée, Paris 1834, in-8°. 2 fr. 50. c.

BRIOT. Essai sur les tumeurs formées par le sang arteriel. *Paris*, 1804, in-8, broc. 1 fr. 80 c.

BROQUA. Mémoire sur un accouchement laborieux. *Paris*, 1824, in-8. 1 f. 50c.

BROUSSAIS (F. J. V.) Recherches sur la fièvre hectique, considérée dépendante d'une lésion d'action des différents systèmes, sans vice organique. *Paris*, 1803, in-8, br. 2 fr.

BRU. Methode nouvelle de traiter les maladies vénériennes par les gâteaux toniques mercuriels, sans clôture, et parmi les troupes, sans séjour d'hôpital; éprouvee dans les ports du royaume. *Paris*, 1789, 2 vol. in-8, br. 8 fr.

BRUNAUD. De l'Hygiène des gens de lettres, ou Essai médico-philosophique sur les moyens les plus propres à developper ses talents et son aptitude naturelle pour les sciences, sans nuire à sa santé et sans contracter de maladies. Paris, 1819, in-8, br. 7 fr.

BUCHEZ et TRELAT. Précis élémentaire d'hygiène. *Paris*, 1825, in-12, broc. 1 fr. 50 c.

BULLIARD. Dictionnaire élémentaire de Botanique, revu par *L.-C. Richard*, professeur de botanique à l'École de Médecine; précedé d'un Dictionnaire botanique latin français, et orné de 20 planches gravées en taille douce. *Paris*, 1800, 1 vol. in-8. 6 fr.

CAILLARD. Mémoire sur les dangers des émanations marecageuses, et sur la maladie épidémique observée à Pantin et dans plusieurs autres communes voisines du canal de l'Ourcq, en 1810, 1811, 1812, 1813. *Paris*, 1816, in-8, br. 2 f. 50 c.

CAILLOT. Traité de la Fièvre jaune. *Paris*, 1815, in-8, br. 5 fr.

CAMPAIGNAC (J. A. J.). Considerations sur la Grippe, maladie épidemique qui a régne à Paris, en juin 1831. *Paris*, 1831, in-8, br. 1 fr. 50 c.

CAMPARDON. Du courage dans les maladies. (*Mémoire couronné au concours ouvert par M. le professeur Alibert à l'hôpital Saint-Louis, en* 1818). *Paris*, 1819, in-8, br. 1 fr. 25 c.

CAPURON. Aphrodisiographie ou Tableau de la maladie vénérienne; dans lequel on expose les causes et les symptômes, avec les methodes les plus faciles et les plus sûres de la traiter sans compromettre la sante des individus. *Paris*, 1807, in-8. broch. 4 fr. 50 c.

CAPURON. Cours théorique et pratique d'accouchements, dans lequel on expose les principes de cette branche de l'art, les soins que la femme exige pendant et après le travail, ainsi que les éléments de l'education physique et morale de l'enfant. *Paris*, 1830. In-8°, br. 9 fr.

CARBONELL. Éléments de pharmacie fondes sur les principes de la chimie moderne, trad. de l'original latin; nouvelle édition augmentée par l'auteur, revue et corrigée par *P. Poncet*. *Paris*, 1812, in-8, br. 2 fr. 50 c.

CAUCANAS. Annuaire médico-chirurgical, ou Répertoire genéral de clinique. *Paris*, 1826. 1 vol. in-8. 8 fr.

Ouvrage très-utile aux élèves en médecine et en chirurgie qui suivent la clinique des hôpitaux, et aux médecins, chirurgiens et officiers de santé qui désirent se tenir au courant des progrès de la médecine et de la chirurgie pratiques.

CEZAN (de). Manuel antisyphilitique, ou le Médecin de soi-même dans la cure des maladies vénériennes. *Geneve*, 1789, in-12, br 2 fr. 50 c.

CHAUSSIER (Hector). Histoire des infortunés qui ont été enterrés vivants. *Paris*, 1833, in-8. 1 fr. 50 c.

CHAUSSIER. Observations chirurgico-légales sur un point important de la jurisprudence criminelle. *Dijon*, 1790, in-8, br. 1 fr. 50 c.

CHAUSSIER. Planches anatomiques à l'usage des jeunes gens qui se destinent à l'étude de la chirurgie, de la médecine, de la peinture et de la sculpture, dessinées par M. Dutertre, avec des notes et explications suivant la nomenclature méthodique de l'anatomie et des tables synoptiques; 3e édition corrigée, augmentée. *Paris*, 1833, in-4° avec 20 planches. 12 fr.

CHERVIN. Examen des principes de l'administration en matière sanitaire, ou réponse au discours prononcé à la chambre des députés, le 31 mai 1826, par M. de Boisbertrand. *Paris*, 1827, in-8, br. 3 fr. 50 c.

CHOPART. Traité des maladies des voies urinaires; nouvelle édition, revue, corrigée, augmentée de notes et d'un Mémoire sur les pierres de la vessie et sur la lithotomie; par Félix Pascal, D. M. P. *Paris*, 1830, 2 vol. in-8, br. 12 fr.

Il y a environ trente ans que Chopart a publié cet ouvrage pour la première fois. Depuis cette époque, les découvertes en médecine s'étant multipliées d'une manière extraordinaire, l'addition d'un grand nombre de notes, qui mis seul ce livre au niveau de nos connaissances, semblait indispensable; aussi M. le docteur Felix Pascal s'est-il acquitté de cette tâche d'une manière très honorable. Il a revu avec soin toutes les parties de l'ouvrage, respecté scrupuleusement le style de l'auteur, et outre toutes les additions qu'il a faites, il a joint un mémoire remarquable sur les *pierres vesicales*, et les operations qu'il convient de mettre en usage pour les extraire.

Cet ouvrage peut être considéré comme le meilleur et le plus complet de tous ceux qui ont été publiés jusqu'à ce jour. On y trouve un traité sur les altérations de l'urine, les maladies des reins, des urètres de la vessie, le cathétérisme, les calculs vésicaux et la lithotomie.

COCHE. De l'opération médicale du recrutement et des inspections générales (ouvrage renfermant toutes les questions d'aptitude et d'incapacité pour le service militaire.) *Paris*, 1829, 1 vol in-8°, br. 6 fr.

COLOMB. Œuvres médico-chirurgicales, contenant des observations et dissertations sur diverses parties de la médecine et de la chirurgie; *Lyon*, 1798, in-8, br. 5 fr.

COMTE. De l'Hydropisie de poitrine et des Palpitations du cœur promptement dissipées par la digitale pourprée. 2e édition. *Paris*, 1822, 1 vol. in-8, br. 3 fr.

CORNUAU (S. F. D.). De la méthode circulaire appliquée aux amputations des membres dans leurs articulations. *Paris*, 1831, in-8, br. 1 fr. 25 c.

COSTA-SICRE. De la non contagion de la Fièvre jaune, et des dangers du Système sanitaire. *Paris*, 1827, 1 vol. in-8. 4 fr. 50c.

DAGOUMER. Précis historique de la fièvre, rattaché à l'histoire philosophique de la medecine. *Paris*, 1831, in-8° br. 3 fr.

On trouve dans cet ouvrage les opinions d'Hippocrate, de Galien, de Stall, d'Hoffman, de Boerhaave sur la fièvre, les avantages que l'on peut retirer du conseil de Descartes par rapport à la connaissance de la fièvre, l'opinion des médecins sur la fièvre, les doutes sur la science chez les anciens, et la suite des progrès de l'observation en medecine, un coup d'œil sur l'état de la médecine et de la philosophie après Hippocrate, etc., etc.

DAVACH DE LA RIVIÈRE. Le Miroir des urines, par l'inspection desquelles on connait les différents tempéraments, les humeurs dominantes, les sieges et les causes des maladies. *Paris*, 1803, in-12, br. 2 fr.

DAWY. Éléments de Chimie appliquée à l'Agriculture ; suivis d'un traité sur la chimie des terres. Traduits de l'anglais, avec notes, par M. *Marchais de Migniaux. Paris*, 1820, 1 vol. in-12, avec fig., br. 6 fr. 50 c.

DELATRE. Quelques mots sur le Broiement de la pierre dans la vessie par des procédés mécaniques. *Paris*, 1825, in-8. 75 c.

DELATTIER DELAROCHE. Mémoire sur la cataracte, et guérison de cette maladie sans opération chirurgicale; 2e édition augmentee, Paris, 1833, 1 vol. in-8° br. 6 fr.

DELEAU. Tableau de guérisons de Surdités opérées par le cathétérisme de la trompe d'Eustache ; suivi d'une lettre adressee à l'Académie de Medecine. *Paris*, 1827, in 8, br. 1 fr. 50 c.

DELEAU. Tableau des maladies de l'oreille, qui engendrent la Surdité. *Commercy*, 1825, in-plano d'une feuille. 1 fr. 50 c.

DELEAU. Sur le cathétérisme de la trompe d'Eustache, et sur les experiences de M. Itard. *Paris*, 1828, in-8, br. 1 fr 50 c.

DESBOIS DE ROCHEFORT. Cours élémentaire de matière médicale, suivi d'un précis sur l'art de formuler; nouvelle édition avec les augmentations, corrections et changements qu'exige l'état actuel des sciences physiques et médicales, par *Lullier-Winslow. Paris*, 1817, 2 vol. in-8. br. 13 fr.

DESGENETTES. Éloges des académiciens de Montpellier. *Paris*, 1811. in-8. br. 3 f. 50 c.

DESMYTERE. Topographie historique, physique, statistique et médicale de la ville et des environs de Cassel (Nord). *Paris*, 1828, in-8., fig. b.. 7 fr.

DESMYTERE. Tableaux synoptiques d'histoire naturelle médicale, et pharmaceutique, ou Phytologie et Zoologie envisagées sous les rapports anatomiques, physiologiques, taxonomiques, chimiques, pharmaceutiques et thérapeutiques; etc. 2e édit. *Paris*, 1833, 1 vol. gr. in-8, avec 600 fig. gravées, représentant les caractères des ordres, et les familles du règne organique. 9 fr.

Le même ouvrage, sept feuilles satinées, sur papier grand-aigle. 18 fr.
(On vend séparément le tableau de zoo ogie, 1 feuille gr. in-fol. 2 fr. 50 c.)

DICTIONNAIRE Botanique et Pharmaceutique, contenant les principales propriétes des minéraux, des végétaux et des animaux d'usage, avec les préparations de pharmacie, internes et externes. 1 vol. in-12, br. 4 fr. 50 c.

DOUBLE. Traité du croup. (*Ouvrage qui a obtenu une des trois mentions honorables dans le grand concours ouvert sur cette maladie, par les ordres de* S. M. I. et R. *Paris*, 1811, 1 fort vol. in-8, br. 6 fr. 50 c.

DUBLED. Considérations physiques, morales et politiques sur la femme. *Paris*, 1825, in-18, br. 1 fr. 50 c.

DUBOUCHET. Traité des rétentions d'urine causées par les rétrécissements de l'urèthre, par les maladies de la prostate et par celles de la vessie; de la blennorrhagie et de sa cure; traitement des diverses affections qui en sont la suite, suivant la méthode de Ducamp perfectionnée. *Paris*, 1834, 1 vol. in-8°, avec planches. 5 fr.

DUCAMP. Reflexions critiques sur un écrit de M. Chomel, ayant pour titre : *De l'Existence des fièvres. Paris*, 1820, in-8, br. 1 fr. 80 c.

DUCHATEAU (F. T.) Observations sur plusieurs applications de forceps audessus du detroit supérieur du pubis, suivies de succes, et sur le cas où cette opération doit avoir la preference sur la version, les crochets et la symphyseotomie. *Paris*, 1823, in-8, br. 1 fr. 25 c.

DUPARCQUE (F). Traité théorique et pratique sur les altérations organiques simples et cancéreuses de la Matrice. *Paris*, 1832, 1 vol. in-8, br. 6 f. 50 c.

DUPOTET. Expériences publiques sur le magnétisme animal, faites à l'Hôtel-Dieu de Paris, 3e édition, augmentée de nouveaux détails sur la personne qui avait été l'objet de ces expériences, et d'un précis de nouvelles observations sur le magnétisme, faites dans plusieurs hopitaux de Paris, et suivies des dernières délibérations de l'Académie de médecine sur la question du magnétisme. *Paris*, 1826, 1 vol. in-8o, br. 3 f.

ETOC-DEMAZI, De la Stupidité considérée chez les aliénés : recherches faites à Bicêtre et à la Salpêtrière. *Paris*, 1833, in-4, br. 2 fr. 50 c.

FABRE. *Choléra-Morbus de Paris:* guide des praticiens dans le traitement et la connaissance de cette maladie, contenant les diverses méthodes de traitement adoptées par les médecins des hôpitaux de Paris, et les principaux médecins français et étrangers; l'histoire abrégée de l'épidémie, la symptomatologie, l'exposé des lesions cadavériques. *Paris*, 1832, etc., 1 vol. in-12, br. 2 fr. 50 c.

FABRE. Traité des maladies vénériennes; quatrième édition. *Paris*, 1795, in-8, br. 5 fr.

FÉE. Code pharmaceutique, ou Pharmacopée française. Traduction du *Codex medicamentarius;* 2e édition. *Paris*, 1826, 1 vol. in-8. 7 fr.

FODÉRÉ. Traite du Goître et du Crétinisme. An 8, 1 vol. in-8 br. 4 fr.

FONTANA. Traité des Maladies qui attaquent les Européens dans les pays chauds et dans les longues navigations. Traduit de l'italien par *Kéraudren*. *Paris*, 1818, in-8, br. 3 fr. 50 c.

FORMULAIRE PHARMACEUTIQUE. A l'usage des hôpitaux militaires de la France, redige par le conseil de santé des armées, et approuvé par son excellence le Ministre sécretaire d'état au departement de la guerre. *Paris*, 1821, in-8, br. 5 fr.

FOUQUET (Mme). Recueil de Remèdes prompts et efficaces. *Lyon*, 1757, 2 vol. in-12, br. 5 fr.

FOUQUET (Henry). Essai sur le pouls par rapport aux affections des principaux organes. Nouvelle édition. *Montpellier*, 1818, in-8. 4 fr. 50 c.

FOURCROY. Entomologia parisiensis, sive Catalogus insectorum quæ in agro parisiensi reperiuntur, secundùm methodum Geoffræanam in sectiones, genera et species distributus. cui addita sunt nomina trivialia et ferè trecentæ novæ species. *Parisiis*, 1785, in-18, br. 3 fr.

FOY. Cours de pharmacologie, ou Traité élémentaire d'histoire naturelle médicale, de pharmacie et de la therapeutique de chaque maladie en particulier, suivi de l'art de formuler en latin et en français 2 forts vol. in-8, brochés. 16 fr.

Si l'anatomie, la physiologie, la pathologie sont les clefs de l'art de guérir, la pharmacologie n'est pas moins importante, puisqu'elle enseigne au medecin tout le parti qu'il peut tirer des médicaments.

Depuis long-temps il manquait à MM. les Élèves en médecine et à toutes les personnes qui s'occupent de l'art de guérir, un ouvrage sur la pharmacologie. M. le docteur Foy, professeur particulier de pharmacologie, etc., vient de remplir cette lacune en publiant le cours qu'il fait avec tant de succès depuis plusieurs années. Cet ouvrage, le seul qui existe sur cette partie de la médecine, ne laisse rien a désirer. Tous les agents thérapeutiques qui se trouvent au cabinet de la faculté de médecine de Paris, y sont décrits avec la plus grande exactitude. Les sophistications que les substances simples et composées éprouvent dans le commerce, y sont dévoilées et rendues faciles à reconnaître. De nombreux tableaux synoptiques sur les classifications, doses et modes d'administration des médicaments; un traité de thérapeutique de chaque maladie; la théorie et la pratique de toutes les préparations pharmaceutiques; des notions précises sur l'art de formuler; enfin un certain nombre de formules avec le texte latin en regard, insérés dans le second volume, font de ce traité pharmacologique, le manuel indispensable de tous les Élèves et des Praticiens.

Toutes les substances appartenant à l'histoire naturelle médicale, sont décrites dans l'ordre suivant :

1° Définition, comprenant :
- Noms français.
- — latins.
- — scientifiques.
- Synonymie.
- Étymologie.
- Géographie.
- Nature du végétal.
- Famille naturelle.
- Parties usitées.

2° Description, comprenant :
- Caractères physiques.
- — chimiques.
- — botaniques.
- — zoologiques.
- — minéralogiques.

3° Récolte et dessiccation ;
4° Sophistications; moyen de les reconnaître ;
5° Analyse. Étude des produits importants;
6° Usages ou propriétés médicinales ;
7° Préparations pharmaceutiques, doses et modes d'administration;
8° Mode d'action ou phénomènes physiologiques ;
9° Antidotes ;
10° Historique.

Toutes les substances appartenant à la pharmacie proprement dite, insérées dans le second volume, sont décrites dans l'ordre suivant :

Définition,
Étymologie,
Synonymie,
Division,
Préparation,
Règles à observer,
Phénomènes,
Propriétés médicinales,
Doses et Modes d'administration,
Conservation.

FOY. Nouveau Formulaire des praticiens, contenant 2,000 formules magistrales et officinales, suivi des secours à donner aux asphyxiés et aux empoisonnés, et d'un Mémorial thérapeutique. *Paris* 1833, 1 fort vol. in-18. 4 fr. 50 c.

Le nouveau Formulaire que vient de publier M. Foy, est un court abrégé sur les substances employées en médecine et sur leurs préparations ; il indique les formes sous lesquelles on emploie les médicaments et les doses auxquelles ils doivent être administrés. Comme médecin et comme pharmacien, M. Foy était dans une position favorable pour juger de la valeur des différents agents thérapeutiques et il a rempli avec honneur la tâche qu'il s'était imposé.

Le livre de M. Foy est le plus complet des formulaires portatifs qui soient actuellement répandus, et sous ce rapport il mérite à la fois l'intérêt des médecins qui sont appelés à prescrire et des pharmaciens qui doivent exécuter.

Les lecteurs seront bien aises de trouver à la suite du formulaire proprement dit un abrégé bien fait du secours à donner aux asphyxiés. Dans un autre chapitre, M. Foy rappelle les signes propres à faire reconnaître la mort réelle : plus tard, il s'occupe de réunir dans un cadre concis et exact, l'indication des moyens les plus propres à combattre les empoisonnements par les substances minérales ou par les poisons que fournit le règne organique; mais ce qui donne un mérite spécial à ce formulaire, c'est un mémorial thérapeutique assez étendu et bien complet, dans lequel M. Foy nous paraît avoir résumé avec beaucoup de talent les moyens les plus convenables de combattre chaque affection maladive. Cette partie de l'ouvrage de M. Foy sera sur-tout appréciée par les praticiens qui trouveront un moyen facile de se reconnaître au milieu du grand nombre de formules consignées dans la première partie de l'ouvrage.

(*Extrait du Journal de Pharmacie*, 1833.)

GALL ET SPURZHEIM. Anatomie et physiologie du système nerveux en général, et du cerveau en particulier, avec des observations sur la possibilité de reconnaître plusieurs dispositions intellectuelles et morales de l'homme et des animaux, par la configuration de leurs têtes. Paris, 1810, 1819. 4 vol. in-4, avec un atlas de 100 planches in-fol. 480 f.
Le même, 5 vol. in-fol., papier vélin. 800 f.

GALLOT. Recherches sur la teigne, suivies des moyens curatifs nouvellement employés pour la guerison de cette maladie. *Paris*, 1805, in-8, br. 2 fr.

GARNOT. Leçons élementaires sur l'art des Accouchements, à l'usage des sages femmes; 2e édition considérablement augmentee. *Paris*, 1834, 1 vol. in-18, br. 2 fr. 50 c.

M. Garnot, ex-chirurgien en chef de la marine, est le premier médecin qui a ouvert un cours public d accouchements pour les sages-femmes à la Martinique où il fit imprimer pour la première fois l'ouvrage que nous annonçons. Cette seconde édition est considérablement augmentée, et c'est sur la demande de M. *le Ministre de la Marine*, que M. Garnot s'est décidé à la publier.

Ces leçons sont écrites avec un style simple et dépouillé de mots trop scientifiques pour les femmes qui se livrent à l'etude des accouchements et qu'on ne peut entretenir de connaissances élevées.

GAY-LUSSAC. Recherches sur les maladies vénériennes primitives, considérées sur l'homme doué d'une saine constitution. *Paris*, 1803, in-8, br. 1 fr. 50 c.

GENDRIN. Histoire anatomique des Inflammations. *Paris*, 1826, 2 vol. in-8. br. 16 fr.

GENDRIN. Traité sur les maladies de l'Encéphale et de la moelle épinière. (Voyez ABERCROMBIE.)

GENDRIN. Recherches sur la nature et les causes prochaines des Fièvres. *Paris*, 1823, 2 vol. in-8. 12 fr.

GENDRIN. Monographie du Choléra épidémique de Paris, rédigé spécialement d'après les observations de l'auteur à l'Hôtel-Dieu. *Paris*, 1832, 1 vol. in-8, br. 7 fr.

GENDRON. Mémoire sur les fistules de la glande parotide et de son conduit excreteur. *Paris*, 1820, in-8, br. 1 f. 25 c.

GIRARD. Essai sur le tetanos rabien, ou Recherches et Reflexions sur la cause des accidents qui sont quelquefois la suite des morsures faites par des animaux enragés, suivies de quelques notions sur les moyens de prévenir ou de guerir cette maladie. *Lyon*, 1809, in-8, br. 2 f.

GIRAUD. Essai sur l'engorgement inflammatoire de l'ovaire consecutif à la métastase complète ou incomplète d'un ecoulement vaginal. *Paris*, 1831, in-8, br. 1 f. 25 c.

GOBLIN. Manuel du dentiste à l'usage des examens, ou traité de chirurgie dentaire, considérée sous les rapports anatomiques, physiologiques, hygiéniques et pathologiques. *Paris*, 1827, 1 vol. in-8, br. 5 f.

GUYOT (JULES). Mémoire sur la fracture du col du fémur, et sur un nouvel appareil propre à la maintenir réduite. *Paris*, 1834, in-8° fig. br. 1 fr. 25 c.

GUYOT (JULES). Eléments de physique générale. *Paris*, 1832, in 8, br. 3 f. 50 c.

GUYOT (JULES). De la Vie universelle. *Paris*, 1833, in-4° 1 fr. 25 c.

HANIN. Cours de Matière médicale. *Paris*, 1819-1820, 2 vol, in-8. 12 fr.

HAREL DU TANCREL. Thérapeutique de la phthisie pulmonaire, suivie de notes sur la méthode de Dzondi, et le traitement de la syphilis en général et du typhus. *Paris*, 1830, in-8° br. 2 fr.

HATIN (JULES). Memoire sur un nouveau procédé pour l'amputation du col de la matrice dans les affections cancéreuses, avec une planche représentant les instruments necessaires à l'opération. *Paris*, 1827, in-8, broché, figures. 1 f. 25 c.

HATIN (FÉLIX). Mémoire sur de nouveaux instruments propres à faciliter la ligature des polypes qui naissent à la base du crâne, précédé de quelques considérations sur les variétés de cette maladie et sur les divers modes de traitement employés contre elle jusqu'à ce jour. *Paris*, 1829, in 8, fig., br. 1 f. 50 c.

HATIN (FÉLIX). De l'épilepsie considérée dans sa nature et dans ses causes, et des moyens propres à la guérir. *Paris*, 1830, in-8, br. 1 f. 50 c.

HEBRAY (A.). De l'influence de l'alimentation insuffisante sur l'économie animale. *Paris*, 1829, in-4°, br. 1 f. 50 c.

HELLER. Nécessité de l'usage intérieur des excitants. *Paris*, 1824, in-8, 1 f. 25 c.

HENRY. Précis descriptif sur les instruments de chirurgie anciens et modernes, contenant la description de chaque instrument, le nom de ceux qui y ont apporté des modifications, ceux préférés aujourd'hui par nos meilleurs praticiens, et l'indication des qualités que l'on doit rechercher dans chaque instrument. *Paris*, 1825, 1 vol. in-8, avec planches. 7 f.

HERNANDEZ. Essai analytique sur la non identite des virus syphilitique et gonorrhoïque. *Paris*, 1810, in-8, br. 4 fr. 50c.

HERPIN (F.) Méningites, ou Inflammation des membranes de l'encéphale, précédée de quelques considerations physiologiques sur ces membranes, et suivie de plusieurs observations recueillies à l'armée du Rhin. *Paris*, 1803, in-8, br 1 fr. 80 c.

HIPPOCRATE. Traité des Airs, des Eaux, des Lieux, trad. en français sur la version de Foese, avec le texte latin en regard, accompagné de notes, et précédé d'un Précis sur la doctrine de ce médecin. *Paris*, 1804. in-8. br. 4 fr. 50 c.

HIPPOCRATE. Aphorismes grec-latin-français, d'après la collection des manuscrits de la Bibliothèque royale, avec une Dissertation sur ces manuscrits, et des variantes; par M. *de Mercy*. *Paris*, 1821, 1 vol-in-12, br. 5 fr.

HIPPOCRATE. Commentaires sur les Aphorismes, specialement applicables à la Médecine dite clinique, avec le Traité des humeurs d'Hippocrate, traduit du grec par M. *de Mercy*. *Paris*, 1821. 2 vol. in-12, br. 8 fr.

HUMBERT. Manuel pratique des maladies de la peau, appelées *syphilides*, d'après les leçons cliniques de M. Biett. *Paris*, 1833, 1 vol. in-18 de 220 pages. 2 fr.

HUTIN (PH.) Recherches d'anatomie physiologique et pathologique sur la membrane muqueuse gastro-intestinale. *Paris*, 1826, in-8, br. 3 fr.

IMBERT DE LONNES. Nouvelles considérations sur le cautère actuel. *Avignon*, 1812, in-8, br. 6 fr. 50 c.

JOBERT (DE LAMBALLE). Traité théorique et pratique des maladies chirurgicales du canal intestinal. *Ouvrage couronné en 1829 par l'Institut royal de France.*) *Paris*, 1829, 2 vol. in-8, br. 12 fr.

M. Jobert, inspiré par le génie chirurgical, a eu l'heureuse idée de remédier aux plaies du canal intestinal en mettant en contact les tuniques de même nature; il a connu les difficultés avec lesquelles les muqueuses conçoivent l'inflammation adhésive, la promptitude avec laquelle ce mode inflammatoire s'empare des membranes séreuses; il a invaginé l'intestin de manière à mettre séreuse contre séreuse, et, jeune encore, il a placé son nom au-dessus de ce qu'on appelle les *quatre maîtres*. En offrant au public, dans un seul traité, toutes les maladies chirurgicales du canal intestinal, M. Jobert a pensé qu'il y aurait quelque avantage à trouver réunies les altérations nombreuses qui se trouvent éparses dans une foule d'auteurs différents. Voici le plan de son ouvrage :

Premier volume. Anatomie succincte du canal intestinal; vices de conformation congéniaux; lésions physiques; lésions vitales; productions accidentelles; déplacement des intestins.

Deuxième volume. Étranglement par engouement; étranglement spasmodique; gangrène intestinale à la suite de l'étranglement; anus contre nature; fistules stercorales; hernies épiploïques; hernies en particulier; arcade crurale; anneau ombilical; ligne blanche; hernies diaphragmatiques; trou ovalaire; anneau sciatique; hernies périnéales; hernies valvaires; hernies vaginales.

On ne lira pas sans intérêt plusieurs faits d'anatomie pathologique qui sont le résultat de ses expériences sur la gangrène, les changements de couleur des intestins et leur inflammation. Enfin, M. Jobert a consigné ses belles recherches sur *les Plaies, les Sutures des Intestins* et sur les *Hémorrhoïdes*.

JOBERT (DE LAMBALLE). Plaies d'armes à feu, Mémoire sur la cautérisation, et description du spéculum à bascule. *Paris*, 1833, 1 vol. in-8° avec 2 figures. 7 fr. 50 c.

JOURDAN. Code pharmaceutique; traduction du *Codex medicamentarius*. *Paris*, 1821; un fort vol. in-8, br. 8 fr.

KLENIUS. Interpres clinicus, sive de morborum indole, exitu in sanitatem metaschematismo, successionibus, eventu funesto, dijudicationes, præsagitiones medicæ, pagellæ in memoriæ subsidium medicis junioribus, ad infirmos ingressuris fideliter communicatæ, opusculum iterum edidit ac præfatus est ex editione Halleriana F. J. DOUBLE. *Paris*, 1809, 1 gros vol. in-32, br. 2 fr. 50 c.

KLEIN. Le médecin interprète de la nature, ou recueil de pronostics sur le caractère des maladies, leur guérison, leurs métastases, et leurs suites funestes *Paris*, 1775, 2 vol. in-12, br. 4 fr.

LACÉPÈDE. Vue générale des progrès de plusieurs branches des sciences naturelles, depuis la mort de BUFFON. *Paris*, 1818, in-8, br. 3 fr. 50 c.

LAMOTTE. Traité complet de chirurgie, contenant des observations et des réflexions sur toutes les maladies chirurgicales et sur la manière de les traiter; 3e édition avec des notes par *Sabatier*. *Paris*, 1771, 2 vol. in-8, br. 12 fr.

LAMARCK (J. B. P. A.) Système analytique des connaissances positives de l'homme, restreintes à celles qui proviennent directement ou indirectement de l'observation. *Paris*, 1830, 1 vol. in-8, br. 6 fr.

Indication des principales questions traitées dans cet ouvrage: *des objets que l'homme peut considérer hors de lui, et que l'observation peut lui faire connaître; de la matière; de la nature; de la nécessité d'étudier la nature; exposition des sources où l'homme a puisé les connaissances qu'il possède; des corps inorganiques; des corps vivants; des végétaux; des animaux; de l'homme et de certains systèmes organiques observés en lui; analyse des phénomènes qui appartiennent au sentiment; de la sensation; des penchants naturels; de l'instinct; de l'intelligence; des idées, du jugement et de la raison; imagination, etc.*

LAMARCK (J. B. P. A.) Philosophie zoologique, ou exposition des considérations relatives à l'histoire naturelle des animaux; à la diversité de leur organisation et des facultes qu'ils en obtiennent; aux causes physiques qui maintiennent en eux la vie et donnent lieu aux mouvements qu'ils executent; enfin à celles qui produisent, les unes le sentiment, et les autres l'intelligence de ceux qui en sont doués, Nouvelle édition. *Paris*, 1830, 2 vol. in-8, br. 12 fr

LA VÉRITÉ sur les progrès récens de l'orthopédie, ou l'art de corriger les difformités du corps humain. *Paris*, 1826, in-8, br. 75 c.

LEMBERT. Essai sur la méthode endermique (*lu à l'Academie royale des sciences*). *Paris*, 1828, in-8, br. 2 fr.

LEPELLETIER (de la Sarthe.) Traite complet sur la maladie scrofuleuse et les differentes varietes qu'elle peut offrir : ouvrage renfermant toutes les opinions des auteurs sur cette affection, sa théorie naturelle, ses causes, ses symptômes et ses complications; les principes généraux de l'éducation la plus propre à garantir les enfants de cette fâcheuse maladie; enfin l'exposition de tous les moyens conseillés dans cette circonstance; le traitement curatif de la diathèse scrofuleuse simple, celui de cette meme diathese compliquée d'une irritation ou d'une inflammation locale. *Paris*, 1830, in-8, br. 7 fr.

LEPELLETIER (de la Sarthe.) Physiologie medicale et philosophique. *Paris*, 1831, 1833, 4 vol. in-8, avec 12 planches lithographiques, et des tableaux synoptiques. 28 fr.

Cet ouvrage, dont tous les journaux de médecine ont fait un grand éloge, renferme l'exposition naturelle des lois de l'organisme vivant considéré dans les êtres animés en général, et dans l'homme en particulier ; l'histoire approfondie de toutes les fonctions : 1° *vitales*, innervation, circulation, respiration ; 2° *nutritives*, digestion, absorbtion generale, nutrition, où se trouvent exposees d'une manière complète la calorification et l'application raisonnée du froid dans le traitement des maladies ; les sécrétions ; 3° *de relation*; fonctions d'impression, ou sensations de combinaisons intellectuelles, d'expression; 4° *génitales*, excitation, copulation, fecondation, gestation, accouchement, lactation, avec la théorie des monstruosites, applications positives de tous les principes émis, dans cette histoire, à la pathologie, à l'hygiène, à la médecine légale, à la philosophie; l'examen des systemes de Gall et de Lavater, l'etude naturelle des tempéraments, des passions, des caractères et de la physiognomonie reduite à ses véritables principes ; l'histoire complète de la vie, de la mort, de la putrefaction, avec quelques aperçus generaux sur la theorie des races humaines.

LEROY (ALPH.) Des pertes de sang pendant la grossesse, lors et à la suite de l'accouchement; des fausses-couches et de toutes les hemorrhagies ; 2e édition, in-8, br. 2 fr. 25 c.

LEROY (ALPH.) Manuel des goutteux et des rhumatisans, ou recueil de remedes contre ces maladies ; 2e édition augmentee de la traduction de l'ouvrage du Docteur *Tavares* sur un art nouveau de guerir les paroxysmes de la goutte, et de la preuve qu'elle siege primitivement dans les nerfs dont l'etat social modifie l'organisation et la sensibilite. *Paris*, 1830, in-18, br. 3 fr.

LEROY (A.) Recherches sur les habillements des femmes et des enfants, ou examen de la manière dont il faut revêtir l'un et l'autre sexe. *Paris*, 1772, in-12, broc. 3 fr.

LÉVEILLÉ. Mémoire sur les rapports qui existent entre les premières et les secondes dents, et sur la disposition favorable de ces dernieres au developpement des deux mâchoires. *Paris*, 1811, in-8, fig. br. 1 fr. 25 c.

LEWIS. Connaissances pratiques des médicaments les plus salutaires, simples et composés, officinaux et extemporanés, ou magistraux internes et externes; ou nouveau dispensaire qui contient la chimie pharmaceutique, les noms, la description, les qualités, propriétés, vertus, doses et usage des médicaments simples; les preparations et compositions des pharmacopées de Londres, d'Edimbourg, les formules ou recettes choisies des hôpitaux anglais, celles des medecins les plus celebres, trad. de l'Anglais. *Paris*, 1803, 3 vol. in-12, 10 fr. 50 c.

LIPPI (Regulus). Dissertazione anatomico-zootomico fisiologica, divisa in cinque parti, corredata di tavole che mostrano la bizzarra forma degli organi della riproduzione di due individui nella specie umana. *Firenze*, 18 6, in-8, avec 3 fig. 3 fr. 50 c.

— Illustrazioni fisiologiche e patologiche del systema linfatico-chilifero mediante la scoperta di un gran numero di comunicazioni di esso col venoso. *Firenze*, 1825, 1 vol. in 4, et atlas in-4 de 9 pl. 22 fr.

LITRÉ. Traité du *Choléra oriental*, rédigé d'après les documents publiés par les medecins allemands; contenant la marche géographique du choléra, ses symptomes, l'anatomie pathologique, l'analyse chimique des liquides, la nature de la maladie, ses divers modes de propagation, l'exposé et la valeur des mesures sanitaires et prophylactiques; enfin les diverses methodes de traitement, etc. Paris, 1832, 1 vol. in-8. 2 fr. 50 c.

LONDE (C.) Gymnastique medicale, ou l'exercice appliqué aux organes de l'homme, d'après les lois de la physiologie, de l'hygiène et de la thérapeutique. *Paris*, 1821, in-8, br. 4 fr.

LORDAT. Conseils sur la manière d'étudier la physiologie de l'homme. *Montpellier*, 1813, in-8, br. 2 fr. 50 c.

LOUYER VILLERMAY. Traité des Vapeurs, ou Maladies nerveuses, et sur-tout de l'hystérie et de l'hypochondrie. Nouv. édit. *Paris*, 1832, 2 vol. in-8, br. 11 fr.

MAHON. Médecine légale, et police médicale, avec quelques notes par Fautrel. *Paris*, 1811, 3 vol. in-8, br. 16 fr.

MALGAIGNE. Manuel de médecine opératoire, fondée sur l'anatomie normale et l'anatomie pathologique, *Paris*, 1834, 1 vol, grand in-18 de 800 pages. 6 fr.

L'ouvrage est divise en trois sections. La première, sous le titre d'*Opérations élémentaires*, comprend les règles générales des incisions et des dissections, les cautérisations par les caustiques ou par le feu, la ligature en masse, les procédés hémostatiques, et les diverses methodes de reunion. A la seconde section se rapportent, sous la dénomination d'*Opérations générales*, ou par ordres de systèmes: 1° la petite chirurgie; 2° l'art du pédicure; 3° l'art du dentiste; 4° l'ouverture des abcès, l'ablation des kystes et des tumeurs, les procédés opératoires réclamés pour les plaies et les corps étrangers, les méthodes générales pour réparer les organes mutilés et corriger les cicatrices vicieuses; 5° les opérations qui se pratiquent sur les muscles et leurs dépendances; 6° celles qui se font sur les nerfs; 7° sur les veines; 8° sur les artères; 9° sur les os; et enfin les amputations. La troisième et dernière section traite des opérations spéciales, et par ordre de région, et rassemble ainsi tous les procédés qui n'avaient pu trouver place dans les deux autres; en sorte que l'ouvrage présente le tableau le plus complet qu'on ait encore tracé de la médecine operatoire.

MALGAIGNE. Nouvelle Théorie de la voix humaine, Mémoire couronné par la société medicale d'émulation. *Paris*, 1831, in-8°, br. 1 fr. 50 c.

MALGAIGNE. Mémoire sur les luxations du poignet et sur les fractures qui les simulent, 2e édit. revue et corrigée. *Paris*, 1833, in-8° br. 2 fr.

MALGAIGNE. Mémoire sur les polypes de l'utérus; thèse de concours de l'agrégation. *Paris*, 1833, in-8°, br. 2 fr

MALLAT. De la teigne faveuse. *Paris*, 1830, in-8. br. 1 fr. 50 c.

MANUEL des dames de charité, ou formules de médicaments faciles à préparer, suivi d'un traité abrégé de la saignee, et d'un extrait de plusieurs remèdes choisis, tirés des Éphemérides d'Allemagne. *Rouen*, 1789, 1 vol. in-12, br. 3 fr.

MAMELET. Notice sur les propriétés physiques, chimiques et médicinales des eaux de Contrexeville (Vosges). *Paris*, 1829, in-8, br. 2 fr.

MANEC. Anatomie analytique, *Nerf grand sympathique;* feuille grand in-fol. dessiné par Jacob. *Paris*, 1830. 6 fr. 50 c.
Fig. col. 13 fr.
Le même collé sur toile et vernis, fig. noire. 10 fr.
Le même collé sur toile et vernis, fig. col. 17 fr.

Parmi toutes les planches anatomiques qui ont été publiées jusqu'à ce jour, aucune ne représentait d'une manière claire et simple l'ensemble des ganglions du *grand sympathique*. Aussi M. Manec vient il de rendre un véritable service à la science, en présentant réunis en un seul tableau, tous les nerfs de ces ganglions et les plexus qu'ils forment avant de se distribuer aux divers organes.

MANEC. Recherches anatomico-pathologiques sur la hernie crurale. *Paris*, 1826, in-4, avec trois planches, br. 2 fr. 50 c.

Placé à la tête d'un des plus vastes amphithéâtres de dissection, M. Manec, par l'etendue de ses connaissances, était en position plus que tout autre de présenter des considérations nouvelles sur quelques cas d'anatomie pathologique; aussi a-t-il fait preuve dans ses recherches sur la hernie crurale, d'une instruction aussi solide que variée. On trouvera dans son Memoire quelques faits très intéressants sur la structure et sur la disposition des aponevroses et sur la manière de pratiquer l'opération de la hernie crurale.

MARCARD. De la nature et de l'usage des bains. Trad. de l'allem. par M. Parant, D. M. P. *Paris*, 1801, in-8, br. 3 fr. 60 c.

MARCET. Histoire chimique et traitement médical des affections calculeuses; Trad. de l'anglais par Riffault. *Paris*, 1823, in-8, fig., br. 6 fr.

MARIE-SAINT-URSIN. Manuel populaire de santé, ou Instructions sommaires sur les maladies qui règnent le plus souvent et les moyens les plus simples de les traiter, suivies de notions chirurgicales et pharmaceutiques. *Paris*, 1808, in-8, br. 6 fr.

MARTINI. Eléments de physiologie, traduits du latin avec des additions, par *Rater*. D M. *Paris*, 1834, in-8. br. 7 fr.

MARTIN-SAINT-ANGE. Anatomie analytique: Circulation du sang, considerée chez le fœtus de l'homme, et comparativement des quatre classes d'animaux vertebrés. Paris, 1833. Une feuille grand in-fol., fig. n. 7 f. 50
Idem, fig. col. 11 fr.
Le même, en anglais, fig. n. 8 fr.
Idem, fig. col. 14 fr.

MAUNOIR (J. P.) Mémoires physiologiques et pratiques sur l'anévrysme et la ligature des artères. *Genève*, 1802, in-8, fig. br. 1 fr. 80 c.

MAYOR (Mathias). Nouveau systìme de Déligation chirurgicale, ou Exposé des moyens simples et faciles de remplacer avec avantage les bandes et la charpie; de traiter les fractures sans attelles et sans obliger les blessés de garder le lit; le redresser les gibbosités sans lit mecaniques; de soulever les malades sans douleurs ni embarras; de mettre le traitement d'un grand nombre d'affections chirurgicales à la portée des masses, en l'absence des hommes de l'art, et de populariser la chirurgie dans les armées. *Paris*, 1832, 1 vol. in-8, avec fig. 7 fr. 50 c.

MÉDECINE ET CHIRURGIE des pauvres, qui contiennent des remèdes choisis, faciles à préparer et sans dépense, pour la plupart des maladies internes et externes qui attaquent le corps humain. *Paris*, 1823, in-12, br. 2 fr. 50 c.

MÈGE. Description d'une fièvre intermittente épidémique, *Paris*, 1822, in-8. 1 fr. 50 c.

MÉNIÈRE (Prosper). L'Hôtel-Dieu de Paris en juillet et août 1830.— Histoire de ce qui s'est passé dans cet hôpital pendant et après les trois journées; suivie de détails sur le nombre, la gravité des blessures et les circonstances qui les ont rendues fatales. *Paris*, 1830, in-8°, br. 6 fr.

MICHU (J.-L.) Discussion médico-légale sur la monomanie homicide, à propos du meurtre commis par *Henriette Cornier*. *Paris*, 1826, in-8, br. 1 f. 25 c.

MILLAR (James). Éléments de chimie pratique appliquée aux arts et aux manufactures, traduits de l'Anglais, avec notes, par M. *Coulier*. *Paris*, 1822, 1 vol. in-8, br. 7 fr. 50 c.

MILLIN. Eléments d'histoire naturelle, ouvrage couronné par le jury des livres élémentaires et adopté par le corps législatif pour les écoles nationales; 3e édition, enrichie de 22 planches contenant plus de 600 sujets. *Paris*, 1802, un fort vol. in-8°, br. 8 f.

MONDAT. De la stélérité de l'homme et de la femme, et des moyens d'y remédier, 4e édition. *Paris*, 1833, in-8° br. 6 fr.

MORELOT. Cours élémentaire théorique et pratique de pharmacie chimique, ou Manuel du pharmacien chimiste; contenant la description de tous les médicaments usités en médecine; la définition des diverses opérations pharmaceuto-chimiques; l'indication de tous les procédés connus, tant anciens que modernes; le mode d'exercice pratique relatif à chacun d'eux l'explication des divers phénomènes qui se passent dans chaque opération conformément à la théorie la plus moderne; l'exposition des vertus, de l'usage et des doses des médicaments, tant magistraux qu'officinaux; 2e édition revue, corrigée par Mérat, D. M. P. *Paris*, 1814, 3 vol. in-8, br. 18 f.

NOUVEAU TRAITÉ DES HÉMORRHOIDES, ou exposé des symptômes du diagnostic, de la marche, du pronostic, des causes et du traitement de cette fâcheuse maladie; suivi d'un formulaire de prescriptions medicamenteuses employées chez les hémorrhoïdaires; par C. S., docteur en médecine de la faculté de Paris. *Paris*, 1830, 1 vol. in-8°, br. 2 f.

OLLIVIER. De la moelle épinière et de ses maladies. *Paris*, 1824, 1 vo. in-8. 3 fr. 50 c.

PALLUCCI. Nouvelles remarques sur la lithotomie, suivies de plusieurs observations sur la séparation du pénis et sur l'amputation des mamelles. *Paris*, 1750, in-12, fig., br. 3 f.

PARMENTIER. L'art de faire les eaux-de-vie d'après la doctrine de *M. Chaptal*, où l'on trouve les procédés de *Rozier* pour économiser la dépense de leur distillation et augmenter la spirituosité des eaux-de-vie de vin, de lie, de marc, de cidre, de grains, etc.; suivi de l'art de faire des vinaigres simples et composés, avec la methode en usage à Orléans pour leur fabrication; les recettes des vinaigres aromatiques et les procédés par lesquels on obtient le vinaigre de bière, de cidre, de lait, de malt, etc. *Paris*, 1819, 1 vol. in-8°, avec cinq planches. 4 f.

PASTA (De Bergame). Traité des pertes de sang chez les femmes enceintes, et des accidents relatifs aux flux de l'utérus qui succèdent à l'accouchement;

traduit de l'Italien avec des notes ; par J. L. *Alibert*. *Paris*, an 8, 2 vol. in-8, br. 9 fr.

PELLETAN père. Observation sur un ostéo-sarcôme de l'humérus, simulant un anévrysme. *Paris*, 1815, in-8°, fig., br. 1 f. 25 c.

PERCY. Manuel du chirurgien d'armée, ou instruction de chirurgie militaire, sur le traitement des plaies d'armes à feu, avec la méthode d'extraire de ces plaies les corps étrangers, et la description d'un nouvel instrument propre à cet usage (*ouvrage qui a remporté le prix du concours de l'Académie royale de chirurgie de Paris*) : on y a joint un recueil de mémoire[illegible] d'observations sur le meme sujet, puisés dans les meilleures sources ou fou[illegible] par les praticiens les plus célèbres; nouvelle édition. *Paris*, 1830, in-12, fig. br. 2 fr. 50 c.

PERCY. Pyrotechnie chirurgicale, ou l'art d'appliquer le feu en chirurgie. *Paris*, 1811, in-12, fig. br. 3 fr.

PETIT (de l'île de Ré). La syphilis connaît-elle pour cause un principe spécifique, ou n'est-elle que le résultat de l'irritation? Les moyens antiphlogistiques doivent-ils dans tous les cas être préférés au mercure dans le traitement de cette maladie, et la guérison s'opère-t-elle d'une manière aussi sûre? *Paris*, 1830, in-8, br. 1 fr. 50. c.

PETIT (de l'île de Ré). De l'emploi du proto-iodure de mercure dans le traitement des maladies syphilitiques. *Paris*, 1833, in-8°, br. 1 fr. 25 c.

PIHOREL. Considérations sur l'humidité. *Paris*, 1827, in-8, br. 1 fr. 50 c.

POIRET. Leçons de Flore. Cours de Botanique; explication des principaux systèmes; introduction à l'étude des plantes. *Paris*, 1823, 1 vol. in-8, br. 6 fr.

POISSEUILLE. Recherches sur la force du cœur aortique. (*Ce mémoire a été couronné en 1829 par l'Institut royal de France.*) *Paris*, 1828, in-4, fig., br. 2 fr.

POISSONNIER, DESPERRIÈRES, ANDRY, VICQ D'AZIR, DELALOUETTE, fils, et THOURET, Histoire du traitement fait à Senlis à quinze personnes mordues par un chien enragé. *Paris*, 1780, in-12, br. 2 fr.

PONELLE. Nouveau manuel complet des Aspirans au Baccalauréat-ès-Lettres, renfermant les réponces à toutes les questions, de Rhétorique, d'Histoire ancienne, romaine, du moyen âge et moderne, de géographie, de logique, de méthaphysique et de moral, de mathématiques élémentaires, de physique, de chimie et d'astronomie. 4e édition très augmentée. *Paris*, 1832, 1 fort vol. in-8. br. 7 fr. 50 c.

POUPIN-CÈRE. Histoire du MAGNÉTISME ANIMAL, depuis son origine jusqu'à nos jours. *Paris*, 1834, 1 fort vol. in-8 (sous presse).

POUTEAU, Chirurgien en chef de l'Hôtel-Dieu de Lyon, œuvres posthumes. *Paris*, 1783, 3 vol. in-8 br. 15 fr.

Il ne reste plus qu'un très petit nombre d'exemplaires de cet ouvrage qui se recommande par beaucoup de mémoires remarquables sur le cancer, la phthisie, le rachitis, les engorgements des articulations, les plaies de la tête, les luxations, les fractures, les naissances tardives, les ossifications extraordinaires, le pansement des fistules à l'anus, la taille et les maladies des voies urinaires, etc.

PROST (P. A.). Médecine éclairée par l'observation et l'ouverture des corps. *Paris*, 1804, 2 vol. in-8°, br. 8 fr.

PROST (P. A.). Traité du choléra-morbus considéré sous les rapports anatomico-pathologiques, thérapeutiques et hygiéniques. *Paris*, 1832, in-8°, br. 6 fr.

RAYMOND. Traité des maladies qu'il est dangereux de guérir; nouvelle édition avec des notes, par *Girandy*. *Paris*, 1816, 1 vol. in-8 5 fr.

RÉAUMUR. Mémoires pour servir à l'Histoire des insectes. *Amsterdam*, 1737 à 1742, 12 vol. in-12, fig. 24 fr.

RÉDARÈS. Manuel de l'Herboriste, ou Manière de récolter, de sécher et de préparer les plantes médicinales indigènes. *Paris*, 1828, in-18, br. 3 fr.

REGNIER. De la pustule maligne, ou nouvel exposé des phénomènes observés pendant son cours; suivi du traitement antiphlogistique plus approprié à sa véritable nature, et de quelques observations sur les effets du suspensoir. *Paris*, 1829, in-8, br. 4 fr.

RÉPERTOIRE général d'anatomie et de physiologie pathologiques et de clinique chirurgicale, ou recueil de mémoires et d'observations sur la chirurgie, sur l'anatomie et la physiologie des tissus sains et des tissus malades, par une Société de médecins et de chirurgiens, et rédigé par G. Breschet: années 1826, 1827, 1828, 1829. 8 vol. in-4° avec fig. 96 fr.

— Chaque année séparément, 2 vol. in-4°, avec fig. 24 fr.

RIBAIL Jeune, Essai sur l'épilepsie, et en particulier sur son traitement radical. *Paris*, 1830, in-8° br. 2 fr. 50 c.

RIVALLIÉ. Précis sur le croup, ses causes, ses symptômes et les moyens de le prévenir, avec deux observations de guérison obtenue par l'application de moxas. *Paris*, 1826, in-8, br. 1 fr. 50 c.

ROCHE (L. C.) Réfutation des objections faites à la nouvelle doctrine des fièvres ou de la non-existence des fièvres essentielles. Mémoire en réponse à celui de M. Chomel, ayant pour titre de l'Existence des fievres, etc., et au rapport de M. Fouquier sur ce Mémoire. *Paris*, 1821, in-8, br. 2 fr. 50 c.

ROUX (Gasp.). Histoire médicale de l'armée en Morée pendant la campagne de 1828. *Paris*, 1829, in-8, br. 4 fr.

RUIZ. Compte rendu de la Clinique de M. Rullier, médecin de l'hôpital de la Charité, professeur agrégé à la Faculté de Médecine de Paris. *Paris*, 1832. In-8 br. 3 f.

SANCHEZ. Dissertation sur l'origine de la maladie vénérienne, pour prouver que le mal n'est pas venu d'Amérique, mais qu'il a commencé en Europe par une épidemie. *Paris*, 1752, in-12, br. 1 fr. 80 c.

SAUCEROTTE (Constant). Essai sur les altérations des liquides de l'économie animale, considérées dans leurs causes et leurs effets. *Paris*, 1830, in-8, br. 1 fr. 50 c.

— Eclectisme médical, tel qu'il peut être conçu à l'époque actuelle. *Paris*, 1830, in-8, br. 60 c.

— Nouveaux conseils aux femmes sur l'âge pretendu critique; ou conduite à tenir lors de la cessation des *règles*; 3e édition, augmentée de nouvelles considérations sur la première apparition des *règles*, les dérangements de la *menstruation* et sur les *flueurs blanches*. *Paris*, 1829, in-8., br. 2 fr.

SAUCEROTTE (Constant). Instructions sur les moyens propres à se préserver du Choléra-Morbus. *Paris*, 1831, in-8, br. 1 fr. 50 c.

SAVIGNY. Histoire naturelle et mythologique de l'Ibis. *Paris*, 1805, in-8 br. fig. 5 fr.

SCHRADER DE BRUNSWICK. De la torsion des artères, traduite du latin, seconde édition augmentée d'un aperçu critique sur quelues procédés récemment imaginés pour obtenir l'oblitération des artères en cas d'anévrismes, sans avoir recours à la ligature ; par *A. Petit* (*de l'Ile de Ré*), *D. M. P. Paris*; 1834, in-8. 2 fr. 50 c.

On trouve dans cet ouvrage non-seulement toutes les expériences de M. *Amussat*, mais encore celles de tous les chirurgiens qui se sont occupes de la torsion et de l'oblitération des artères.

SEDILLOT. Manuel complet de médecine légale considérée dans ses rapports avec la législation actuelle. *Paris*, 1833, 1 vol. in-18, br. 5 fr.

SELLE. Éléments de pyrétologie méthodique, traduit du latin par MONTBLANC. *Lyon*, an IX. in-8. br. 3 fr.

SENAC. Traité des maladies du cœur. *Paris*, 1783, 2 vol. in-12, br. 3 fr.

SICHEL (JULES). Propositions générales sur l'ophthalmologie, suivies de l'Histoire de l'ophthalmie rhumatismale. *Paris*, 1833, in-8, br. 1 fr. 50 c.

SPALLANZANI. Opuscules de physique animale et végétale, suivis d'expériences pour servir à l'histoire de la génération des animaux et des plantes.; traduit de l'Italien; par *Senebier. Paris*, 1787, 3 vol, in-8, avec fig. 15 fr.

SPALLANZANI. Expériences sur la circulation observée dans l'universalité du système vasculaire, traduit de l'Italien; par *Tourdes, D. M. M. Paris*, an VIII, in-8, br. 4 fr.

STOLL. Aphorismes sur la connaissance et cure des fièvres, traduits en français par *Corvisart*, avec le texte latin. *Paris*, 1797, in-8, br. 6 fr.

STOLL. Médecine pratique, trad. par TERRIER, D. M. P. *Bordeaux*. 3 vol. in-8°, br. 7 fr.

SINIBALDI. Traité de l'éducation physique, traduit de l'italien par Bompard. *Paris*, 1818, in-8, br. 5 fr.

SŒMMERING. Iconologie de l'organe de l'ouïe ; traduit du latin par B. RIVALLIÉ, D. M. P., nouvelle edition. *Paris*, 1828, in 8. et atlas in-4° de 17 planches très bien lithographiées. 7 fr.

Parmi les travaux anatomiques de Sœmmering, celui qui a pour objet l'organe auditif est sans contredit l'un des plus importants; aussi le docteur Rivallié vient il de rendre un veritable service à la science, en mettant à la portee de tous les lecteurs un ouvrage que sa rareté et son prix élevé empêchaient de consulter avec fruit. La lithographie a reproduit avec une netteté et une precision remarquables les parties les plus déliees de l'oreille interne, et que la gravure seule semblait pouvoir rendre convenablement. Ces planches, d'une exécution parfaite, sont accompagnées d'une brochure qui contient leur explication. Aucun traité d'anatomie en planches ne peut rivaliser avec l'exactitude et la perfection des details anatomiques representes dans les dix-sept planches de l'organe de l'ouïe de Sœmmering, qui doivent être recherchees de tous les médecins jaloux de posséder des connaissances précises sur les détails des parties les plus complexes de notre organisation.

TABLEAU synoptique de chimie minerale, indiquant succinctement les principaux caractères physiques, chimiques et distinctifs des corps simples, de leur combinaison et la source de leur extraction. *Paris*, 1831, in-fol. 2 f. 50 c.

TARTRA. De l'opération de la cataracte. *Paris*, 1812, in-4, br. 3 fr.

TENON (M. J.) Offrande aux vieillards de quelques moyens pour prolonger leur vie. *Paris*, 1813, in-8, br. 60 c.

TIEDMANN ET GMELIN. Recherches sur la route que prennent diverses substances pour passer de l'estomac et du canal intestinal dans le sang ; traduit de l'Allemand par *Heller*. *Paris*, 1821, in-8, br. 2 fr. 25 c.

THIAUDIÈRE (P. D.). Observations sur deux cas remarquables d'accouchements laborieux, précédées de réflexions sur l'exercice de la profession de sage-femme en France. *Paris*, 1830, in-8, br. 75 c.

THIAUDIÈRE (P. D.), ancien chirurgien interne de l'hôpital des vénériens et de l'Hôtel-Dieu de Paris. L'art de se préserver de la contagion syphilitique à l'usage des deux sexes. *Paris*, 1831, in-8, br. 1 fr. 50 c.

THUILLIER. Flore des environs de Paris, ou distribution methodique des plantes qui croissent naturellement, faite d'après le système de Linnée, avec le nom et la description de chacune en latin et en français, l'indication de leur lieu natal, de leur durée, du temps de leur floraison, de la couleur de leurs fleurs et la citation des auteurs qui les ont le mieux décrites ou en ont donné les meilleures figures. Nouvelle édition, revue, corrigée et augmentée. *Paris*, 1824, 1 vol. in-8, br. 6 fr.

TISSOT. Dissertation sur les fièvres bilieuses, traduit du latin avec quelques additions ; par M. *Mahot*, médecin. *Paris*, an VIII, 1 vol. in-12, br. 2 fr.

TISSOT. Dissertatio de febribus biliosis, an VIII, in-8, br. 2 fr. 50 c.

TISSOT. Sermo inauguralis de valetudine litteratorum. *Lausannæ*, 1766, 1 vol. in-8. 2 fr. 50 c.

TISSOT. L'Onanisme. Dissertation sur les maladies produites par la masturturbation. *Paris*, 1823, 1 vol. in-12, br. 1 fr. 50 c.

TOMMASINI. Précis d'une nouvelle doctrine médicale italienne, ou Introduction aux leçons de clinique interne de l'université de Bologne pour l'année scolaire 1816 à 1817 ; suivi du tableau des résultats obtenus dans la clinique interne de Bologne dans l'espace de trois années scolaires ; traduit de l'Italien ; par *Vander-Lenden D. M. Paris*, 1822, 1 vol. in-8, 3 fr.

TOURTELLE. Éléments d'hygiène, ou de l'influence des causes physiques et morales sur l'homme, et des moyens de conserver la santé ; 4e édition, revue, corrigée et augmentée par BRICHETEAU, D. M. P. *Paris*, 1823, 2 vol. in-8, br. 12 fr.

TROUSSEL. Mémoire sur le mal de gorge des enfants, connu sous le nom de croup. *Paris*, 1819, in-8, br. 1 fr.

VACQUIÉ. Mémoire sur les traces de l'inflammation dans les viscères. *Paris*, 1825, in-8, br. 1 fr. 50 c.

VALLESIUS. *Methodus medendi*, 1647, 1 vol. in-12, br. 3 fr.

VAUQUELIN. Collection de Mémoires relatifs à l'analyse chimique de la stilbite, de la chlorite verte pulvérulente, du pyroxène de l'Etna, du rubis spinelle, de l'émeraude du Pérou, du sulfate de strontiane de France, de la chrysolithe des joailliers, de la topaze blanche de Saxe, du schorl violet, du péridot du commerce, de quatre échantillons d'acier, d'une variété de grenats noirs, de l'aigue-marine, de l'alun du commerce, des grenats blancs ou leucite des volcans, des hyacinthes de Ceylan et d'Expailly, du plomb rouge de Sibérie, d'une mine de cuivre ferrugineuse de la Barde, d'une mine de fer de Gaillac (Tarn), d'un échantillon de plombagine, de l'argent rouge transparent, etc., etc. 1 vol. in-8, br. 15 fr.

Il ne reste que dix exemplaires de tous ces Mémoires, extraits du Journal des Mines.

VIGNES. Traité complet de la dysenterie et de la diarrhée, précédé de l'histoire clinique de ces maladies, suivi de quelques considérations sur la contagion essentielle et sur celle de la dysenterie. *Paris*, 1825, 1 fort vol. in-8 br, 6 fr.

VIGNEUX. Flore pittoresque des environs de Paris, ornée de 250 planches. *Paris*, 1812, in-4, br. 30 fr.

VILLAIN. Dissertation philosophiqne, physiologique et métaphysique sur l'indentité de la vie intellectuelle et materielle de tous les êtres qui vivent ou végètent sur la terre. *Théorie électrique thérapeutique*. *Paris*, 1833, in-8, br. 2 fr. 50 c.

VILLARDEBO. De l'opération da l'anévrysme selon la méthode de Brasdor. *Paris*, 1831, in-4. br. 3 fr. 50 c.

VOISIN. Du bégayement; ses causes, ses différents degrès; influence des passions, des sexes, des âges, sur ce vice de ponctuation; moyens thérapeutiques pour prévenir, modifié ou guérir cette infirmité. *Paris*, 1821, in-8, br. 2 fr.

WELLER. Trait théorique et pratique des maladies des yeux, traduit de l'allemand sur la dernière édition, per *F. J. Riester*, avec des notes par *Jallat*, *D. M. P. Paris*, 1832, 2 vol. in-8, avec 6 fig. dont 4 col. 10 fr.

WINSLOW. Expositiou anatomique de la structure du corps humain, etc. *Paris*, 1776, 4 vol. in-12, fig., br. 8 fr.

ZIMMERMANN. Traité de la dysentie, *Paris*, 1810, 1 vol. in-12, broché. 2 fr. 50 c.

IMPRIMERIE DE E. DUVERGER, RUE DE VERNEUIL, 4.

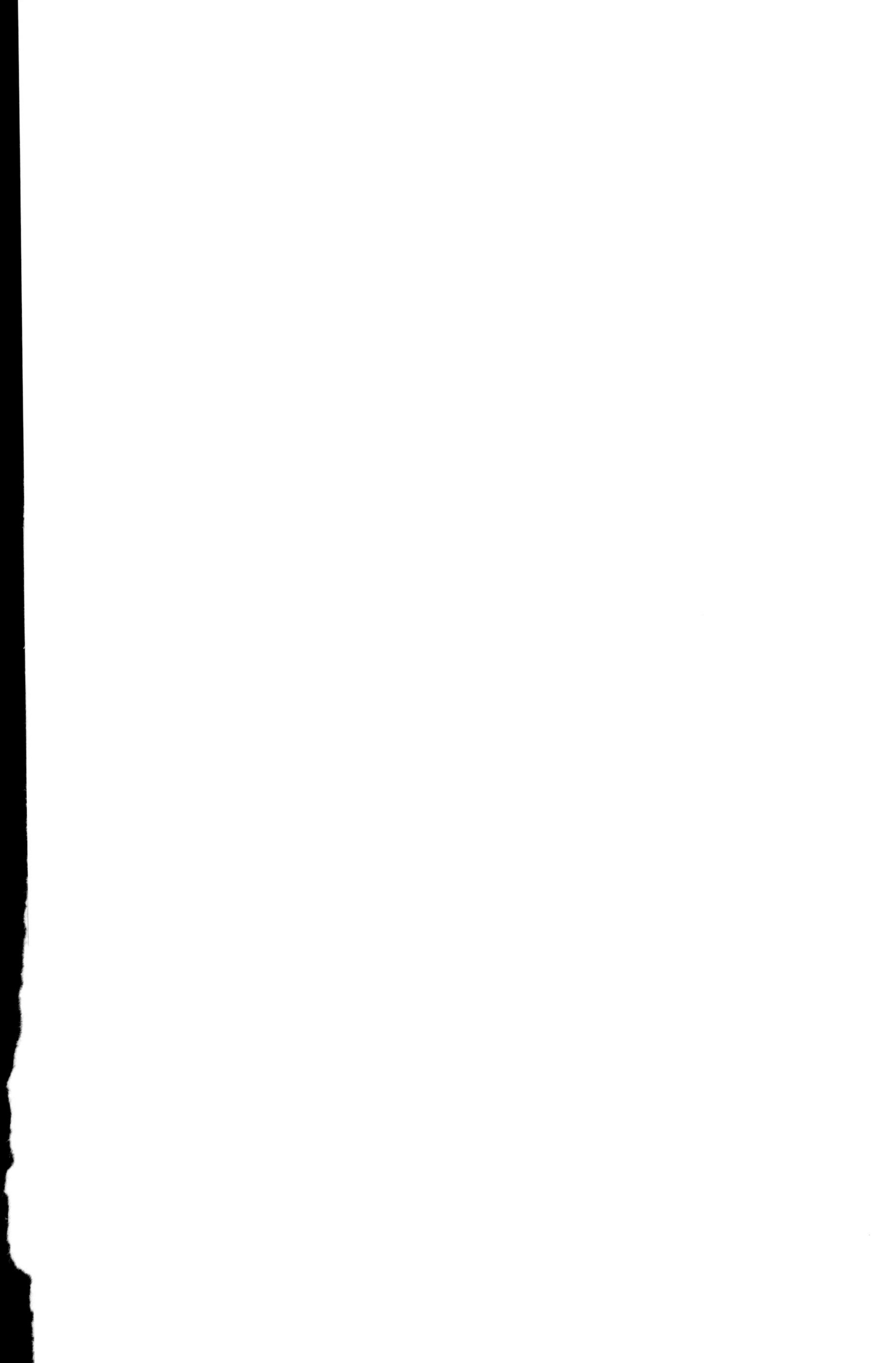

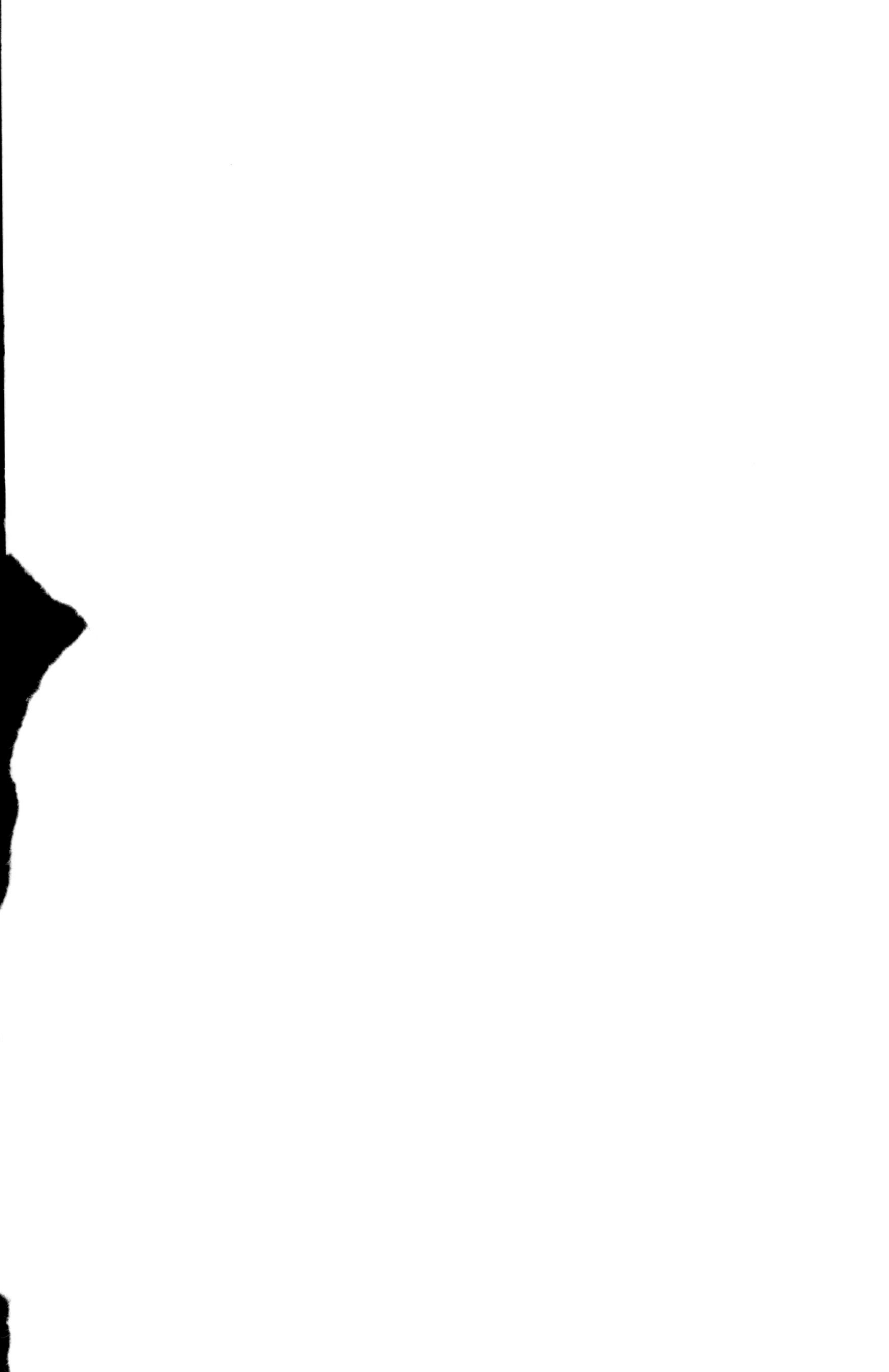

www.ingramcontent.com/pod-product-compliance
Ingram Content Group UK Ltd.
Pitfield, Milton Keynes, MK11 3LW, UK
UKHW012000240726
13965UKWH00001B/71